趣解《药性歌括四百味》

非药食同源卷

中国中医药科技发展中心
组编

中医经典
科普读本

中国科学技术出版社
·北京·

图书在版编目（CIP）数据

趣解《药性歌括四百味》. 非药食同源卷 / 中国中医药科技发展中心组编.
— 北京：中国科学技术出版社，2024.1
（中医经典科普读本）
ISBN 978-7-5046-9999-2

Ⅰ.①趣… Ⅱ.①中… Ⅲ.①中药性味—方歌—中国—明代 Ⅳ.① R285.1

中国国家版本馆 CIP 数据核字 (2023) 第 234029 号

策划编辑　韩　翔　于　雷
责任编辑　于　雷
文字编辑　靳　羽　卢兴苗
装帧设计　佳木水轩
责任印制　李晓霖

出　　版　中国科学技术出版社
发　　行　中国科学技术出版社有限公司发行部
地　　址　北京市海淀区中关村南大街 16 号
邮　　编　100081
发行电话　010-62173865
传　　真　010-62179148
网　　址　http：//www.cspbooks.com.cn

开　　本　889mm×1194mm　1/32
字　　数　1054 千字
印　　张　41.75
版　　次　2024 年 1 月第 1 版
印　　次　2024 年 1 月第 1 次印刷
印　　刷　北京盛通印刷股份有限公司
书　　号　ISBN 978-7-5046-9999-2/R·3151
定　　价　128.00 元（全五册）

（凡购买本社图书，如有缺页、倒页、脱页者，本社发行部负责调换）

编著者名单

组　　编	中国中医药科技发展中心	
主　　编	胡镜清	中国中医药科技发展中心
副 主 编	范劲松	中国中医药科技发展中心
	刘陆阳	中国中医药科技发展中心
执行主编	许伟明	中国中医药科技发展中心
	陆　洋	北京中医药大学
	闵志强	成都中医药大学
编　　者	（以姓氏笔画为序）	
	王　智	中国中医科学院广安门医院
	邢　凯	北京市昌平区中医医院
	曲　璐	中国中医科学院中国医史文献研究所
	朱　颖	北京市密云区妇幼保健院
	刘　爽	中国中医科学院
	孙良明	中国中医科学院广安门医院
	苏克雷	江苏省中西医结合医院
	李　琦	中国中医药科技发展中心
	李宏彦	中国中医药科技发展中心
	杨李君雯	北京中医药大学
	辛高杰	中国中医科学院西苑医院
	张　悦	中国中医科学院针灸研究所
	张　震	中国中医科学院西苑医院
	张雨琪	中国中医科学院中医药信息研究所
	张媛凤	中国中医药科技发展中心
	陈丽梅	中国中医科学院广安门医院

畅苏瑞　　中国中医科学院西苑医院

罗　屹　　中国中医科学院广安门医院

郝鸣昭　　中国中医科学院中国医史文献研究所

胡嘉同　　中国中医科学院广安门医院

翁晓芳　　中国中医科学院中国医史文献研究所

唐　静　　中国中医药科技发展中心

唐　璇　　中国中医科学院中药研究所

曹文杰　　中国中医科学院针灸研究所

蔡嫣然　　中国中医药科技发展中心

内容提要

《药性歌括四百味》为明代医家龚廷贤所撰，在医药界流传颇广，影响很大，是一部深受读者欢迎的中医阐释性读物。该书以四言韵语文体，介绍了四百余味常用中药的功效和应用。

本书摘取《药性歌括四百味》书中 381 味常用中药，分为药食同源卷和非药食同源卷，包含药食同源药物 111 味、非药食同源药物 270 味，覆盖了植物、动物、矿物、菌类等多种自然界药物。编者以原著为依托，通过药物故事、文化典故、名人轶事等形式，从药名、药性、药物功效、药物形态等多角度，突出每味中药的典型特点，部分中药增加了日常保健使用方法和注意事项。

本书内容简单有趣，语言通俗易懂，力求简单明了地介绍中药，提高大众对中药文化的兴趣，助力中医药文化科普宣传。

丛书前言

　　为贯彻落实《中共中央国务院关于促进中医药传承创新发展的意见》提出的"挖掘和传承中医药宝库中的精华精髓，加强典籍研究利用"相关精神，中国中医药科技发展中心（国家中医药管理局人才交流中心）于成立之初启动了"中医药古典医籍讲释课件制作示范研究项目"，希望组织中医药行业内高水平专家，对代表性中医古籍进行准确、权威的还原与规范化、通俗化、现代化的解读，充分挖掘和传承这些中医古籍的精华精髓。

　　在"中医药古典医籍讲释课件制作示范研究项目"支持下，本套丛书选择了文字浅近、内容简要、说理明白、易记易诵的四部中医入门古籍开展了示范研究，涵盖了医理、中药、方剂等方面。其中，《〈医学三字经〉科普解读》是对清代著名医家陈修园著《医学三字经》的科普解读读本，该读本从中、西医两个维度，介绍了常见疾病的病因和治疗概况，并借鉴《黄帝内经》黄帝、岐伯一问一答的形式，将原书中的疑问逐一展开并详细解答。《趣解〈药性歌括四百味〉》摘取了明代医家龚廷贤所著《药性歌括四百味》书中 381 味常用中药，通过药物故事、文化典故、名人轶事等活泼多样的形式，从药名、药性、药物功效、药物形态等角度，生动阐释了每味中药的典型特征。《趣说千古流"方"》是对清代医家汪昂所著《汤头歌诀》的现代解读，对常用方剂的组成、功效、主治、方解、临床应用和方歌等内容进行了系统整合，并以故事对话的形式进行了编写，以期让方剂更生动、形象、简单、实用。《承先启后〈温疫论〉》则是对明代著名医家吴有性所著的《温疫论》的深入解读和阐发，尤其是对中医药在非典型性肺炎、新冠肺炎诊治中的独特作用，依据事实详细论述其学术原理。

在组织编撰科普读本的同时，丛书编委会还将上述图书制作成音视频，在科学普及出版社同期出版。在本书付梓之际，衷心感谢国家中医药管理局有关部门的指导和大力支持，感谢各位专家编委的艰辛努力，感谢中国科学技术出版社的辛勤工作。

由于时间、精力有限，本书疏漏在所难免，希望得到广大中医药工作者、爱好者的关注和指正。也希望本套丛书的出版，对弘扬中医药经典、传播中医药文化有所裨益。

丛书编委会

2024 年 1 月

本书前言

千百年来，中医药作为百姓健康的护航者，是中华民族文化的瑰宝，是前人智慧的结晶。在中医药发展的历史长河中，从远古神农为百姓充饥疗病尝百草，彭祖为尧帝调羹愈疾，到明代可以防兵匪灾荒的压缩干粮"守山粮"（莱菔和糯米制成，用之做砖砌墙，饥荒时，凿巴掌一块，可以煮粥一大锅）等，很多中药背后都蕴藏着独特的故事、典故、名人轶事，或者渗透着风土民俗、知识修养、天文历法，甚至其命名都是对药材的生动描述，使每味药都具有鲜活的生命力。中药不仅可以养生祛病、护佑百姓，某种程度上也是中华文化的鲜活载体。

中华民族的伟大复兴，以中华文化的复兴为基石，离不开全民健康，"传承精华，守正创新"是新时代中医药人的历史使命。让中医药走进千家万户，让大众了解中医、使用中医，让中医药文化融入大众的日常生活之中，是我们一直的期望，也是本书成书的缘由。

在本书的编撰过程中，邀请了包括中国中医科学院和北京中医药大学等单位的中医药专业研究生进行素材收集与整理，并得力于北京中医药大学陆洋教授、成都中医药大学闵志强教授，以及中国中医药科技发展中心（国家中医药管理局人才交流中心）多位博士的辛勤工作，共同完成了本书的编撰工作。

目　录

1. 白术.................... 001

2. 白芍.................... 002

3. 赤芍.................... 004

4. 生地黄.................. 005

5. 熟地黄.................. 006

6. 麦冬.................... 008

7. 天冬.................... 010

8. 黄连.................... 011

9. 黄芩.................... 012

10. 黄柏................... 014

11. 连翘................... 015

12. 石膏................... 016

13. 滑石................... 018

14. 川贝母................. 019

15. 大黄................... 020

16. 柴胡................... 022

17. 前胡................... 023

18. 升麻................... 024

19. 麻黄................... 026

20. 防风................... 027

21. 荆芥................... 028

22. 细辛................... 030

23. 羌活................... 031

24. 独活................... 032

25. 知母................... 033

26. 藁本................... 035

27. 香附................... 036

28. 乌药................... 037

29. 枳实................... 038

30. 枳壳................... 040

31. 豆蔻................... 041

32. 青皮................... 042

33. 苍术................... 044

34. 厚朴................... 045

35. 天南星................. 046

36. 半夏................... 048

37. 槟榔................... 049

38. 大腹皮................. 050

39. 猪苓................... 051

40. 泽泻................... 053

41. 木通................... 054

42. 车前子................. 055

43. 地骨皮 057

44. 威灵仙 058

45. 牡丹皮 060

46. 玄参 061

47. 沙参 062

48. 丹参 063

49. 苦参 065

50. 龙胆草 066

51. 五加皮 068

52. 地榆 069

53. 茯神 071

54. 远志 072

55. 菖蒲 074

56. 柏子仁 076

57. 甘松 077

58. 附子 078

59. 川乌 079

60. 木香 081

61. 沉香 082

62. 荜澄茄 083

63. 桂枝 084

64. 吴茱萸 085

65. 延胡索 087

66. 草豆蔻 088

67. 诃子 090

68. 常山 091

69. 神曲 092

70. 芥子 094

71. 甘遂 095

72. 大戟 096

73. 芫花 097

74. 商陆 098

75. 海藻 100

76. 牵牛子 101

77. 葶苈子 102

78. 瞿麦 104

79. 三棱 105

80. 五灵脂 106

81. 莪术 108

82. 干漆 109

83. 蒲黄 110

84. 苏木 112

85. 郁金 113

86. 漏芦 115

87. 白及 116

88. 蛇床子 117

89. 白附子 118

90. 全蝎 120

91. 蝉蜕 121

92. 僵蚕 122

93. 蜈蚣 123

94. 蜂房 124

95. 白花蛇 126

96. 蛇蜕 127

97. 牛蒡子 128

98. 茵陈 129

99. 蔓荆子 130

100. 马兜铃 132

101. 秦艽 133

102. 紫菀 134

103. 款冬花 135

104. 金沸草 137

105. 天花粉 138

106. 瓜蒌仁 139

107. 密蒙花 140

108. 木贼 141

109. 羚羊角 143

110. 龟甲 144

111. 鳖甲 145

112. 桑寄生 147

113. 益母草 148

114. 紫草 150

115. 凌霄花 151

116. 地肤子 153

117. 泽兰 154

118. 芜荑 155

119. 雷丸 157

120. 苍耳子 158

121. 青葙子 160

122. 谷精草 161

123. 白薇 162

124. 白蔹 163

125. 青蒿 164

126. 枇杷叶 165

127. 射干 167

128. 鬼箭羽 168

129. 马鞭草 169

130. 鹤虱 170

131. 白头翁 171

132. 墨旱莲 172

133. 钩藤 173

134. 豨莶草 175

135. 辛夷 176

136. 大青叶 178

137. 侧柏叶 179

138. 瓦楞子 180

139. 冬葵子 182

140. 淫羊藿 183

141. 松脂 185

142. 合欢皮 186

143. 楮实子...................... 187

144. 伏龙肝...................... 189

145. 穿山甲...................... 190

146. 地龙...................... 191

147. 蟾酥...................... 193

148. 刺猬皮...................... 194

149. 蛤蚧...................... 195

150. 蝼蛄...................... 196

151. 桑螵蛸...................... 197

152. 水蛭...................... 199

153. 海螵蛸...................... 200

154. 青礞石...................... 201

155. 磁石...................... 203

156. 赭石...................... 204

157. 狗脊...................... 205

158. 骨碎补...................... 207

159. 茜草...................... 208

160. 王不留行...................... 210

161. 百部...................... 211

162. 女贞子...................... 212

163. 罂粟壳...................... 213

164. 斑蝥...................... 214

165. 蚕沙...................... 216

166. 使君子...................... 217

167. 赤石脂...................... 219

168. 青黛...................... 220

169. 五倍子...................... 221

170. 芒硝...................... 223

171. 通草...................... 224

172. 何首乌...................... 225

173. 五味子...................... 226

174. 菟丝子...................... 228

175. 牛膝...................... 229

176. 巴戟天...................... 230

177. 仙茅...................... 231

178. 川楝子...................... 233

179. 萆薢...................... 234

180. 续断...................... 235

181. 龙骨...................... 236

182. 血余炭...................... 238

183. 鹿茸...................... 239

184. 鹿角胶...................... 240

185. 海狗肾...................... 241

186. 紫河车...................... 242

187. 檀香...................... 244

188. 安息香...................... 245

189. 苏合香...................... 247

190. 熊胆...................... 248

191. 朱砂...................... 249

192. 硫黄...................... 251

193. 冰片 252

194. 芦荟 253

195. 乳香 255

196. 没药 256

197. 水银 257

198. 砒霜 259

199. 雄黄 260

200. 珍珠 261

201. 牛黄 262

202. 琥珀 263

203. 血竭 265

204. 阳起石 266

205. 石韦 267

206. 萹蓄 268

207. 莲须 269

208. 石榴皮 270

209. 竹茹 272

210. 竹沥 273

211. 灯心草 274

212. 艾叶 275

213. 柽柳 276

214. 胆矾 277

215. 番泻叶 279

216. 寒水石 280

217. 银柴胡 281

218. 丝瓜络 283

219. 秦皮 284

220. 紫花地丁 285

221. 败酱草 286

222. 大血藤 287

223. 鸦胆子 288

224. 白鲜皮 289

225. 土茯苓 290

226. 马勃 291

227. 板蓝根 292

228. 佩兰 293

229. 冬瓜子 295

230. 海金沙 296

231. 金钱草 297

232. 泽漆 299

233. 半边莲 300

234. 海风藤 301

235. 络石藤 302

236. 桑枝 303

237. 千年健 304

238. 松节 305

239. 伸筋草 306

240. 首乌藤 308

241. 玫瑰 309

242. 石决明 310

243. 荔枝核...................... 311

244. 柿蒂、柿霜.............. 312

245. 九香虫...................... 313

246. 紫石英...................... 314

247. 仙鹤草...................... 316

248. 三七...................... 317

249. 川芎...................... 318

250. 月季花...................... 320

251. 自然铜...................... 321

252. 虻虫...................... 322

253. 土鳖虫...................... 323

254. 太子参...................... 324

255. 鸡血藤...................... 326

256. 冬虫夏草.................. 327

257. 锁阳...................... 328

258. 胡芦巴...................... 330

259. 杜仲...................... 331

260. 沙苑子...................... 332

261. 白前...................... 333

262. 蛤壳...................... 334

263. 禹余粮...................... 335

264. 浮小麦...................... 337

265. 南瓜子...................... 338

266. 铅丹...................... 339

267. 炉甘石...................... 340

268. 大风子...................... 341

269. 重楼...................... 342

270. 马钱子...................... 343

1. 白　术

洪水泛滥时，我们会利用沙土来应对，比如用沙袋作为临时堤坝以阻挡泛滥的洪水，或利用地形、地势等对洪水进行合理的疏导。中医学也有一种"培土制水"的方法，可以通过强健脾胃，来治疗患者体内水湿过盛甚至水液泛滥一类的疾病。

脾胃在中医五行理论中属土，可以调摄人体的水液使之正常运行。如果脾胃的固摄能力不足，水湿之气就会蒸散全身，使人感觉身体困乏、沉重，大便稀。假如脾胃的运化功能发生障碍，水液就会被存蓄在体内，造成身体中的洪灾，形成水肿。因此，脾胃就如同人体的水利枢纽。

有一味调控水利枢纽的中药白术（zhú），《药性歌括四百味》载"白术甘温，健脾强胃，止泻除湿，兼祛痰痞"，更有人将它与能够大补元气的人参并称为"北参南术"。

被视为中医圭臬的《伤寒论》中，就有很多通过强健脾胃来调节体内水液的方剂，如理中丸、五苓散等，它们都含有白术。"金元四大家"之一的张元素也认为，要想祛除人体的湿气，白术可是少不了的药。

能治疗脾胃虚寒、水湿不运（脾胃没有足够的力气运化人体的水液）所致腹泻等症状的理中丸，使用白术健脾益气，并且在腹泻严重的情况下，单独加大白术的用量。据说南宋名医许叔微曾用理中丸治愈伤寒过后的患者。当时有一位曹姓患者，感受伤寒已有六七天，身上虽已不大热，但腹部胀满疼痛，呕吐，吃不下饭，还拉肚子。有医生怀疑他患的是湿热霍乱。许叔微诊脉后则认为：脉细而沉，当为脾阳虚衰，寒湿内生，并非霍乱。于是给患者服下《伤寒论》中的理中丸，一昼夜共吃了如蛋黄大小的五六丸后，患者的症状缓解了大半。然后许叔微又继续以原方制成散药让患者服用，几天后患者就痊愈了。

五苓散可以治疗水肿，方中的白术被用来健脾燥湿，常与茯苓合用，以达到健脾祛湿的效果。近代伤寒学派医家李克绍记载的一则医案，就是用五苓散治疗脾虚湿疹。该患者年过六旬，已患上肢及颈项部湿疹两年有余，期间求医不少，服中、西药物无数，疗效都不明显，湿疹时轻时重。李克绍检查发现，患者湿疹严重，渗水点滴而下，问及患者感觉怕风、怕冷，添衣加被不能缓解，平时爱出汗，嘴里发干总想喝水，诊脉濡缓略浮。他认为这病是由阳虚不能化气利水，湿邪郁于肌表而来。于是开了五苓散给患者健脾祛湿。患者服了第 1 剂后，患处渗水和全身出汗都明显减少，其他症状也明显减轻，这个难缠的皮肤病在吃了几剂简单的中药后竟然痊愈了，患者直呼神奇。

2. 白 芍

春光灿烂，百花齐放，芍药花分外美丽。药圣李时珍言，此草花容绰约，故起名"芍药"。自古芍药就作为爱情之花，《诗经》中"维士与女，伊其相谑，赠之以芍药"，就是描绘姑娘与小伙赠送芍药互表心意的美好画面。

芍药温婉大方，其药用价值更使它在百花丛中独显魅力。它的药用部分是干燥根茎，在夏季采挖，切去头尾与须根，去外皮后于沸水中略煮，然后晒干切片即可入药。宋代文人沈作喆在《寓简》中有一段关于芍药的问答。他问：人们都喜爱观赏芍药，我倒要问，芍药的根有赤白之分，两个品种有何差异呢？答之：白芍色白而善补，医家用之以生血而止痛；赤芍色赤而善泻，医家用之以清热而散瘀。一问一答之间，既介绍了芍药根据颜色分为赤芍、白芍，还说明了白芍的主要功用：养血和止痛。

所谓"千里马常有，而伯乐不常有"，神医华佗便是白芍的"伯乐"。相传，华佗在家宅后院开辟药园，仔细品尝、研究每味药物。当时芍花也在华佗的园内，但华佗尝了这棵芍花的叶、茎、花之后，并未发现它的药性，所以一直没有将它入药。后来芍花化身为人，反复多次在树下啼哭。华佗将此奇事与妻子细说，妻子言此园中皆为治病救人的良药，独芍花被冷落，自感委屈，华佗不以为然。事隔几日，华佗的夫人突然腹痛并伴随血崩，华佗用遍所有方药均没有效果。而华夫人似乎无师自通了一般，瞒着丈夫，挖起那株被冷落的芍花，取其根煎水喝下。没想到不过半日，腹痛和血崩竟然都渐渐被止住了。华佗仔细研究后，发现芍花有养血、止血、止痛、调经的功效，将其一一记录在《青囊经》里，并加了一个"药"字，取名"芍药花"，进行栽培。自此，芍药作为中药材便在谯陵（今亳州）大力发展起来，后来又发展到四川、浙江杭州等地，被称为"亳白芍""杭白芍""川白芍"，这些都是道地药材，以当地所产的白芍品质最优。

《药性歌括四百味》记载："白芍酸寒，能收能补，泻痢腹痛，虚寒勿与。"白芍最重要的功效在于养血，并可提气补血，是很适宜女性服用的中药材，常用于治疗血虚眩晕、面色萎黄、月经不调等妇科病症。并且，白芍作为治疗各种疼痛的良药，其止痛之效非常显著，可以有效缓解胁肋部刺痛、胃脘挛急疼痛、泄泻腹痛等。但因其性味微寒，脾胃虚弱的患者多用酒炒减其寒性，避免出现腹痛、腹泻的情况。另外，"十八反"中言明"诸参辛芍叛藜芦"，故白芍不宜与藜芦同用。

3. 赤 芍

"山清水秀空气新，赤芍花开满山冈。"五月伊始，赤芍花开，冰清玉洁、花团锦簇，艳丽与清雅并存，妩媚与恬静相辅。我国北方曾有姑娘未嫁时，需在家中庭院栽种一丛赤芍花的习俗。赤芍花的艳丽芬芳，使之诗意盎然，正所谓"折赠佳人花一枝，手边尚余香半日"。一直以来，人们将雍容华贵的牡丹称为花王，将芍药排位其次间隔种植，谓芍药为花相辅助香，故赤芍有"北方牡丹"之称。

赤芍不仅花开动人，气质优雅，外形巨佳，而且其药用价值也非常强大。

赤芍是一种较为常用的中药材，其入药的记载，最早见于《神农本草经》。我们现在所见的赤芍，尤以赤城赤芍珍贵，因其"糟皮粉渣，入药最佳"，芍药苷含量高、品质好。然而赤芍的生长期比较长，一般5年左右才能有一批产量，因此赤芍的价格也相对较高一些。那么赤芍对于人体有哪些好处呢？

《药性歌括四百味》称："赤芍酸寒，能泻能散，破血通经，产后勿犯。"传统本草家认为，赤芍味道偏苦，性偏寒，且认为它专入肝经，能清泄肝火、散瘀活血而止痛。当体内血液热气旺盛时，很容易引起热毒造成的皮肤问题，如痤疮等。赤芍可通过肝脏进入到血液中，通过血液循环清除体内的恶血，消除体内热气，达到凉血作用。比如当身体内有瘀血时，赤芍可以帮助消除瘀血，尤其是对于月经有血块的女性来说，日常中适当的服用赤芍可以有效消除血块，缓解因经血不畅造成的痛经等。赤芍常用于月经不调，瘀滞腹痛，痈肿疮毒，关节肿痛，胸胁疼痛诸症。用一句话来总结赤芍的运用，那就是凡因瘀血而引起的疼痛或烦热，都可用到它。

芍药还被称为女科止血疗疮上品，是修复肌肤黏膜区域附属器官功能的著名花草香茶。古语有云："玫瑰有刺，牡丹不香。"衬托出赤芍花香气宜人的绝妙，牡丹园林靠默默无闻的赤芍花添香不少，而其根又是名贵的药材。

4. 生地黄

生地黄是中药地黄的生品。地黄为自古有名的"四大怀药（河南优质中药特产）"之一，其生长对土壤的要求极高。明代本草著作《本草乘雅半偈》详细记载了地黄质量与土壤的关系：在肥沃的土壤中，地黄可以生长得肥嫩多汁，药效充足。但是，由于地黄吸收了土地的精华，这就导致种植过一次地黄的土壤不能连续耕种地黄，否则就只能收获又瘦又苦的地黄，根本无法入药。所以，当年种过地黄的土地，下一年就只能种牛膝，再过一年可以种山药……要等上足足 10 年才能再次种植以收获肥嫩甜美的地黄。地黄因炮制方法不同，分生地黄和熟地黄两种，此节主要讨论生地黄，即晒干的地黄根。

2019 年的 COVID-19 来势凶猛，中医药在治疗 COVID-19 的过程中发挥了重要的作用。国家卫生健康委、国家中医药管理局将治疗不同程度、不同类型 COVID-19 的经验方编成诊疗方案并公开发布。其中，在治疗确诊 COVID-19 的重型气营两燔证患者，临床表现为高热、烦躁、口渴、喘憋气促、意识不清，或发斑疹，或吐血，或四肢抽搐，舌绛少苔或无苔，脉沉细数或浮大而数，诊疗方案推荐的处方是清气血中邪热的方剂，其中就大量使用了生地黄。《药性歌括四百味》说："生地微寒，能消温热，骨蒸烦劳，养阴凉血。"可以看出，生地黄是一种清补兼备的中药，其性寒，能消除温热病邪、入血凉血，能滋养阴液，也适合用于温热病的治疗。

名医刘渡舟也曾重用生地黄配伍其他药物，治愈了感染温病的 12 岁男孩。这名小患者患有温热病，一直没有得到合理的治疗，温热病邪入里灼伤肝肾之阴。过了中午后，便觉身上潮热如焚，睡后胡言乱语，面色枯白，身体瘦弱，不吃不喝。病已至此，其父母已经绝望，束手待毙。刘渡舟切其脉细数尚且有神，舌体色红干裂，虽然属大热伤阴之状，但患者眼睛还未失神，牙齿也不枯槁，说明这病虽然危急但还有救。于是开了含有大量生地黄的汤剂，令小患者每四小时服 1 次。小患者喝了 1 剂后，竟然能够安稳酣睡，潮热也有所减轻。又服了 2 剂之后，体内津液得以增加，热邪渐退，后经过继续调理而痊愈。可见在治疗邪热内传劫伤肝肾阴液的温热疾病时，以大剂量性寒的生地黄"消除温热""养阴凉血"非常有效。

此外，古代中医还常将生地黄作为养生及延缓衰老的药物。如含有生地黄的膏滋能够缓解老人因肺病导致的咳嗽、烦热、唾血、气促、无食欲等症状。还可以将生地黄捣汁，坚持服用能够减少白发、减缓衰老。此外，将生地黄捣汁后，用小火煎至分量减半，然后加入蜂蜜、枣肉制成丸子，每次吃鸡蛋黄大小的一颗，每天 3 次，能令人皮肤丰润、身体健康。但由于个人体质不同，生地黄膏滋的食用还需在中医师的指导下服用。

5. 熟地黄

熟地黄又称"熟地"，是"四大怀药"地黄经过炮制（加工）后的中药，有一种炮制地黄的古法叫作"九蒸九晒"。唐代名医孙思邈的《千金翼方》是较早记录地黄"九蒸九晒"的著作之一，其中记载了炮制地黄时，首先要挑选合适重量的肥大地黄，在晴天的清晨蒸制，然后于中午的烈日下暴晒，到了晚上将其浸泡在捣绞的地黄汁中，第2天早上再次蒸制，如此重复九次，达到"黑如漆，味如饴（糖）"的标准就可以得到优质的熟地黄了。这就是古法的"九蒸九晒"流程。

"九蒸九晒"占据主流的同时，熟地的炮制还逐渐演变出了"酒浸""酒炖""酒洗"（见于唐代王焘《外台秘要》，明代陈嘉谟《本草蒙筌》、缪希雍《炮炙大法》及张介宾《景岳全书》等书）"砂仁酒拌蒸晾"（见于明代李时珍《本草纲目》）等方式。到了现代，由于古法炮制的流程烦琐、周期长，不利于规模化、规范化和标准化生产熟地黄饮片（可以直接用于煎煮的中药切片），为了提高生产效率、节约成本，饮片工厂对熟地黄的炮制工艺进行了很大的简化。

"九蒸九晒"的炮制方法耗时费力，为什么古人还要采用这种方法呢？我们通过对比地黄经过不同炮制后的性味和功效可以得出答案。熟地黄甘温，《药性歌括四百味》说它能"滋肾补血，益髓填精"。研究者们对地黄进行了不同蒸晒次数的处理，分析其有效成分及含量后认为：反复蒸晒可以缓解地黄的寒凉之性，经过炮制形成的熟地药性温和，更有利于益精填髓，滋阴补血，尤其对老年疾病和免疫性疾病有显著功效。

曾有一位老年患者，71岁，便秘已有10余年，期间使用泻药、开塞露、香油都收效甚微。患者怕冷、手脚冰凉、下肢浮肿、舌质胖、舌根苔厚白、尺脉沉缓，医生诊断为年老肾精虚损，肾阳虚衰所致便秘。处方以熟地黄为主要药物来益髓填精，兼配伍其他滋阴补阳类的药物，仅5剂便治愈了患者。据家属说，患者服第2剂药后，大便就通畅了，服完5剂后，怕冷及手脚冰凉的症状明显减轻。

到了冬天，家中更是可以用熟地黄作为主要的进补药物来制作滋肾补血、强体养颜的药膳熟地芪羊肉汤。所需材料：羊肉750克，熟地50克，黄芪50克，当归20克，白芍15克，生姜3片，红枣5个。烹制方法：将羊肉洗净切块，用滚水焯过，撇去浮沫。红枣去核，洗净中药饮片。把全部用料放入锅内，加清水适量，武火（大火）煮开后，改文火（小火）慢炖3小时，加入食盐调味即可。如果身边有人具有因气血不足而导致面色苍白或萎黄，头晕目眩、乏力气短、食欲不振，或肾阳不足引起的手脚冰凉、腰膝无力以及各种气血不足、肾阳亏损相关病症，都可以尝试这道药膳。

需要注意的是，感冒期间、脾虚痰湿性体质的人群不宜服用熟地，并且此物不宜与葱、蒜、白萝卜、猪血一起食用。

6. 麦 冬

在路边和公园的绿化带常可见到开紫色花朵的植物，它的学名叫麦冬（麦门冬），是一种具有常绿、耐寒、耐旱、抗病虫害等特质的百合科绿化植物。同时，它也是一味很常用的中药。

麦冬，取用的是植物麦冬的块根，块根的表面呈白色，《药性歌括四百味》描述它性味"甘寒"，甘味具有补养作用，性寒能够清热，因此其能够"解渴祛烦，补心清肺，虚热自安"。出自医圣张仲景之手的"麦门冬汤"，就常被用来治疗阴虚生热导致的肺部疾病。

曾有一位多年肺病的中年患者，有一段时间咳喘加重，轻微活动就咳得厉害，感觉喉咙中有痰，但又很难咳出。经过问诊和检查，这名患者口唇干裂，水杯从不离手，舌体红、舌苔少，脉细弱。医生认为是肺病日久、耗伤气阴所致，便给他开了麦门冬汤。服药 1 剂后，患者咳痰明显减少，继续服药后，咳喘再也没有复发。这就是使用麦冬为主药的方剂来清除肺部虚热、滋养肺阴。

麦冬可生长在野外山坡的阴湿处、树林下或溪流旁，因其色泽在寒冬依然能够保持青翠，加上紫色的花朵形如麦粒，所以被叫作麦冬。关于它的名字，《本草乘雅半偈》还有另一种说法：在历时 3 个月的冬季，天地与万物都处于闭藏的状态，而有一种植物就像这冰封世界的一道门户，它四季常绿，使人在冰封雪藏之中还能见到一丝生气，所以被叫作麦门冬。

有人认为，若以五行论麦冬，那么它兼备木、火、土、金、水五种德行。其生气对应肝木升发（像树木那样条达舒畅，充满生机）的功能，脉络与血脉相似而通于心火之气（热而向上），四季长生的特点与中土脾气相合（五行中脾主中央，能长万物），其块根色白与肺之金气相应（坚硬、肃降），最后，麦冬凌冬青翠所以能够通应肾之水气（寒凉、滋润）。通过加减配合，麦冬能够比较全面地用于五脏疾病的诊疗。因此，麦冬也被《神农本草经》列为上品药，"久服轻身，不老不饥"，是非常适合日常养生的保健药材。

《中国药膳大辞典》中收录了不少以麦冬为主的药膳配方。

麦门冬煎

鲜麦冬 500 克，白蜜适量。温酒或白开水化服，可治疗秋冬身体虚弱，口燥咽干，咳嗽咳痰。

麦门冬粥

麦冬 30 克，生地黄 30 克，薏苡仁 50 克，生姜 10 克，大米 100 克。煮粥服食，对患有心胸隐隐作痛日久不愈，心悸，盗汗，腰腿酸软等症状的患者有养护作用。

麦门冬乌梅饮

麦冬 20 克，炒乌梅 6 克。用水煎取汁液，可以帮助缓解消渴（类似于糖尿病）症状。

7.天 冬

天冬（天门冬），于秋、冬两季采挖，《药性歌括四百味》载："天门甘寒，肺痿肺痈，消痰止嗽，喘热有功。"虽然天冬与麦冬仅一字之差，都能甘补清热，但却比麦冬多了几分浪漫与传奇。

说其浪漫，是因天冬竟然有杜甫、王安石、朱熹、苏东坡等古代名人背书！最先将天冬入诗的是杜甫，他曾在《巳上人茅斋》一诗中咏道。

巳公茅屋下，可以赋新诗。

枕簟入林僻，茶瓜留客迟。

江莲摇白羽，天棘梦青丝。

空忝许询辈，难酬支遁词。

这"天棘"就是天冬。本诗描绘了巳上人（传说是一位隐居士）所住之处的僻静与优美，感叹自然万物和谐美好的状态，并借天冬赞赏了巳上人清高的品格。

说天冬传奇是因为一位世称"小仙翁"的奇人——葛洪。葛洪是我国著名的道医，拜师于著名方士郑隐，潜心修习方术，并编著了不朽之作《肘后备急方》。在葛洪的眼里，天冬有助人返老还童、起死回生的神奇效果，更因一位名叫杜紫微的人服用天冬后能日行三百里，而将它归于"仙药"一类。葛洪还在《肘后备急方》中多次提到其配伍使用来治疗"发癫狂病（以精神错乱为表现的疾病）""饥惫欲死（饥饿、疲惫接近极限）"等急重病症。此后，其他道家著作中也有很多将天冬视为灵丹妙药的记载，例如："神仙服天冬，一百日后怡泰和颜，赢劣者强；三百日，身轻；三年，身走如飞。"

天冬真的这么厉害吗？中医学认为，天冬可以补益肾精、延缓衰老。现代医学证明，天冬最主要的有效成分为天冬氨酸，是蛋白质的构成单位之一，是人体正常运行生理功能的重要参与者。因此，天冬可以用于治疗心脏病、肝病等多种重要器官组织的病症，并且能够帮助人们快速地缓解疲劳。

正因为天冬具有如此神奇的功效，民间的百姓们创造出了各种日常服食天冬的保健方法。如将天冬和麦冬制成二冬膏，每日早晚各取 1 汤匙，用沸水冲化饮服，能够解渴、解燥，保持肌肤滋润，特别适宜秋冬季节运动后服用。天门冬茶，是人们常喝的传统药茶方剂，对于口渴、便秘、阴虚发热等疾病有着非常好的治疗效果。

此外，百姓还发挥了自己的聪明才智将天冬制成蜜饯。天冬蜜饯早在数百年前就已开始制作，是四川省的传统名产。其口味纯甜爽适，味道纯正，营养丰富，有药疗和辅助药疗的特殊功能，老少皆宜，为蜜饯中的佳品，是探亲访友的馈赠佳品。

8. 黄　连

俗语讲"哑巴吃黄连，有苦说不出"，非常形象地描述了黄连的特性：味极苦。黄连虽然苦，但却有很好的功效。《药性歌括四百味》中记载"黄连味苦，泻心除痞（hū），清热明眸，厚肠止痢"，很好地概括了黄连的功效。黄连的药用部位为根茎，色黄。李时珍《本草纲目》记载黄连因其根连珠色黄而得名。

在民间，一直流传着"黄连姻缘"的故事，说的是一位陶姓医生，家里有一个种着百种中药的药园子。陶医生请了位青年帮工替他经管着药园，青年帮工忠厚勤奋，起早贪黑在园子里浇水锄地，栽花种药。正月的一天早上，寒霜未化，冷气袭人。小伙在园子的后山上，发现一株油绿的小花，正迎着寒风独自开放，于是把这株野草连根挖起来，种在了院子里，经常浇水施肥。第二年初春，绿茵茵的小花便开满了园子。

陶医生有个聪明伶俐的爱女，名叫妹娃。有一天，妹娃突然得了一种怪病，全身燥热，又吐又泻，只两三天就病得不省人事。这时陶医生去外地行医还未归，家人请了几个医生给妹娃诊治都未见效。青年心中十分焦虑，突然想起园里那株绿色的小花，几个月前他曾食用此草治好了喉咙疼痛。想到这里，他从园里采了一些花和叶子，熬成一碗汤送给妹娃喝。谁知这药还真灵验！妹娃早上喝的药，下午病情就有好转，再服2次，病竟痊愈。陶医生回来，得知是这位帮工用小草治好了女儿的病，连声赞扬说妹娃得的是肠胃热重，一定要用清热解毒的药才能治好，这开绿花的小草看来对清热解毒有特效。

这位青年帮工名叫黄连。陶医生为了记住这种药，也为了感谢这位帮工，就把这草药叫作"黄连"，还把自己的爱女许配给了黄连为妻。由此成就了"黄连姻缘"的故事。

黄连是日常生活中常见的中药，如黄连上清丸、牛黄上清丸、清胃黄连丸、黄连羊肝丸等均以黄连为主药，其功效多与清热解毒有关。黄连中提取的黄连素，也是众多治疗腹泻药物中被大家熟知、价格便宜、服用简单的药物之一。

9. 黄 芩

黄芩，又名妒妇（喜嫉妒的女人），《药性歌括四百味》记载："黄芩苦寒，枯泻肺火，子清大肠，湿热皆可。"根据中药药性理论，味苦能泻火、性寒能清火、质轻能入肺，如此一来便知，黄芩是一味能清泻肺中火热的佳品。

明代著名医家李时珍在《本草纲目》中记录过他与黄芩的一段渊源：那时，年轻气盛的李时珍在感冒后并未在意病后禁忌，导致感冒久久不能痊愈，甚至发热越来越重，连皮肤都热得烫手，本来普普通通的感冒更是添了剧烈咳嗽咳痰的症状，最后干脆发展到烦躁、口渴、吃不香、睡不好、双手脉象浮洪。这已经不是普通的感冒，而是邪气入里、里热炽盛的重症表现了。李时珍将常用于疏散风寒、清泻内热、滋养阴液的药物一一试过之后，病情不但没有缓解反而更加严重。正当大家都很悲观的时候，李时珍的父亲李言闻，忽然想起金元四大家之一的李东垣治疗肺热像火烧一样、烦热躁动、极度口渴且白天严重的患者，只用一味黄芩来泻肺经气分的火热邪毒。于是便按方用黄芩一两（约等于现在37.3克）煎水，令李时珍一口气喝掉。第2天，发烧、咳痰月余的李时珍便热退痊愈！李时珍因此感叹道：这就是中医神妙之所在！只要仔细体察，对证治疗，疗效就能立竿见影！

黄芩的品种可以根据老、嫩分为枯芩和子芩，《补增本草歌括》对枯芩和子芩的功效做了区分，说："枯泻肺火，子清大肠。"所以，治愈李时珍的黄芩大概是枯芩。此药因为切开后呈现边黄、里暗的枯朽状，而被形象化为喜嫉妒的女人，所以有"妒妇"的别名。黄芩与绿茶搭配在一起能够清热解毒，降压利尿，可以用于热病烦躁、目赤肿痛、痈肿疔疮的日常调理，即用黄芩6克以200毫升水煮沸后，冲泡绿茶3克，5～10分钟即可。

需要注意的是，黄芩"苦寒"，容易伤及脾胃阳气，所以平时少有食欲、消化不良以及经常腹泻、怕冷等脾胃虚弱、阳气不足的人不宜饮用。

10. 黄 柏

如果说黄芩可以入肺、清肺热,黄连能够走心、泻心火,那么作为三黄兄弟之一的黄柏(bò)便能入肾、清虚热。《药性歌括四百味》说它"苦寒",功善"降火滋阴,骨蒸湿热,下血堪任",可以用于治疗阴虚火旺所致的病症。

有位中医大夫,先后接诊了两位口疮(类似于口腔溃疡)患者。一位是年轻人,由于工作压力大,平时喜欢吃辛辣的火锅,所以半个月前嘴里长了两个溃疡,溃疡周围发红,疼痛难忍,本就压力巨大的患者心情更加烦躁了。医生诊断后,让他每天拿黄连煮水漱口。另外一位患者是中年人,生活不规律,虽然嘴里的溃疡并没有那么红肿疼痛,但遭受白天腿脚发软、晚上睡觉醒来时一身冷汗的困扰。医生也让他拿一味药煎后漱口,但不同的是,他拿到的不是黄连,而是黄柏。通过回访,这两个人的溃疡都好得很快。

同样是口疮,同样是简单的治疗,为什么用的药却不一样呢?原来,口疮的发生有不同的原因,比较常见的俗称"上火",属于实火(由邪热炽盛引起,而不是因为虚损导致的"上火");除此之外,口疮也可以由"虚火(与实火相对)"导致。那个得了口疮的中年人,就是由于生活无所节制,耗竭了肾中的阴液,使阴损而不能制约阳气,亢奋的阳气便表现为虚性的"上火"。这时,正适合使用既能滋养肾阴,又能清泻虚火的黄柏来治疗。古人认为,黄柏禀寒凉之气,是肾经要药(治疗某种疾病效果显著的重要药物),专治阴虚生内热的各种病症,是功效十分强大的药物。

除此之外,由于黄柏专走下焦,所以还能够治疗阴虚火旺导致的遗精等病症。"金元四大家"之一的朱震亨就有大补阴丸一方。该方将黄柏与知母配伍，用于滋阴清热，可以治疗盗汗遗精、咳嗽咯血、心烦易怒等阴虚火旺证。名医刘渡舟曾用大补阴丸治疗一位青年，此人本就体壮火盛，常常遗精，又吃了朋友带来的一大盒红参。几天之后，青年感觉浑身燥热、口中干渴，有一天清晨起床时竟然还流出鼻血。自此以后，患者白天心里烦躁，晚上睡不好，经医生诊察舌脉也是一派阴虚热象。刘老将其辨为阴虚水不制火，相火妄动之证。治以"降阴火，补肾水"的大补阴丸，只几丸青年便痊愈了。

11. 连　翘

　　阳春三月，百花含苞待放，而连翘率先感受到了春阳的暖意，先叶开花，香气淡艳，一朵朵、一串串、一枝枝金黄的小花朵密密匝匝。"极目河岸阡陌上，群山无处不黄花，春孕彩云越千载，秋结子实惠万家。"《连翘花》一诗生动地描述了连翘的观赏与药用价值。

　　连翘主要产于我国的河南、河北、山西、陕西、山东、湖北等地，生长于山坡灌丛、草丛或山谷、山沟疏林中，俗称"一串金"。连翘全身都是宝，其花是颜色明艳的观赏盆栽，且是韩国首都首尔市的市花，其果则是中医大夫经常使用的一味中药，其叶更是久负盛名的茶品原料。

　　药用连翘果实分为青翘和老翘两种，秋季是连翘果实的成熟期，其中白露节气前采摘颜色青绿的初熟果实是"青翘"，寒露节气前采摘已熟透的果实是"老翘"，采摘后洗净、晒干，除去杂质，已备药用。连翘叶制成的上等茶叶具有清热解毒、明目防病的作用，唐代陆羽的《茶经》称之为"长寿茶"。

说起连翘，历史上与连翘有关的一首经典名方为银翘散，现代的中成药——银翘颗粒、维生素C银翘片等均是根据银翘散的方剂制成，是治疗发热、咽喉肿痛等感冒初期病症的良药。《药性歌括四百味》中记载："连翘苦寒，能消痈毒，气聚血凝，温热堪逐。"意为连翘味苦，性微寒，具有疏风散热、清热解毒、消痈散结的功效，因此能治疗风热感冒、发热、心烦、热淋、咽喉肿痛、疮毒痈肿、斑疹之类的病症，因连翘善治乳痈、丹毒、肺脓肿等外科病症，故称作"疮家圣药"。现代医学也证明了连翘有广谱抗菌和抗病毒作用，对金黄色葡萄球菌、流感病毒、真菌等可产生抑制作用。

连翘虽好，也有其用药禁忌。《神农本草经疏》中记载："痈疽已溃勿服，大热由于虚者勿服，脾胃薄弱易于作泄者勿服。"因此，脾胃虚弱，气虚发热，痈疽已溃、脓稀色淡者不宜服用。

12. 石 膏

说起石膏，每个人都不陌生，它是艺术家手中备受瞩目的雕塑作品，是建筑师设计的青砖绿瓦，画栋雕梁。不仅如此，古人还将石膏用于制作美食——豆腐，装点了舌尖上的中国味道。

天然的生石膏，常产于海湾盐湖和内陆湖泊形成的沉积岩中，呈现为一条条白色半透明矿物带，是一种矿物类的中药。入药的成品石膏，多呈不规则的块片状，大小不一，色白洁净，松软易碎，纵断面呈纤维状纹理，类若膏脂，故名石膏。在医者手中，石膏被神话为"白虎"。白虎是古代传说中的四兽之一（青龙、白虎、朱雀、玄武），在古时候主要象征着威武和勇猛，它是由二十八星宿当中位于西方的七宿组成，连起来就是一只猛虎的模样。西方属金，对应的颜色是白色，所以被称作为"白虎"。石膏既然被称为白虎，定有着特殊的作用。《药性歌括四百味》中记载："石膏大寒，能泻胃火，发渴头疼，解肌立妥。"石膏属大寒之品，尤善治疗热病，如高热、大汗、口渴、神昏等症状，或者胃火亢盛，牙痛、口舌生疮等。《伤寒论》中的著名方剂白虎汤，便用大量石膏为主药，是清热的代表方剂之一。

李时珍在《本草纲目》中言明石膏有清热泻火的作用，并记载了相关病例。相传睦州杨寺丞的女儿，得了一种怪病，时感烦热但四肢却十分冰冷，经许多医生诊治都没有明显的效果。而处州（今浙江省丽水市）一个姓吴的医生使用了王焘的《外台秘要》中治疗骨蒸劳热的一个方子，方中使用石膏一斤，粉甘草一两，一起研磨成面粉一样细，每日用水调服三至四次，果然治好了杨寺丞女儿的怪病。

在刘跂所著《钱乙传》中亦有一个应用石膏寒凉之性治病救人的故事：一位皇族子弟上吐下泻，太医一直用热性药给他医治，不仅未见好转，反而病情愈加严重。钱乙经四诊合参后说道："这个病本来就是胃腹燥热所致，无奈却用刚烈温燥的药治疗，只能是适得其反，应该用大寒的石膏汤来治疗。"宗室和太医都不相信，十分怀疑。然而在其服药后，病情果然好转，渐渐痊愈。

生石膏经过大火煅烧后，可以得到煅石膏。煅石膏的主要成分为无水硫酸钙，具有吸水性，煅烧后的药物又相当于高温消毒，既无菌又具有收湿的作用。因此，将煅石膏研末外敷，可治疗疮不收口、湿疹瘙痒、水火烫伤、外伤出血等，疗效甚好。

需要注意，石膏寒凉，平素脾胃虚寒、便溏的患者是不宜服用的。

13. 滑　石

滑石，又叫"画石"，因其软滑，可以绘画。滑石质软而细致，手摸有滑润感，是已知最软的矿物，用手指即可刮下白粉。此药无臭无味，有微凉感，李时珍在《本草纲目》中记载滑石性滑利窍，其质又滑腻，所以被称为滑石。

入药的滑石常被研粉或水飞（一种制取药材极细粉末的中药炮制法。利用粗细粉末在水中悬浮性不同，将不溶于水的药材与水共研，经反复研磨后制备成极细腻粉末）用，以整洁、色青白、滑润、无杂质者为佳。滑石的价格便宜，容易获取，其外形虽然平平无奇，价格也低廉，但它的药效却不容小觑。

《药性歌括四百味》中记载："滑石沉寒，滑能利窍，解渴除烦，湿热可疗。"滑石的首要功效便是"利窍"，即药性滑利。关于滑利的含义，有人认为滑尿、滑肠、滑精、滑胎等，都属于利窍，如小便淋漓不畅、大便里急后重等，均可以用滑石。但同时也需注意，元气虚弱者不能继续滑利，否则会加重滑精的症状；妊娠妇女也忌用滑石，避免有滑胎之险。

另外，滑石可清热解暑而止烦渴。中医有个传统的方剂六一散，即滑石与甘草，按照 6∶1 的比例使用，可用于治疗暑热心烦口渴、小便短赤。同时，滑石外用有清热、收湿敛疮的作用，用于湿疮、湿疹、痱子等，因此，六一散外用还可治疗痱子。若夏日天气炎热，多生痱子，不妨用滑石配伍生甘草、薄荷等，打粉过筛后，可制成痱子粉；如同时有湿疮、湿疹等，则可用滑石配伍枯矾、黄柏等研细末过筛，撒布患处，安全又有效。

现代研究表明，滑石是一种含有镁的硅酸盐矿物，因具有柔软和滑腻的手感，故具有吸附和收敛作用，内服能保护肠壁。滑石粉撒布创面形成被膜，有保护创面，吸收分泌物，促进结痂的作用。在体外，10%滑石粉对伤寒杆菌、甲型副伤寒杆菌有抑制作用。当然这些研究只是解释了滑石为什么有这样的功用，真正对滑石疗效的认识，还需要大家亲自去体验。

14. 川贝母

在我国四川、西藏和云南等地区的树林、山谷、岩缝等阴凉的环境中，生长着一些黄色的花，别看这小小的花草并不起眼，它们的鳞茎却是润肺止咳的名贵中药材川贝母（又称川贝）。

悠久的历史总是渗透在各个民族的传说中，川贝也不例外。其分布在四川地区的羌族，因口口相传的民间故事，更是赋予了川贝神话色彩。

相传，九顶山上有一座冰宫，里面住着霞仙娘娘和她的九个女儿。霞仙娘娘不准女儿出嫁，只愿招郎上门。偏偏她的小女儿九妹不愿在冰宫生活，向往在山下的生活。她偷偷地下山，因为从未下过山怕不认识回来的路，就抓了一把仙米，边走边撒，作为指路的标记。

下山的途中，九妹遇到了为救父病上山挖药的小伙，她被小伙的善良孝顺所打动，谎称自己迷了路，与小伙一同下了山。来到小伙家中，九妹煎药打扫，照顾老人，久而久之，与小伙情投意合，互生爱意，两人便成亲了。

半个月后，九妹把实情告诉了小伙，小伙劝九妹回家把山下发生的事情告诉母亲。九妹重返冰宫，但母亲执意不愿女儿下山，小伙见九妹久久不归，便沿着当初九妹洒下的仙米上山寻她。

天下有情人终成眷属。最终，霞仙娘娘被小伙的诚意所打动，不忍心拆散这对恩爱夫妻，同意他们一起回去。临走的时候，霞仙娘娘又送给他们一袋仙米，嘱咐说："你们下山时，把仙米撒在山上。日后，你们就可以靠挖仙米过日子了。"

九妹和小伙按娘娘的话做了。回到家里，九妹把仙米磨成粉，蒸给老人吃。不几天，老人的咳嗽和气喘好多了。原来，仙米撒在地上，变成了一粒粒雪白的米豆豆，两瓣茎叶中大瓣紧抱小瓣，未抱部分呈新月形，一副"怀中抱月"状。后来人们取名为贝母。

美好的爱情故事也使这小小的贝母更加惹人喜爱。

《药性歌括四百味》载："贝母微寒，止嗽化痰，肺痈肺痿，开郁除烦。"平时，百姓熟知的"川贝枇杷膏"中，就有川贝这味药。到了秋天，天干物燥，鼻子、嘴巴和嗓子都感觉干干的，不妨尝试一下"川贝炖雪梨"这道小吃。选取一个雪梨，削皮，把梨的上部水平切开，去核掏空，做成一个梨盅。取 1 克川贝母碾成大的颗粒，在梨盅里放入川贝粒和适量冰糖，盖上梨盖，用牙签固定。将雪梨放入碗中，隔水蒸至梨肉变软，就可以取出食用了。不仅可以起到清热润肺，化痰止咳的作用，还很美味，深受小朋友的欢迎。

15. 大　黄

大黄，别称"将军""黄良""锦纹"等，是多种蓼科大黄属的多年生植物的合称。主要产于青海、甘肃等地，以"西宁大黄"为最优。

称其为大黄是因为大黄的根茎呈肉黄色，有黄汁，既可药用，也可用作染料。优质的大黄，呈黄棕色，其间有致密的水旋斑纹，所以又有"锦纹大黄""紫地锦纹""锦黄"等名称。大黄又名"将军"，是因为大黄药力峻猛，行泄大迅，如武王伐纣，有无坚不破、势如破竹之功；也如姜尚率队，有荡涤垢积、犁庭扫穴之力，故以"将军"称之。

相传大黄原名是"黄根"，为何后来改名为"大黄"呢？原来，从前有个黄郎中，继承祖业，靠挖采黄连、黄芪、黄精、黄芩、黄根这五种药材为人治病，被尊称为"五黄先生"。五黄先生与马骏一家关系十分要好。

有一年马家遭了火灾，马骏落得人财两空，只好带着儿子随黄郎中上山以采药为生。渐渐地，马骏也熟悉了五黄药，有时郎中不在家，他便学着为人治病。

某日，一位孕妇因腹泻来求医，恰巧郎中不在，马骏把止泻的黄连错开成了泻火通便的黄根，结果孕妇服后大泻不止，差点没命，胎儿也死了。这事被告到县衙，县老爷立刻命人捉拿马骏，要以庸医害人治其罪。这时，郎中赶忙跪在堂前，恳求县老爷放过马骏，说是自己教的马骏医术，是自己的责任。而马骏心里更是难过，自愿领罪受罚。县老爷欣赏他俩的情谊，想想这"五黄先生"也素有声名，而孕妇身体本就羸弱，孕期也短，就责罚两人赔孕妇家一些银两，把他们放了。不过县老爷最后对郎中说："你那五黄药的'黄根'既然比其他四样药作用峻猛，应该改个名儿，免得日后混淆再惹祸。"郎中深表赞同，便将黄根更名为"大黄"，以便区分，后来这名字就渐渐地传开了。

《药性歌括四百味》中记载："大黄苦寒，实热积聚，蠲（juān）痰逐水，疏通便闭。"大黄味苦性寒，能够将热结于体内的宿便猛烈推出，同时还能将体内多余的痰饮和水液逐出，因此是通利肠道的一味猛药。大黄还是个多面将军，有多种功效，如生大黄泻下力强，正似带兵前线杀敌时的将军；酒大黄活血化瘀，恰如排兵布阵时的将军；大黄炭能止血，如同鼓舞士气时的将军。将军英明神勇，也有着自己的弱点，由于大黄性峻烈，不宜久用，也不适用于虚证便秘患者和孕妇。

16. 柴 胡

柴胡，一味散发着独特香气的草药，古籍记载："西畔生处，多有白鹤、绿鹤于此翔处，是柴胡香直上云间，若有过往闻者，皆气爽。"让我们随着这抹清香，一起来了解有关柴胡的故事吧！

曾经有两位在地主家干活的长工分别姓"柴"和"胡"，二人每日在一起为地主卖力，同吃同住，日久也就如兄弟般，便称对方为柴兄、胡弟。好景不长，胡弟突然患上了一会发热一会发冷的疾病，而且总不见好，不明所以的地主以为胡弟得了不可医治并且传染性极强的瘟疫，便强行将胡弟赶出家门。作为兄弟的柴兄当然没有袖手旁观，便随胡弟一同离开，在崎岖的山路间，背着胡弟的柴兄体力不支，暂时将胡弟放置于山林间，自己去寻一些野果充饥。饥渴难耐的胡弟在等待中，随手抓了一把身边的"野草"，用力吮吸其根部的水分，谁料顿时神清气爽，似乎好了大半。等到柴兄寻得野果回来时，胡弟将这一奇事告知了他，柴兄便用此草每日煎水让胡弟服下，没想到不过几日，胡弟便痊愈了。兄弟二人想到家乡还有很多人患上这种"怪病"，每日被病痛折磨，于是采摘了很多这种"野草"给家乡的乡亲们，大家服用了这种"神奇草药"后都恢复了健康。可是当乡亲们问询二人这"神药"的名字时，二人也不知其名，乡亲们觉得是二人发现了该药，便以二人姓氏为名，取名为"柴胡"，这便是"柴胡"的由来。是不是很有趣呢？那么，随着这个有趣的传说，让我们一起来了解一下柴胡的神秘世界吧！

柴胡分为南柴胡和北柴胡两种，分布较为广泛，北柴胡主产于河北、河南、辽宁、陕西等地；南柴胡主产于湖北、四川、安徽等地。在山坡、田野及路旁都可以看到它的身影。柴胡的采收主要集中在春、秋两季，采收时农民伯伯需要用锄头将柴胡全株挖起，并抖落粘在柴胡上面的泥土，除去土地以上的部分（茎叶、杂质），摊放在太阳下晒干或烘干，这样就可以随时供药使用。

对于柴胡的药效，《药性歌括四百味》载："柴胡味苦，能泻肝火，寒热往来，疟疾均可。"不同的剂量下，柴胡的药效会有所不同，柴胡用量1～3克时可以起到升举阳气的作用，在10～12克时可以发挥其疏肝解郁之功，用量在40克左右时有解癌热的功效，在超过100克后就会有明显的毒副作用。因此，临床用柴胡还是非常讲究的。

17. 前　胡

前胡又名"鸡脚前胡""山独活"等，为伞形科植物白花前胡及紫花前胡的根。野生前胡耐寒、耐旱、适应性强，多生于山坡林缘、路旁或杂林灌丛中，特别喜爱冷凉湿润的气候，最宜生长在肥沃深厚的腐殖质土壤中。药农们在冬季至次春时便去采挖前胡，除去须根，洗净，晒干，将根部制成饮片便可入药。若将前胡饮片，用炼蜜拌炒，至蜜汁吸尽时，此时的前胡便称为蜜炙前胡。

前胡可谓是平民药材，多用于风热咳嗽痰多证，其止咳功效几近川贝母，但价格却与川贝母有天渊之别。传闻在皖南山区天目山北麓，有个开生药铺的。由于方圆百里之内只有这么一家药铺，所以这个药铺老板也就成了当地的一霸。不管谁生了病都得吃他的药，他要多少钱就得给多少钱。有家穷人的孩子老是咳嗽，病很重。穷人就到药铺询问，药铺老板说退热得吃"川贝母"，但五分贝母就要十两银子。穷人说："求你少要点儿钱吧，这么贵的药咱穷人吃不起呀！"药铺老板说："吃不起就别吃，我还不想卖呢！"穷人没法，只有回家守着自己的孩子痛哭。

这时，门外来了个讨饭的叫花子。听说这家孩子咳嗽，家里又穷得买不起那位药铺老板的药，便说："止咳不一定非贝母不可。"穷人急问："还有便宜的药吗？""有一种药不花一个钱。""什么药？""你到山上挖些前胡回来吃。""前胡也能治病？""准行。"穷人急忙跑到山上，挖了一些前胡。回家后他急忙煎好给孩子灌下去，孩子服用后果然不咳嗽了。前胡真的是一味不花钱的中药！穷人十分高兴，后来跟那个讨饭的叫花子成了好朋友。从此，这里的人咳嗽时就再也用不着去求那家药铺了。

对于有慢性支气管炎或者支气管哮喘的朋友来说，前胡可能并不陌生。白前5克，前胡3克，花茶3克，加250毫升开水冲泡作代茶饮，能够宣肺降气，祛痰止咳，是非常好用的止咳代茶饮方。《药性歌括四百味》记载："前胡微寒，宁嗽化痰，寒热头痛，痞闷能安。"前胡不仅能化痰止咳平喘，还能散风清热，可用于痰黄黏稠，胸闷不舒，痰多喘满，气急咽痛等病症。

18. 升　麻

"一望如麻叶正繁，青丝细细喜轻翻。气沉下部宜升举，经在阳明可引援。"这首《本草诗》乃清代赵瑾叔所作，该诗写的便是升麻这味中药。寥寥数笔，便言明了升麻的一大特点升阳举陷。那何谓"升阳举陷"呢？就让我们一起把酒话"升麻"，来揭开它的神秘面纱。

升麻，其叶似麻，其性上升，故名升麻。升麻为毛茛科植物升麻、兴安升麻和大三叶升麻的根状茎，根上生有许多内陷的圆洞状的老茎残基，别名"窟窿牙根"，非常形象。

至于"升阳举陷"的含义，就要从"气"讲起。所谓"人活一口气"，这个气在人体中是有变化的，也就是气机。它有四种基本形式——升降出入。当气上升不及或下降太过的时候，就叫"气陷"，此时脏腑功能就容易出现各种问题。升麻能够升举阳气，俗话讲就是"把这口气儿提上来"。因此，升麻可以用于治疗气虚下陷的病症，如胃下垂、脱肛、子宫脱垂、妇女经血淋漓不尽等。

"郎骑竹马来，绕床弄青梅。同居长干里，两小无嫌猜。"升麻还和一个"青梅竹马"的故事有关。据说以前有一户姓赵的人家，日子虽然清苦，但一家人和和美美，十分幸福。不料青梅娘得了子宫脱垂病，身体渐渐虚弱，吃药也无济于事。无奈之下，孝顺的青梅贴出了治病招亲的告示，谁能够治好娘亲的病，自己就嫁给他。晚上，青梅梦见了一位老神仙对她说："青梅呀，你救母的一片孝心感动了上苍。'竹马到来日，洞房花烛时'切记切记！"有一位以采药为生的穷苦青年，他也梦见一位老神仙对自己说："牢记'竹马送来日，洞房花烛时'，快上山挖仙药，能成就好姻缘。"第2天，他就听说了青梅家治病招亲的事。于是，他立刻背上药篓去找"竹马"。功夫不负有心人，他终于找到了传说吻合的棕黑色的"竹马"。青梅娘喝后果然渐渐地好了起来。青梅也和那位青年成了亲，过着幸福生活。人们由此知道了"竹马"的神奇功效，一传十，十传百，"竹马"被传成了"升麻"，于是就作为一味中药名传了下来。

此外，升麻还具有清热的作用。《药性歌括四百味》言："升麻性寒，清胃解毒，升提下陷，牙痛可逐。"升麻因其药性寒凉，可以清热解毒，适合治疗胃火上炎而致的牙龈肿痛、口舌生疮等。但需要注意阴虚火旺、喘满气逆及麻疹已透者，均当忌用。

19. 麻 黄

作为中国传统的药用植物，麻黄始载于《神农本草经》，一般在秋季采摘草麻黄、木贼麻黄和中麻黄干燥草质茎等晒干入药，它生长在干燥山地和多沙地带，分布于山西、河北、甘肃、辽宁、内蒙古、新疆、陕西、青海、吉林等地，我国的麻黄资源居世界之首。

《本草纲目》中形容麻黄"其味麻，其色黄"，因其尝起来辛辣又带点苦味儿、颜色偏黄而得名。《药性歌括四百味》中记载："麻黄味辛，解表出汗，身热头痛，风寒发散。"食用麻黄可促使患者发汗，在临床上常被用于治疗伤风感冒、咳嗽气喘、咳痰等病症。麻黄药性骁勇、发汗力强，历来被视为发汗峻品，因此，体质虚弱、动则出汗或夜晚入睡后易出汗的人不宜使用。

由于麻黄发汗效佳，民间关于此功效还有一个非常有趣的故事。相传有个卖药的老人收了一个徒弟，但徒弟性格狂妄，仅学会皮毛就想自立门户，师父在他离开前叮嘱："有一种无叶草，它的根和茎用处不同，发汗用茎，止汗用根，若弄错就会治死病人。"自负的徒弟并未在意，师徒分手后各自卖药。没过几天，徒弟就用无叶草治死了一个病人，死者的家属抓着他去见县官，县官问他是跟谁学的，他无奈说出了师父的名字。县官传师父到堂问责，师父将事情原委告知县官，县官随即询问徒弟"病人有汗无汗？"徒弟答："病人浑身出虚汗，药物用无叶草的茎。"县官勃然大怒，命人杖责徒弟四十大板，判坐三年大狱。徒弟出狱后找到师父承认错误，并决定痛改前非。因无叶草使徒弟闯过大祸，惹过麻烦，所以他就把无叶草叫作"麻烦草"。后来，又因为无叶草的根是黄色的，故又改名叫"麻黄"。

麻黄的茎和根虽然均可入药，但作用截然相反。麻黄的茎枝入药，可用于发汗解表、宣肺平喘、利水消肿，适用于恶寒发热、头痛鼻塞、无汗、咳喘兼水肿等症状；而麻黄的根节入药，则有止汗之功，无论气虚自汗（白天稍活动或不活动易出汗）、阴虚盗汗（夜晚入睡后出汗多）均可应用。正如李时珍所言"麻黄发汗之气驶不能御，而根节止汗效如影响，物理之妙，不可测度如此"。虽然二者出自同一植物，但功效相反，因此我们应了解它们各自的作用，这样才能更好地利用中药材。

20. 防　风

屏风是古人生活中不可缺少的家具之一。古代的房屋大都是土木架构，不像现代的钢筋水泥结构这样致密，所以为了阻挡风邪，便出现了一种放置在门口、椅后等处的家具，即屏风。"屏风"也是中药防风的别名，《药性歌括四百味》说防风能治"诸风（各种风邪引起的疾病）"。

人体也像一座房屋，如果卫气充盛，类似于房屋的墙壁结构致密，那么病邪就难以侵入。可一旦由于疲劳、损耗等导致卫表虚弱，那么病邪（尤其是风邪）就会无孔不入地侵袭人体。这时，含有防风的药物就可以充当人体屏风的作用。

宋代药物学家寇宗奭的《本草衍义》中记载了一位唐代医生许胤宗为太后治病的故事。有一天，太后因为突然感受风邪而面部僵硬，嘴不能张、口不能言，连吃喝都很困难。张不开嘴，该怎么喝药呢？喝不了药，那怎么治疗呢？御医们束手无策，急得跺脚。这时许胤宗想：风邪侵袭，是因为表虚，病邪应该还不深入，如果喝不了药，那就试试用药物煎煮的热气熏蒸，药气也能无孔不入，正适合驱逐风邪！那么，该选择哪些药呢？太后受风，是因为表虚不能防卫病邪，就用黄芪固表，再加上一座"屏风"！于是，许胤宗就取来黄芪和防风，在太后的床下煎煮，药气如烟如雾。通过黄芪和防风的熏蒸，太后竟然在当天傍晚就能说话和进食了。

后来，黄芪与防风相配，用来治疗表虚感受风邪的经验被元代医学家危亦林所用，他在此基础上添加了一味白术，于是就有了玉屏风散。玉屏风散中的黄芪、防风、白术药物互相配合，使卫表致密，正如一展致密、珍贵的玉屏风，在人体卫表虚弱的时候帮忙挡住外在的邪气，非常适合体虚易感冒的人群服用。

此外，防风又被称为风药之润剂，因为防风性缓而质润，微温而不燥，味甘而不峻，作用十分柔和，又加上其味道辛散，善于祛风，故临床上治疗各种因风邪而导致的疾病，多用此药。

21. 荆 芥

掐一些黄绿色的、散发着浓烈香味的、尚是鲜嫩的荆芥梢头，洗净后放置盘中，或辅以其他食材，或自成一碟，便成了一道能清热解毒的药膳，这也是阜阳人食用荆芥的一种方法。阜阳人嗜食荆芥的渊源由来许久，到如今，早已是"无荆芥不欢欣"。

那么荆芥到底是何方神圣呢？荆芥又名"假苏"，生于山地阴坡、沟塘边与草丛中，开着穗塔状白花，长着唇样的绿叶，伴生有细软微毛，外形如罗勒，气味似薄荷，在春季谷雨前后播种，夏季掐头食用，枯于暮秋时分。若将这一美食入药，则多于夏、秋二季花开到顶、穗绿时采割，除去杂质，晒干，切段，生用或炒炭用。荆芥既可入膳，又可药用，那它到底有什么功效呢？

据说，有位年过三十的妇人生下了一个男孩。有一天午饭后，劳累了一上午的妇人仔细地看着刚出生不久的孩子，不由自主地在孩子身旁睡着了。产妇睡着睡着，觉得身体很热，便无意识地掀去了薄薄的被子。晚上家人来叫她吃饭时，只见她像喝醉了酒一样，直直地躺在床上，手脚硬直，已经不省人事了。

　　见此情景，家人非常着急，赶紧跑出去请医生。医生进屋后，仔细地询问了产妇的情况，并走近产妇的床前看了看。接着从衣兜里掏出一个小瓶，从中取出一些黄褐色的粉末，用绍兴酒调匀，将病人的嘴撑开，将药液灌进胃内。过了三四个钟头。妇人的手微微地动了一下，又过了一会儿腿脚也相继动了几下。接着病人渐渐地恢复了知觉，医生又按同样方法，给病人服了几次药，只见病人一点点好转起来。家人非常激动，感谢之余，也想向医生请教治愈的方法，医生说："我用的药是荆芥。当初我看到产妇的病情后，判断是因为产后劳累，内热蓄积体内，汗出又导致毛孔开放，故而风邪从毛孔侵入人体内，导致中风，继而引起昏睡。需要散发体内风热邪气，使其上行而发散，在这方面荆芥是有很好作用的一味药。"就这样，荆芥渐渐地被广泛使用起来。

　　可见荆芥有很强的祛风之功，那它还有什么作用呢?《药性歌括四百味》称其"能清头目，表汗祛风，治疮消瘀"。荆芥味辛芳香，气味轻扬，因此能驱风寒风热之邪，同时还能够解痉止痛，因此对于肌肤灼热、头目昏眩、咽喉肿痛、身背疼痛、皮疹未透等病症，都有奇效。不过要注意，荆芥不宜久煎，恐破坏其药性。

　　荆芥既是一味祛风良药，同时也可消散瘀血。经过炒制过的荆芥又被称为荆芥炭，可以治疗各种出血性疾病，因此也被称为血中之风药。

22. 细 辛

细辛，也叫"小辛""少辛"。细、小、少音义相近。因为它的根细而味极辛，所以取名叫细辛。细辛早在《山海经》里面就有"浮戏之山多少辛"的记载，少辛即细辛。

俗语有"细辛者，细心也"，意为使用细辛时医生要细心谨慎，尤其要注意分量，因为细辛有小毒。过去古人一直有"细辛不过钱（3克）""细辛不过五（分）"之说，意思是用细辛时量要控制到3克之内，因此《中国药典》中细辛的用量也控制在1～3克。现代药理实验表明：细辛的有效成分为甲基丁香酚，有毒成分为挥发油黄樟醚，因为在煎煮中黄樟醚比甲基丁香酚容易挥发，所以在汤剂中煎煮时，随着煎煮时间的延长，黄樟醚的含量很快降低。一般煎煮30分钟后，黄樟醚就挥发得仅剩原药材的2%，此浓度已不足以产生毒性了。所以，细辛散剂不经煎煮不可多服，如服用过钱，可出现头晕欲呕，四肢抽搐等不良反应。细辛过钱加入复方汤剂中，并煎煮30分钟以上，是安全而有效的，同时，细辛入煎剂与其他药配伍，既能互相制约又能互相佐使，煮沸一定的时间后，已经无毒性了。但必须注意：煎煮含有细辛的药剂时，药锅不可盖盖子，以利于细辛的有毒成分挥发。

关于细辛名字的由来，也确与细心有关。

很久以前，蜀中有一个医术高超的老中医膝下无子，于是千挑万选了一位学徒拟做义子。这名学徒聪明伶俐，手脚勤快，深得老中医的喜欢。唯有一点：做事不够细心，让老中医很头痛。为此老中医每每训斥，但收效欠佳。

某日，老中医出诊在外，家中突然来了一名高热病人。病人家属万分焦急，跪在地上求学徒诊治。这名学徒仔细把脉后确定了病症，胸有成竹地给病人抓了2剂中药。谁料病人服药后病情突然加重，家属带着一帮人气势汹汹地杀到老中医家。多亏老中医及时赶回，调整治疗，才力挽狂澜。

老中医审视药方并无错处，于是将患者的药渣寻来细细查看，发现原来是学徒抓错了一味药。他将金钱草当作散寒草配给了病人。老中医将散寒草取出，当着徒弟的面，将其更名为"细心"，以时刻警醒弟子做事细心。后来这味中药的药名就慢慢演变为"细辛"了。

细辛是一味疗效确切的药物，《药性歌括四百味》中记载："细辛辛温，少阴头痛，利窍通关，风湿皆用。"极辛的特性使其对痛证、寒证有很好的疗效，但因其有小毒，因此在使用的过程中要谨慎小心。

23. 羌 活

羌活又名"胡王使者"，以此药来自羌胡而得名。

羌活以其干燥根茎和根入药，其表面呈棕褐色或黑褐色，一节一节的样子。有的节间缩短，呈紧密隆起的环状，像蚕一样，故习称"蚕羌"；有的节间延长，形如竹节状，又被称为"竹节羌"。因其温通而散、气雄而烈，故为散风寒湿的要药。《药性歌括四百味》记载："羌活微温，祛风除湿，身痛头疼，舒筋活血。"此药因性温且气味芳香，走窜之力雄厚，故而能除一身之风寒湿邪，凡感冒头痛、全身关节痛皆适宜。

由于羌活善祛风湿，故风湿病多选此药。据说曾经有一个名叫刘师贞的人，其兄患风湿顽症多年，长期卧床不起，家人遍访各地名医，皆屡试无良效。一天晚上，刘师贞梦见为治兄病，自己四处访医，忽遇一位老翁，师贞上前求教道："我兄患有严重风湿病，虽经多方治疗，仍无良效，请问有何办法治疗？"老翁道："你兄所患风湿，一般药物是治不了的，有一种药物可治，就是用胡王使者浸酒，服之可愈。"说完老翁就不见了。师贞便知此是仙人托梦，连忙记住药名。可是他查遍了所有的医药书籍也找不到胡王使者这种药，只好走访名医药农，无一人知道是何药物，师贞十分着急，寝食不安。就在此时师贞又做了一个梦，梦见逝世多年的老母亲。师贞向母亲诉说了哥哥的病情，并告知曾有一仙人托梦授方，用胡王使者浸酒，服之可治，但无人知道胡王使者是何药物。其母连忙告知道："胡王使者就是羌活。"师贞醒后即用羌活浸酒给兄饮服，其兄多年顽疾果真慢慢痊愈了，从此，人们便知道了羌活祛风湿的作用。

值得注意的是，羌活对于受风寒夹有湿邪的感冒有特效，比如淋了场大雨后，出现后头项部僵紧疼痛、脊背疼痛等，一般单纯的外感风寒则较少用羌活。因此，使用此药时，务必把握风寒兼湿邪是重点，而且应以上半身疼痛为主。

羌活气味浓烈，用量过多易致呕吐，所以脾胃虚弱的人，不宜服用。另外羌活辛温燥烈，作为风药能燥血伤气，所以血虚的人也不宜服用。

24. 独　活

"独活独活，独自生活"，此话一出，满是寂寥，人生在世，谁又能真正的摆脱世俗，囿于清寂呢？也许真的只有"独活"可以。

独活是一种草的名字，有人说它："一茎之上，得风不摇曳，无风偏自动。"身处自然界，而不受自然事物所左右和摆布，甚至执意反其道而行之。不问前身后世，不慕荣华富贵，不屑功名利禄，不攀附，不屈服，纯粹的动容。祖宗们便油然而生出一股绵绵不绝的爱意，欣欣然将其定名为独活。那意思明摆着，只配它自己活着。如此说来，独活作为一种草，是真正的超凡脱俗，特立独行。

独活又叫"长生草"，因为它的生命力非常顽强，能适应各种不同的气候环境，且有一定的耐寒性，栽培容易，对土壤要求不严。植株一般生长在阴湿的山坡或灌丛林下。独活全身都是宝，根部既可食用，又可药用。其叶清香，茎高2米，嫩茎可食，根茎可入药。叶片是非常香的调料，可以刺激食欲，香味有镇静作用。

关于其功效，《药性歌括四百味》记载道："颈项难舒，两足湿痹，诸风能除。"独活芳香走窜，能达经脉筋骨之间搜风除湿，既能散风寒，又能除湿阻、利关节、止痛。与羌活比，其气味较淡，性质亦较缓和，善治在下、在里之风，为腰膝风湿痹痛要药，可用于治疗风湿性关节痛，如风湿、类风湿之类，还能用于风邪牙龈肿痛等病症。

独活除了入煎剂，还能入药膳。准备独活9～12克，黑豆60克，米酒100毫升。将独活和黑豆洗净，黑豆浸泡3小时，放进瓦煲里，加入清水2000毫升，武火滚沸，改文火滚至半，去渣取汁，兑入米酒滚沸片刻。这样一道独活黑豆米酒汤便做好了。每天2次，连服3～5天，特别适宜于春日里的风湿或类风湿关节炎以及中风后遗症者的辅助食养。

25. 知　母

看到"知母"这两个字，是不是会有一种近乡情怯、倦鸟归林的感觉？仿佛游子沧桑历尽，向母迎怀。其实，此药既可以用种子繁殖，也可以用分根繁殖，因为在宿根旁边，还能生出新的子根，其形状酷似母根寄生了蚁卵，故称其为蚳（chí）母，后被讹传为知母。

此药一般生长在山坡、丘陵或林间向阳的地方，几片狭长的叶子于每年的四五月份举出一支细长的杆茎来，开着一些细小的花朵，白中带紫，质姿毫无特别。由于知母和满山的野草没什么不同，而且大多夜间开放，所以从来无人问津。

不过，作为一种药材，知母的药用价值是非常可贵的。《药性歌括四百味》记载："知母味苦，热渴能除，骨蒸有汗，痰咳能舒。"知母性寒，味甘苦，寒能除热，苦能清泄，前有甘味能滋补，因此上能清肺润燥，中能益胃生津，下能滋阴降火，能够治疗外感热病的口渴、肺热干咳、肠燥便秘等。另外，由于其具有一定的滋阴润燥作用，因此对于更年期肝肾阴亏的女性所出现的潮热、盗汗、心烦等症状也有很好的效果。"养儿方知母艰辛"，如果母亲有更年期不适的症状，就可以熬一碗知母汤给她调节一下身体。

除滋阴外，知母还是一味能利水的药。滋阴是给缺水的人体补充水分，而利水则是将身体内多余的水分排出，为何知母可以同时具有两种相反的作用？原来，针对阴虚体质的患者，当具有消渴症状，如口渴而多饮，通过服用知母，能够滋阴润燥，缓解口渴；当四肢浮肿时，可以借助知母的寒性，滑利作用，来通利身体内的水液通道，达到消肿的效果。一味知母，竟然能有如此疗效，是不是很神奇？

不仅如此，古代医家通过对中药进行不同的方法炮制，使药效能够靶向定位。酒制后的知母因具备了酒性的辛散性质，更容易将药性向人体上部引，在治疗肺部疾病时，多用酒知母，如润燥化痰的润肺饮即用酒知母；而用盐炒过的知母又可将知母的药性向下引，因咸味具有"能下能软能补肾"的特性，因此，在滋补肾精的时候，常用盐知母，如二仙汤中，就多用盐知母来滋补肾阴。

26. 藁　本

藁（gǎo）本的最大特点就是一个字——香。

藁本为伞形科植物藁本或辽藁本的干燥根茎和根。因为形似禾藁而得名。春、秋二季是采集藁本的最佳时期，采挖植物根茎之后用清水冲洗干净再晒干，然后切成片后储存即可。干燥、大小整齐、闻起来香味浓郁的为佳品。

藁本香味浓烈，所具有的功效便与这香味有关。正因为其具有雄厚的香气，古人曾将此药用作香口洁齿的成分之一，于是，最早的牙膏便产生了。唐朝时期，就有人用升麻、藁本、细辛、沉香和寒水石研粉擦齿。

《药性歌括四百味》记载："藁本气温，除头巅顶，寒湿可祛，风邪可屏。"藁本因其香味浓郁，常被用在治疗头痛的香囊中，称为香佩疗法。而在所有的头痛中，对于巅顶头痛，也就是头顶痛，是最有效的。藁本气温，是草本植物里，吃到身体后能达最高巅顶部位的中药，人体最高的穴位在巅顶百会。所以藁本能除巅顶头痛。因其气味辛香，能清肌表的邪气，还能辟秽湿邪，对于风寒感冒、风湿关节痹痛也有一定的疗效。

利用藁本的温性，可以祛除身体的寒湿，对于寒湿性腹痛或便溏有很好的疗效。经常有人大便次数多，而且稀烂不成形，像一坨水烂烂的毛巾。毛巾被湿气、水气侵袭的时候，像烂布渣一样，一旦挂在晾衣竿上，烘干以后非常干爽，一条条的。所以说大便要成形有一招，用辛温的风药去风干肠道。这个比喻很贴切。藁本就可以通过祛除体内的寒湿而使大便成形，配伍苍术则效果更佳。

藁本是气味雄烈的风药，可以把体内一切的风寒湿邪吹散。曾有位大医家，在赏月时，突然间一片乌云过来，把月亮给挡住了，月光透不下来，他马上觉得胸有点闷，好像胸被乌云似的痰浊或湿气给堵住了。等清风吹过来，乌云散开后，胸口也为之一爽。他马上领悟到，风吹云，天开地明，是非常好的用药思路，就像使用风药藁本时，对于祛除体内郁闭的风寒湿邪有拨云见日的作用。藁本虽好，但因其性味辛温香燥，不适用于阴血亏虚、肝阳上亢、火热内盛的人群。

27. 香　附

"只见其草，不识其宝"，那些家门口长相平凡又随处可见的植物，往往是有着良好功效的中药材。例如莎草在田间常见，甚至被列为世界十大恶性杂草之首，可很多人并不知道它的根茎其实是一味中药，就是被誉为"妇科良药"的香附。

香附又名"莎草根""雷公头"，为莎草科植物莎草的干燥根茎。药农们在秋季时采挖，用火燎去根部毛须，晒干，即可成为入药的香附饮片。香附的味道分辨性极强，口味独特，舌头刚接触的时候有股辛辣感，但是又会让人感觉到它的苦味，等再过一段时间竟发现有一丝丝的回甘，因此香附常年混迹于炖煮调料行列，用以增加菜肴回口的香气。

而香附的药用价值，得到了历代医家的推崇。在《药性歌括四百味》中这样描述："香附味甘，快气开郁，止痛调经，更消宿食。"香附的最大特点就是行气。李时珍赞其为"气病之总司"，可以治疗一切气病，特别是消饮食积聚、痰饮痞满、胕肿腹胀，对于心腹、肢体、头、目、齿、耳各部位的疼痛，特别是对于痛经、乳房胀痛或结块等妇科疾病有很好的治疗作用，因此又称其为"女科之主帅"。

香附自古至今在临床上都被医家广泛应用。据司马光《资治通鉴》记载，魏文帝曹丕登基后，还在守孝期间，就曾派专使前往吴国索求"雀头香、大贝、明珠、象牙、犀角、玳瑁"等物。东吴群臣义愤填膺，斥为无礼。但孙权考虑到东吴需要借助曹魏的力量抗衡刘备，便力排众议，把这些被他视为"瓦石"的东西统统送给了曹丕。这里的"雀头香"其实就是香附。曹丕大老远地向东吴索求香附，这是为何呢？原来曹丕有秃发病，需要用香附入药治疗，而原产于浙江的"南香附"，自古以来便被视为道地"雀头香"。"气血"与生发脱发之间有紧密联系，而香附"乃血中气药，凡诸血气方中所必用者也"。

香附药用价值虽好，但并非所有人都适合服用。自明清以后，大多本草著作都表示香附辛温香燥，易耗气伤阴，因此气虚无滞，阴虚血热的人要慎用。

28. 乌 药

乌药在传说中被认为是长生不老之药。秦始皇曾派徐福云游四海寻找长生不老的仙药，徐福跋山涉水来到天台山，最终找到了天台乌药。后徐福率三千童男童女东渡日本，同时也带去了乌药。在秦时期，乌药已移植日本。虽然乌药并没有长生不老的作用，但其独特功效仍然是被古代社会高度认可的。唐高僧鉴真东渡日本，也带去了天台乌药，并用此药组方治好了光明皇太后百治不愈的顽疾，因而被尊为日本神农。乌药，为樟科植物乌药的干燥块根或已加工的极薄片，其树皮亦作药用，广布于我国江苏、浙江、安徽、江西、河南、湖北、广东等地。古人认为乌药最好的产地在浙江天台山，故又称"天台乌药"。《药性歌括四百味》记载："乌药辛温，心腹胀痛，小便滑数，顺气通用。"

　　乌药性辛温，可散寒，暖心腹。可用于肚子冷痛、妇人痛经、男子饮冷后睾丸冷痛等症。中医学认为不通则痛，就像道路阻塞会引发很多问题一样，人体传输营养物质的道路不通，也会引起很多问题，包括疼痛。乌药可以调畅人体气机，气机通畅，通则不痛。乌药同时也是腹部的引药，可以将药效引至腹部。有的人吃了冷的东西，肚子会马上胀痛，此时用乌药配点小茴香、生姜、大枣煮水服用，就会缓解不适。乌药还可以用来治疗小便滑数，总是憋不住尿，晚上夜尿频繁，可用乌药调理。中医有一药，名为缩泉丸，顾名思义，就是此药可以把泉水都缩住，更别提人体的小便了。而缩泉丸，就是由乌药、益智仁、山药，把它们研成粉，再磨成丸子制成的。乌药因其性温，常作为温补身体的配料入膳。如果家里有身体虚弱怕冷的人，可以取10克乌药与2枚鸡蛋一起放入300毫升水中，加入适量的黄酒，将鸡蛋煮熟后，剥去壳后重新放入汤水中煮5分钟，然后吃蛋饮汤，是一个温补的佳法。

29. 枳　实

　　橘子是常见的水果，但由于枳与橘长得很像，常有人会混淆二者。与橘子的甘甜不同，枳咬一口又酸又涩，一点也不好吃，可它却是一味治病的好药。

枳和橘子是近亲，早在春秋战国时期，枳就被人们所认识。《晏子春秋》就有过"橘生淮南则为橘，生于淮北则为枳，叶徒相似，其实味不同"的记载。枳的果实经过炮制就可以得到中药枳实。

《药性歌括四百味》说："枳实味苦，消食除痞，破积化痰，冲墙倒壁。"就是说枳实能够帮助缓解胃胀、痞满（一种脾胃运化功能失常的病症）以及小朋友积食（因喂养不当，乳食停积胃肠）等不适，并且效力强大得如同轻松推倒墙壁一样。

关于枳实力大，在《红楼梦》中也有侧面的表现。《红楼梦》第五十一回中，宝玉的丫鬟晴雯正在和姐妹逗趣，她平时比别人气壮不怕冷，于是就只穿着小袄去了寒冬室外，结果得了风寒（因感受风、寒邪气导致的感冒）。起初她只有些鼻塞声重、懒得动弹、没有食欲，宝玉为她请来一位医生诊脉，医生说晴雯身体一直不错，现在只是着凉了，稍微疏散风寒邪气即可。医生随即开出药方，方中就有枳实。宝玉认定这枳实有虎狼之功，不能用于女孩子娇弱的身体，于是弃而不用。

既然枳实如此峻猛，是否就不该被用于治疗呢？答案是否定的。因为中医治病还讲究药量，药物之间的精良配伍加上适宜的用量才能够达到治疗的目的。该用枳实而不用，反倒会坏事。这不，宝玉请来第二位医生，说的虽然并没有什么不同，但他却减去了宝玉认为有问题的枳实一类"猛药"，换上了宝玉认为更适合女孩子体质的滋养类药物。药物当用不用或错用不适宜的药物必然达不到疗效，甚至适得其反。第2天，晴雯的病情不仅没有减轻，反而严重得满脸通红。

枳实若真有虎狼之功，是否应该如宝玉一样，对它弃而不用呢？中医大家冯世纶就曾用含有枳实的大柴胡汤治愈过一位起于感冒的老年患者。这名患者感冒发热已经有1周了，体温接近39℃，期间服用了各种常见的感冒药竟然无一起效。由于患者年事已高，高热不退，每天进食很少，她的家人十分担心。经过医生们的常规治疗，患者发热依然反复，没有退热的迹象。于是便请来冯老会诊。冯老询问、诊察后，依据其嘴干口苦，躁烦嗜睡，高热不退，大便干燥排出不畅等症状以及舌脉，判断这是感冒时间较长，病邪向里侵入导致的少阳与阳明合病。于是用含有枳实的大柴胡汤进行加减，老人服下1剂便药到病除。大柴胡汤中，以大黄配伍少量枳实以内泻燥屎、行气消痞。

晴雯年轻气壮，老人高热1周、食少便秘，可具有"冲墙倒壁"之功的枳实非但没有损伤本就体弱的老人，反而治愈了老人的疾病，故用量与配伍是其关键。

30. 枳　壳

江西省樟树市生产的清江枳壳（qiào）为道地药材（指优质中药材），同时也是国家地理标志保护产品。

从字面上来看，大家一定会觉得枳实与枳壳有着某种联系，认为如果枳实是"枳"的果实，那么枳壳一定就是果壳了。枳壳与枳实的关系有多种说法，主要的有以下三种。

第一种，与我们对"果"与"壳"的认识相差不大。相传，宋代有一位名为刘敞的大臣，头发不多，因病回老家临江府清江县休养。有一天，他正在枳树下教侄孙读书，忽然一颗枳果落下，砸在了刘敞的头上。侄孙取笑到："枳砸壳！枳砸壳！"刘敞想教训一下他顽皮不开窍的侄孙，就指着竹盘里晒干的小枳果反讥，说："汝脑实！"公、孙二人此后常戏称彼此为枳壳、枳实。自此，人们也把枳的空壳称为枳壳，实心小果称为枳实。

第二种，认为枳实和枳壳都为枳果，只不过枳壳入药时去核、去果瓤，而枳实则不用做此处理。但是，唐代官修（官府主持编写）著作《新修本草》却否认了这一点，认为即便是枳实，在用药的时候也应该去核、去瓤。

第三种，是依据采收的时间来说的。5—6月收集到自然掉落的果实为枳实，7月当枳果的果皮尚绿时采收得到的便是枳壳。现在，这一种被《中国药典》记载的说法得到最广泛的认可。

《药性歌括四百味》载："枳壳微寒，快气宽肠，胸中气结，胀满堪尝。""枳实味苦，消食除痞，破积化痰，冲墙倒壁。"可见枳壳与能"破"能"冲墙倒壁"的枳实相比，作用虽然相近而力量却减弱很多。由于枳壳的药力不够用来消痞除积，所以一般只用它来调节气机。比如：在使用党参、黄芪一类临床常用的补气药时，为防止党参过补导致气滞，以及黄芪补气以增胀满，所以老中医颜德馨便常在参、芪为主的补气方中加入枳壳，以疏利气机。

31. 豆　蔻

豆蔻年华，最早出自大诗人杜牧的《赠别》一诗："娉娉袅袅十三余，豆蔻梢头二月初。春风十里扬州路，卷上珠帘总不如。"这个词，是用来形容少女青春年华，但为何是选择豆蔻来形容少女呢？原来，这首诗是写给一位十三岁少女的，因为少女正处在含苞待放的年龄，而豆蔻春末开花，在二月初正好是含苞之时，因此用豆蔻来比拟少女十分恰当。此后，也就常以豆蔻年华来形容青春年华。

虽然豆蔻在春天开花，但真正能入药的豆蔻果实却不是在秋天采摘，因为豆蔻常生于越南、泰国，以及我国广东、广西、云南等热带地区，只有到每年11—12月，天气不再炎热，此时豆蔻的果皮完备、健康，并没有彻底裂开，而果皮里面的豆蔻也正是最饱满，能量最丰盛之时，故是采摘豆蔻的最佳时节。

白豆蔻是厨房中常见的一味调味料，对于爱吃火锅、咖喱或是炖肉的人来说，豆蔻并不陌生。在炖肉煲汤时，可以加一点豆蔻，用来提升汤汁的鲜味。

对于中医医生而言，豆蔻是味不错的中药。《药性歌括四百味》记载："白蔻辛温，能去瘴翳。温中行气，止呕和胃。"正因为豆蔻性温味辛散，其芳香的气味使此药具有行散的功效，能够行气，《本草通玄》说白豆蔻的功效全依赖其芳香之气，倘若经过火炒后，气味散掉，功效也就减弱了。如果是放入汤药中，需要把豆蔻研细，放入水中，在汤药沸腾之时服用最好，因此，有些医生在使用豆蔻时，也会将此药后下，即在汤药出锅前5分钟时再放入。

豆蔻因具有暖胃止呕的作用，常被用来治疗脾胃疾病。对于那些因脾虚湿阻气滞所致的胸腹胀满、食少无力、不思饮食、胸闷、恶心、食积不消、胃腹胀痛的患者来说，豆蔻是非常好的选择。将2～6克的豆蔻煮入粥中，用来暖胃止痛，效果相当不错。

豆蔻虽好，但有胃火偏盛、口干口渴、糖尿病、干燥综合征、大便燥结等病症的患者不建议食用。

32. 青 皮

鲁迅在《书信集·致王冶秋》中对青皮有过这样的描述："这里有一种文学家，其实就是天津之所谓青皮，他们就专用造谣，恫吓，播弄手段张网，以罗致不知底细的文学青年，给自己造地位。"北京对青皮的理解，与天津无异。其意思和《水浒传》中的"泼皮"相差无几，多指年轻人嘴上无毛、办事不牢；毛躁、不成熟，也可以指"赖"，蛮横奸诈而自鸣得意的人。有一味中药，也叫青皮，同样是指代年纪轻，但此青皮，确实是一味猛将。

说起陈皮大家可能并不陌生，毕竟它是保温杯里的常客，其实青皮和陈皮一样，两者均是用橘子皮晒干做成。不过青皮岁数小一些，是个"小鲜肉"，而陈皮岁数大些，是个"老腊肉"。青皮分四花青皮和个青皮：5—6月收集橘子树上自落的幼果，晒干之后就是俗称的个青皮；7—8月收集的未成熟的果实，切成四瓣，除尽瓤瓣，晒干之后就是我们俗称的四花青皮。

《药性歌括四百味》记载："青皮苦温，能攻气滞，削坚平肝，安胃下食。"未成熟之果皮色青，青色入肝，故青皮入肝胆二经。且未成熟之义，有如阳刚十足猛打猛冲的少年，可以没有谋，但不缺勇气，力量强劲。青皮苦温，能够温行气机，又能够苦降滞气，因为入肝胆经，所以其疏肝解郁的力量非常强大。只要是肝气郁结导致的咽喉梗塞，胸胁胀满以及肚腹闷痛，青皮都可以解开。

青皮能削坚平肝。它可以消散掉坚固的、顽固的痞塞。所以对气结日久而严重的乳腺增生，增生部分坚硬，甚者硬得板结，就要用到青皮。就好像普通的土地，用锄头一锄就好，而顽固板结的，就得用电钻了，要把它钻开来，是一个道理。

青皮还能安胃下食。很多孩子为什么身体长不好？因为其胃肠壁上有一层黏垢。他们吃的零食、瓜果、生冷、油腻等都粘在上面。就像厕所，不用刷子清洗，日久过后，杂物便粘在便池上，而且那些黏垢很难冲洗，日久就会积生恶臭。

小孩子肚子里有积食，老是口臭，三五天就喊肚子胀痛，就是因为有食积在里面。肠子有积滞，肠道有湿浊排不干净，以青皮配伍一些行气消积、和胃健脾的药，两三剂下去，排出的大便都是乌黑的，这就是肠道壁的那些脏东西。脏东西清除了，胃口自然也就开了，就是青皮安胃下食之功。

青皮还能做成粥。将青皮 10 克，生山楂 30 克分别洗净，切碎后一起放入砂锅，加适量水，浓煎 40 分钟，用洁净纱布过滤，取汁待用。将粳米 100 克淘洗干净，放入砂锅，加适量水，用小火煨煮成稠粥，粥将成时，加入青皮、山楂浓煎汁，拌匀，继续煨煮至沸，一道青皮山楂粥就做好了。早、晚分食，可以疏肝理气，解郁散结。非常适合患有乳腺小叶增生的朋友。

33. 苍 术

所谓"一碗苍术饮，一夏都安康"。苍术流传千年，被称为"仙术""仙精"，那么苍术果真有如此神奇的功效吗？

入药的苍术有南北之分。南苍术主要产自江苏、湖北、河南等地，北苍术主要产自内蒙古、山西、辽宁等地。江苏茅山一带质量最好，故茅苍术乃为道地药材，尤以内有朱砂点为佳。

苍术最早记载于《神农本草经》，载有"作煎饵久服，轻身延年不饥"的宝贵经验。并且一直为道家（尤其是茅山派）所推崇，所谓"饵术黄精，令人久寿"，这些都是在讲苍术延年益寿的作用。《药性歌括四百味》则记载了苍术的药用价值，其言："苍术苦温，健脾燥湿，发汗宽中，更祛瘴疫。"苍术具有祛除脾胃寒湿之邪、散寒解表、驱瘟疫、辟秽浊、明目的功效。可用于治疗脘腹胀满、大便溏稀、风湿痹痛、风寒感冒、眼目昏涩、雀盲等。

苍术被誉为"祛湿第一药"，被古往今来的医者所推崇。宋代医学家许叔微，在青年时代每天攻读至深夜，且有睡前饮酒的习惯。几年后，他经常会感到胃中辘辘作响，胁下疼痛，吃饭也没有胃口，每过十天半月还会呕吐出一些又苦又酸的胃液来。更奇怪的是，每到夏天，他的左半身不会出汗，只有右半身出汗。这到底是什么怪病呢？许叔微遍求名医却总不见效，于是，摒弃了"医不自治"的信条，分析自己为水湿阻滞脾胃所致。他想起苍术为芳香之品，善醒脾化湿，攻克湿邪，于是便选用苍术为主药制成药丸，坚持服用，数月后，他的怪病逐渐减轻，直至痊愈。

另外，苍术还能够芳香辟秽。早在汉代，张仲景就说过苍术能"避一切恶气"。明代李时珍在《本草纲目》中也记载了民间百姓在瘟疫流行或岁旦时用苍术烧烟以避邪气的风俗，这其实是一种行之有效的空气消毒法。苍术中富含芳香气味的挥发油，对多种细菌、病毒有显著的杀灭作用。所谓"地炉火软苍术香，钉盘果饵如蜂房"，描述的便是除夕之夜一家人围坐在火炉旁烧苍术、品佳肴的欢乐场景。苍术，不仅能治愈身体的病痛，在那燃烧的烟火气中，亦弥漫着生活的美好与安康。

34. 厚　朴

厚朴（pò）一名，来源于特征，李时珍称其为"木质朴而皮厚"，因此称其为厚朴。此药是取厚朴的干根皮及枝皮。厚，是淳厚的厚；朴，是质朴的朴，此二字是中国人一向赞美的品德，因而受到历代文人的青睐。明代著名文学家和戏曲家冯梦龙就曾在一段情书中写道："细辛将奴想，厚朴你自知，莫把我情书也当破故纸。"千百年来，厚朴扎根在大山深处，吸大地之灵气，攒醇厚之药香，为人类健康服务。

中药的味道越浓烈，其药性越猛烈，厚朴就是这样的一味中药。《药性歌括四百味》中记载："厚朴苦温，消胀泄满，痰气泻痢，其功不缓。"此药最大的特点是行气，其味道辛烈，因而行气之力迅猛。

其苦味具有下气、降泄、燥湿的作用，因此被称为湿阻、气滞胀满之要药。厚朴常用来治疗肠胃不和所导致的腹胀、便秘等。中医学认为肺与大肠相表里，即肺的疾病与大肠的疾病互相影响，因此，在治疗咳嗽、痰饮等咳喘症时，如遇腹胀便秘等大肠气滞不通之症，常用厚朴来降体内之气。

据说近代名医张锡纯在 20 多岁时，曾每到下午 3 点至 7 点，就觉得腹中胀满，后来他就在 3 点之前，单独嚼服厚朴 2 克左右，仅仅 2 天，腹胀就消除了，并且之后从未再发。

此外，他还治疗过一少妇，因服用寒凉开胃之药过多，导致胃阳受损、饮食不化，寒痰瘀于上焦，常觉得气短，于是他便开了含有厚朴的处方，并嘱咐患者如果吃过药后觉得胃中不温暖，可以慢慢加重干姜的剂量。事隔数月，张锡纯又遇到少妇的家人，问其病情时得知，原本加了干姜的量，服药后觉得胸部满闷，于是便自作主张增加了厚朴的量，服后才感到舒适，并完全没有满闷的症状，寒痰也随之消散。张锡纯感叹道："寒胀这种病，在用热药治疗的同时，一定要加上厚朴，这是一味散结的神药啊！"

厚朴虽好用，但因其性味辛苦温，因此阴虚火旺的患者慎用。

35. 天南星

天南星广泛分布于我国各地，生长在林下、山谷或河谷这些阴冷潮湿的地方。它的名称很多，大多是根据其形态命名的，如"虎掌""天南星""野芋头"等。

为什么将其称为"野芋头"呢？它可以直接吃吗？当然不行，之所以称它为"野芋头"是因为它的地下茎块和魔芋、芋头类似，但它并不是我们平常吃的芋头，而是有毒的。天南星被收录于《南方主要有毒植物》一书中，它的生品仅限于外用，治痈肿及蛇虫咬伤，外用方法即"醋调南星末涂之"。

但是除了外用，如何让它变成内服药呢？这其中就有大学问了。《本草汇言》中提到"牛胆苦寒而润，有益肝镇惊之功，制星之燥而使不毒"，生天南星是有毒的，但是它与牛、羊或猪胆汁经加工后，毒性会大大减低，这样就可以内服了，用于痰热咳嗽、急惊风、癫痫等症。在《药性歌括四百味》中就有记载，说："南星性热，能治风痰，破伤强直，风搐自安。"天南星本性为温热，经过胆汁发酵后制成胆南星，改变了它的药性，性由温转凉，味由辛转苦，功效由温化寒痰转为清化热痰。

关于"虎掌""天南星"这两个名称历来不太统一，在唐代之前本草著作都是以虎掌命名，如唐代《新修本草》中记载，"虎掌，形似半夏，但皆大四边有子如虎掌"。而后宋代《本草拾遗》首次记载天南星，即本经中记载的虎掌。后来历代医家有说一种的，也有做区分的，但是因历史悠久并且形态描述不准确，导致直到现代这两种名称依旧混用。

除了作为药品，天南星还是植物杀虫剂，被称为"中草药农药"，且不会污染环境。以天南星、半夏、藤乌、雷丸、苦参、除虫菊、巴豆、雪里见共8种毒性中草药为原材料，分单品洗净、烘干、粉碎后，再经过低温超临界萃取、过滤、纯化、浓缩，有很好的广谱杀虫效果。

总之，天南星作为一种有毒的中药，其用法大有讲究，经过适当炮制后可以清化热痰，作为"中草药农药"的它，对于农业的发展，也有着独特的意义。

36. 半　夏

半夏是天南星科植物半夏的块茎，是中药宝库中的一味重要药材。早在《礼记》中，就有关于半夏的记载，说半夏因为生于农历五月份，夏天过了一半，因此称其为半夏。

半夏最大的特点是化痰，无论是寒痰、湿痰，还是风痰、痰核，都可以用此药来化解，因此《药性歌括四百味》称其："半夏味辛，健脾燥湿，痰厥头疼，嗽呕堪入。"由于半夏有毒，对人体黏膜有强烈的刺激性、肾毒性，因此药农们常常使用不同的方法来削减半夏的毒性，临床常用的半夏分为清半夏、姜半夏、法半夏三种。生半夏经甘草和生石灰炮制后，可制成法半夏，功效偏于燥湿化痰；用生姜和白矾炮制后，可制成姜半夏，功效偏重降逆止呕；用白矾炮制后，可得到清半夏，其毒性略强些，除具有上述两项功效外，还能够消痞散结。

关于半夏的来历，还有一个传说，相传白霞姑娘因为家里穷，所以每天都到田里割草喂养家禽。有一天，她受了风寒得了重感冒，发热、咳嗽，但是还要坚持出去割草。她在割草的时候，把一种植物的块茎连带着一起拔了出来。因为白霞已经离家一天了，又没带干粮，所以有些饥饿，于是她将这个块茎洗净之后服用以充饥。

不料吃了这个东西之后，白霞就开始不停地呕吐。实在没有别的办法，白霞便拿了一块生姜吃进嘴里，没想到不仅呕吐止住了，接连几天的感冒好了，咳嗽症状也消失了。

白霞回家后将这个事情告诉了村民，村民听后十分欣喜，这样一来得了风寒就不用去医馆花钱买药了。后来白霞生病去世，村民十分悲痛，为了感激这个善良的小姑娘，便将这味药叫作白霞。

久而久之，因为这种药总是生在夏日过半之时，所以慢慢地有人将它叫作半夏。半夏的药效和白霞姑娘的故事也就一起传颂开了。

既然半夏有毒，那么也必定有制其毒性之物，若中半夏毒，轻者可服生姜汁或稀醋及浓茶、蛋清和甘草水等解毒，重者需及时给予氧气，必要时做气管切开。日常使用时，由于半夏性温燥，因此阴虚燥咳、血证、热痰、燥痰者都应慎用。

37. 槟　榔

"独干凌霄不作枝，垂垂青子任纷披，摘来还共蒌根嚼，赢得唇间尽染脂。"这一首郁永河的《台湾竹枝词》以及邓丽君的那首《采槟榔》皆描述了槟榔正像一杯酽酽的陈酒，醉倒了无数国人。

嚼食槟榔的习俗可追溯到汉代，因岭南地区潮湿地热，且素有"瘴乡"之称，而槟榔能"疗诸疟，御瘴疠"，故人们通过大量嚼食槟榔来抵御瘴毒。《本草图经》中也提到"岭南人啖之以果实，言南方地湿，不食此无以祛瘴疠也"。南唐后主李煜写过"烂嚼红茸，笑向檀郎唾"的词句，槟榔、美人、情郎，历历如画。我国嚼食槟榔、以槟榔待客、有槟榔文化的地区主要在广东、湖南、海南、台湾等地，出门办事、喜丧嫁娶，槟榔必不可少，至今海南许多地方仍将订婚说为"把槟榔"。

世界卫生组织国际癌症研究机构将槟榔认定为一类致癌物，截至 2021 年，槟榔已被土耳其、加拿大、澳大利亚等国认定为毒品。医学界认为经常咀嚼槟榔会造成口腔溃疡、牙龈退变、牙齿变黑、黏膜下纤维化，进而导致口腔癌变。

那槟榔还能用于药品吗？它在中医里有何功效呢？

温病学家赵绍琴先生喜欢用槟榔和它的皮入药，槟榔的皮不叫槟榔皮，而叫大腹皮，两者配伍使用，可以起到消肿利水、行气消积的作用。这样一味好药材，为何作为日常休闲食品后就变成可怕的致癌物质甚至是毒品了呢？槟榔本身是无毒的，其危害主要是源于它经过口腔咀嚼后形成的化合物亚硝基，这是一种明确的致癌物。大多数咀嚼槟榔的人都会出现牙齿变黑，甚至是舌头和口腔黏膜溃烂，剧烈的疼痛使他们无法进食辛辣刺激的食物，甚至于不能正常张嘴和嚼食。

但研究表明，若仅将槟榔作为中药煎煮且用量适当，是安全可靠的。药用槟榔在我国有非常悠久的历史，《中国药典》2015年版中收录的以槟榔为原材料的成方制剂就多达60种，可见槟榔在我国传统中药中应用十分广泛。《药性歌括四百味》中记载："槟榔辛温，破气杀虫，祛痰逐水，专除后重。"槟榔性温、味苦辛，具有杀虫消积、行气利水、截疟的功效，用于驱杀绦虫、蛔虫、姜片虫等寄生虫，治疗腹胀水肿、小便不利、下肢肿痛、积滞泻痢和疟疾等疾病。

38. 大腹皮

早在汉代，古人便开始食用槟榔，因其性味辛温，能够抵御具有传染性的疠气，所以汉武帝远征南越，就曾以槟榔解军中瘴疠。槟榔又称"大腹子"，其外边的果皮就是大腹皮。

人们在冬季至次春采收未成熟的槟榔，煮后干燥，纵剖两瓣，剥取果皮，便可制成入药的大腹皮饮片。大腹皮的产地与槟榔相同，主产自海南岛、福建、云南等。

在大腹皮的主产地海南，流传着一段与此相关的传说：据说在宋代有一湖南籍官员被贬至海南万宁，常漫步于槟榔林中，饮酒消愁。一天深夜醉眼朦胧之际，偶一抬头，却见树林深处有一绿衣女子眉目含笑，温声劝解他把抱负施展于民。官员闻此声，有如被槟榔树叶上的露珠滴中，猛然惊醒，便重新振作，将海宁治理的井井有条，深受百姓爱戴。之后，他依旧经常漫步于那片槟榔林，借以提醒自己秉持初心。官员做了万宁数年的地方官，衣锦还乡，临行前再次走进槟榔林，竟遇到了多年前的那位绿衣女子。她音容未有丝毫改变，赠予官员许多槟榔果，便再次转身离去。官员将槟榔果带往湖南，当作贵礼赠予亲朋好友，结果众亲友无一识得这南越特产，竟连皮带果一起嚼食。这时正值湘潭、长沙一带闹起怪病，人人腹痛吐泻、浑身肿胀。然而误食槟榔皮的人无一染病，于是大家口耳相传，纷纷称奇。原来这位绿衣女子正是槟榔仙子，她早预知了这场人间祸事，赠礼提醒官员。官员将槟榔皮可解这场怪病一事昭示天下，救无数百姓于水火之中。

《药性歌括四百味》记载道："腹皮微温，能下膈气，安胃健脾，浮肿消去。"大腹皮长于行气宽中，利水消肿，故适用于胸腹腔积水胀满或脚气水肿诸症，临床多用于肝硬化腹水、肾病水肿等症。大腹皮可内服外用，内服取量6～9克，入煎剂，或入丸散。外用则煎水洗，或研末调敷。但需注意气虚体弱者应忌用。

39. 猪　苓

中国的南北分界之处秦岭，气候适宜，四季分明，盛产各种山珍异草，其中以猪苓最负盛名。猪苓大都生长在海拔800～2000米茂密的原始森林里，尤其喜好湿润肥沃的土质和阴凉的环境。因其样子呈黑褐色，表面凹凸不平，外形极像猪的粪便（古时称为苓），因此名为猪苓。虽然它其貌不扬，却有神奇的功效。

《药性歌括四百味》载："猪苓味淡，利水通淋，消肿除湿，多服损肾。"此药最大的特点是利水，即利小便，可畅通体内的水液通道，生用效果更好。除了通过小便，排出体内多余水液以外，还可以通过发汗来利水。猪苓既然有如此好处，也必然会有其弊端，对于不需利水的病人，即无湿证、津液已伤的患者，就不可以用这个药了。此外，猪苓由于善利水，久服则会损伤肾气，导致眼花。

猪苓最早被列入《神农本草经》的中品，相传有位药农独自到秦岭山中采药，又饥又渴，迷失方向，幸被一猎户搭救，留他在家中热情款待，心中感激不已。留宿期间，交谈甚欢，得知猎户家中老母双腿浮肿，遍请医士多次治疗，都未见疗效，甚是苦恼。药农连忙替老人查看病情，思索再三，却开不出方子，只得怏怏离去。

回到家中，翻遍医术书，也没有找到对症的药方。药农再次前往秦岭采药，停在一棵大树下休息，不知不觉睡着了，梦中一位白发苍苍的老人告诉他，树下就有一味药，有奇效。梦醒之后他连忙挖掘，不想挖出一堆黑疙瘩。药农带了一些黑疙瘩回家，细心煎熬慢慢品尝其药味，最终将黑疙瘩与其他九种草药相配，开出一剂药方。他赶到猎户家中亲自熬药，不想3剂药汤过后，老人的腿部浮肿渐退，1个月后，竟可以下地走动。药农将这个通体发黑、形似猪粪的草药，命名为猪苓，此药也得以名满秦岭，挖掘野猪苓的人也渐渐多了起来。

40. 泽　泻

　　《楚辞》中有"筐泽泻以豹鞯兮，破荆和以继筑"的诗句，将恶草文雅地称为泽泻，可是为什么泽泻是一种恶草呢？是因为泽泻是一种水生或沼生的草本植物，到处乱长，碍人眼目，且此草全株有毒，令人生畏，故被当作了恶草。

　　虽然泽泻有毒，但作为一味中药材，它是一种利水渗湿非常好用的药，著名的六味地黄丸中，就含有泽泻。《药性歌括四百味》中记载："泽泻甘寒，消肿止渴，除湿通淋，阴汗自遏。"此草通过通利身体内多余水分，可调节体内水液代谢，维持水液的平衡。

　　那么什么情况下可以用泽泻利水呢？通过一个小故事，可以更清楚泽泻的利尿作用。

　　相传在大禹治水时期，有一年夏天，因久旱无雨，天气炎热，人们发昏发热，小便短赤，病倒的人不计其数，大大地影响了工程的进展。大禹带医师前往诊治仍无济于事，急得大禹和伯益将军在帐篷前来回踱步，坐立不安。

　　一位老大爷捧了一把草要见伯益将军和大禹，大禹命老大爷入帐，问其何事，老大爷说："我是喂马的马夫，我观察到马群中有一些马匹撒尿清澈明亮，饮食很好。而有一些马匹却不吃不喝，撒尿又黄又少。后来发现，那些饮食好的马经常吃长在水边的泽泻。我就扯了泽泻喂那些生病的马，没想到第2天这些病马全好了。我又试着用泽泻熬成水给一些有病的乡亲们喝，结果他们的病也好了。"大禹和伯益听后十分高兴，于是命令手下都去扯泽泻来治病，患病的士兵喝了泽泻熬成的水后，不到两天就痊愈了。

　　小便短赤，是体内水液代谢不通的表现，利用甘寒的泽泻能够显著增加利尿作用，现代研究发现，此药还对肥胖症、高血压、高血脂、脂肪肝等有一定的治疗作用。但是需要注意，体内水液不足的患者，比如大便秘结等，不宜选用此药。

41. 木　通

　　木通作为药物已有很长的历史，木通有三种，一是关木通，马兜铃科植物马兜铃的藤茎；二是川木通，毛茛科植物小木通或绣球藤的藤茎；三是木通科的木通、三叶木通、白木通的藤茎，因关木通中含有的马兜铃酸存在肾毒性，所以目前关木通已不再入药，现在所说的木通大多指毛茛科的川木通和木通科的木通。

　　木通枝叶中含有白浆，茎中有小孔，正如陶弘景所描述的"绕树藤生，汁白，茎有细孔，两头皆通，含一头吹之，则气从彼头出者良"，品质良好的木通，两头相通，木通的名字正是由此而来。与之相呼应的，是木通的功效，《药性歌括四百味》中记载："木通性寒，小肠热闭，利窍通经，最能导滞。"故木通可利尿通淋，清心除烦，通经下乳。

　　关于木通"通"的作用，流传着一个小故事。相传长安城南有一户人家，家中男人意外去世了，留下年轻的妻子和刚出生不久的儿子。年轻妻子和孩子靠着上山采药维持生计。

　　这一天，孩子得了病，口舌生疮、皮肤水肿、尿量也减少了。没有钱送孩子去看病的妻子焦躁不安，只能抱着儿子坐在床边垂泪。妻子异常得想念丈夫，若是丈夫还活着，也不至于没有钱给儿子看病。

　　夜已经深了，过度伤心的妻子迷糊地睡了过去。妻子梦到了她的丈夫，丈夫说："吾妻不必自责，有药可以救柱子的命，在我的坟头长着一种茎中有小孔的草，两端相通，开着漂亮的花，这草的茎部可以用来治孩子的病！"妻子一下子惊醒，这时天已微微亮，妻子把柱子托付给邻居照看，就跑去了丈夫坟地。果然看到丈夫的坟头长满了一种藤蔓的植物，这植物还开着漂亮的花。

后来年轻的妻子用这药治好了柱子的病，妻子觉得这药通了儿子的尿，就给它取了木通的名字。

在许多中药古籍中，木通又被称为通草，这就使得后人常常对此产生混淆。其实，正品木通为木通科植物，而通草则为五加科植物，二者有本质的区别。此外，市面上还出现以马兜铃属或毛茛科铁线莲属等植物充当木通，在使用时应加以鉴别。

42. 车前子

车前子为车前科植物车前或平车前的成熟种子，因其长于路边、车前而得名。《本草经集注》云："五月五日采，人家及路边甚多。"车前多生于山野、路旁、花圃或菜园、河边湿地；平车前生于山野、路旁、田埂及河边，不仅车前草常见，其实车前子也常见于我们的日常生活，很多人患上泌尿系统疾病或排尿不畅时，会服用一些车前子水。

实际上，车前子除了可以治泌尿系统疾病，还可以解决其他的体内水液代谢紊乱的问题。

据说当年宋代大文学家欧阳修，由于饮食不当，患了腹泻，请遍了京城名医前来医治，均不见好转。

一日，欧阳修之妻听说，京城中来了位江湖郎中，颇有名气。于是其妻建议欧阳修去求治于此郎中，欧阳修则认为这么多名医都未能医治好自己，恐怕已病情危重，不愿前去，因此拒绝了妻子的提议。其妻无奈，但还是想试一试，便瞒着欧阳修，叫仆人去郎中处用三文钱，取回一剂专治腹泻的药，伪称是太医所开。欧阳修服药一个多时辰后，小便增多。次日，腹泻停止，可谓药到病除，欧阳修大喜，要去感谢这位太医，他的妻子只得以实相告。

欧阳修听罢，即命仆人上街请来郎中，以上宾之礼相待，并问："先生用何妙方？治愈老夫顽疾。"那郎中答道："不瞒相公，仅一味药——车前子研末，用米汤送服而已。"欧阳修暗思："《神农本草经》谓车前子治气癃、止痛、利水道，除湿痹。并未言可治腹泻。"想到这里，脸上露出惊讶之色。那郎中又言："此药利水道而不动气，水道利则清浊分。相公因湿盛引起的水泄，用车前子引导水湿从小便排出，而达到止泻的目的，此即'分利'止泻法也。"欧阳修听后，恍然大悟，"先生一言，茅塞顿开，实乃金玉良言，老夫受益匪浅。"

这个有关车前子的故事就提到了车前子不仅有利小便的作用，还能够通过分利小便，排出水湿达到止泻的作用，即中医学的"利小便，实大便"的治法，由于小肠在中医学理论中有泌别清浊的生理功能。小肠将消化后的饮食，分为水谷精微和食物残渣两个部分。将水谷精微吸收，把食物残渣向大肠输送。而"利小便以实大便"的意思就是通过吸收食物残渣中过多的水分形成小便排出。正如同《药性歌括四百味》中记载："车前子寒，溺涩眼赤，小便能通，大便能实。"

现代药理研究证实，车前子有一定降压、明目的作用。车前子用布包好后煎汁，随后放入粳米，同煮为粥，对腹泻有一定的治疗效果。

车前子虽然是个宝，但也不是人人都适用哦！由于车前子性寒，且有分利小便的作用，所以内伤劳倦、阳气下陷的体弱病人，或者是肾虚滑精，没有内湿内热的病人，都是慎用的。

43. 地骨皮

地骨皮，别名"枸杞皮"，是枸杞属植物枸杞的根皮，正如《药性歌括四百味》中记载的"地骨皮寒，解肌退热，有汗骨蒸，强阴凉血"，地骨皮有清热、退热除蒸的作用。明明是枸杞的根皮，为什么叫地骨皮呢？关于其名字的由来流传着一个小故事。

一日慈禧病了，感觉胸闷憋气，心烦易怒，潮热还有汗出。

那时候国家动荡，动不动就有人被推出午门斩首，太医们人心惶惶，不求有功但求无过，于是给慈禧用药非常保守。如此一来慈禧的病一点好转都没有，慈禧很不高兴，但是她越是不高兴，太医们越是缩手缩脚。

有一个小官是上书房的行走，私下里与人聊天，说他母亲之前就得过这个病，胸闷心烦，潮热出汗，还总骂他，后来寻来枸杞树根的皮，用木槌锤得根皮和根骨分离，剥下皮来剪短，熬水喝，就治好了。

这话传到了慈禧的耳朵里。慈禧立刻命那名行走献上这味药。这可吓坏了小行走，心里想着要是这法子不管用，慈禧会不会把他推出午门斩了。行走提心吊胆地赶回他的家乡，即浙江嘉善的一个小镇魏塘，挑了整齐又好看的枸杞树根，哆哆嗦嗦地把药呈给慈禧，万幸的是慈禧用了药之后，病竟然好了。

这病是好了，但这药叫什么名字慈禧还不知道。于是慈禧又把行走叫来，问他："这药甚是好用，不知此等良药名唤何为？"

行走跪在地上哆哆嗦嗦，这是枸杞树的根皮，总不能叫枸皮，这枸和"狗"同音，虽然病治好了，但一句话说不好，触犯了慈禧他照样会被推出午门的。

但行走也是个聪明人，他一下子就想到关于枸杞的传说，那是仙姑化为枸杞子做了地仙的故事。他灵机一动，回答道："地仙骨皮。"

慈禧一听她吃了地仙的骨皮，病就好了，心想自己一定可以长命百岁，高兴地连说好。

于是地仙骨皮就被用来治疗这种心烦易怒，胸闷憋气，潮热出汗的病，后被简称为地骨皮。浙江魏塘的地骨皮也成了名贵的道地药材。后来地骨皮被用于治疗多种疾病，治血淋，用酒煎服地骨皮，或者把新鲜的地骨皮加水捣出汁，再加入少量酒温服；治疗风虫牙痛，将地骨皮用醋煎漱口。除了内服方药，地骨皮还有很多外用方，治耳聋，流脓水，可将地骨皮捣成细末，掺入耳中；治疗妇人阴肿，用地骨皮煎水来洗；治疗足趾鸡眼，用地骨皮和红花一起煎水来点眼，三、五次就能见效。

44. 威灵仙

威灵仙，药名即说明此药的不同凡响，它又威猛又灵验又"仙"，就像李时珍《本草纲目》中对威灵仙的名字解释的一样："威，言其性猛也。灵仙，言其功神也。"从中可见古人对威灵仙药力的赞许。《药性歌括四百味》中记载："威灵苦温，腰膝冷痛，消痰痃癖，风湿皆用。"很好地概括了威灵仙的功效。有一个传说，相信大家看完后，对威灵仙的功效一定可以有非常深刻的印象。

从前，江南一座大山上有座古寺，名叫威灵寺。寺里有个老和尚，治风湿痹病、骨渣子卡喉很出名。但老和尚心很"黑"，在治病时，总是先焚香念咒，再将香灰倒在一碗水里，让病人喝。说来也怪，病人喝下香灰水，疼痛就好了。老和尚说，这是佛爷施法救的。因此，他不仅骗了不少香火钱，还获得了人们的信任。

其实，老和尚那盛香灰的碗里放的不是一般的茶水，而是一种专治风湿痛、骨渣子卡喉的草药药汤。老和尚每天让一个小和尚在密室里煎这种药。这个小和尚每天除煎药外，还得烧火做饭，打扫院子等，但老和尚还是经常打骂他。小和尚有气难出，便想了一个捉弄老和尚的办法。在煎药时，故意换上根本不能治病的野草。

这天，有个猎人的儿子被兽骨卡住了喉咙。猎人抱着儿子来威灵寺找老和尚治病。可是，小孩喝了药汤毫不见效，兽骨渣仍横在喉里，憋得他脸色发青，哭不出声。老和尚一看，急得浑身冒汗，生怕当场出丑，便对猎人说："你身上准不干净，冒犯了佛爷。去吧，佛爷不想救你孩子了！"

当猎人抱着气息奄奄的儿子走出大殿时，小和尚端着一碗药汤从后门追上说："佛爷不灵，吃我的药吧。"小孩喝下药汤，不一会儿，兽骨便化了。小孩得救了，猎人连声感谢。从此，老和尚的香灰水再也不能治病了，可求小和尚治病的人却越来越多。人们都说，威灵寺前门的香灰水不治病，后门的药汤倒治病。

一天，有位患风湿的樵夫求药，他忘了走后门，直接跑到大殿上找小和尚。这时老和尚才恍然大悟，原来香灰水失灵的原因就出在小和尚身上。他气得脸色铁青，牙齿咬得咯咯响。可当着樵夫的面，他又不便发作，急匆匆走出大殿，要找小和尚算账，谁知一不留神，失了足，从台阶上摔下来，跌死了。

此后，这个小和尚就成了威灵寺的住持。他大面积种植这种专治风湿和化骨渣子的草药。凡是到威灵寺求医的，小和尚都分文不取。由于这种草药出自威灵寺，治病又像仙草一样灵验，所以大家都叫它"威灵仙"。

若生活中遇到喉咙卡鱼刺等症状，如果身边无可靠的方法，不妨可试一试威灵仙煮水慢慢咽下，也许会收到"又威又灵又仙"的效果！

45. 牡丹皮

众所周知，牡丹被誉为"国色天香"，是我国的十大名花之一，曾在清代被慈禧太后定为国花。此花于春季盛开，待群芳斗艳结束后，药农们在秋天将牡丹连根挖出，清除细根后，将根皮剥下来，晒干，就成了药用的牡丹皮。《药性歌括四百味》中记载："牡丹苦寒，破血通经，血分有热，无汗骨蒸。"此药因其性味苦寒，故而具有滋阴降火的功效，特别是清血中的火毒。

中药的功效，常随其颜色的不同，而有变化，比如白芍和赤芍的功效就有区别，白芍善于养阴，赤芍则善于清热。同样，白牡丹皮与赤牡丹皮在功效上也有一定的差别。《本草纲目》谓之："赤花者利，白花者补。"二药虽然性味相同，但赤牡丹皮偏于通利清热，白牡丹皮偏于补益滋阴。在使用此药时，还要根据疾病特点，对药物进行不同方法的炮制，以增强其相应的功效，如用酒炒过的牡丹皮，因具有了酒的辛温发散性，可增强其活血化瘀的功效；而将牡丹皮炒成牡丹皮炭后，又可助其凉血止血。

牡丹皮之所以可以入药，是因为一个传奇故事。

从前有个老花农，整天伺候牡丹，为了冬天也能看到牡丹，他想了个办法：春天把牡丹画下来。从幼芽出土就画，一天画一张，一直画到落叶。因为他年年画，时间一长竟画了有几箱子，地里没了牡丹，就看纸上的。有人要买他的画，他不卖，像宝贝似的保存着。

这事惊动了花神，接着就出了蹊跷事：他头一天画个牡丹幼芽，第2天就长起整棵来，再一天又开了花。不用培土浇水，它自己在画纸上就会长，这事神了！

老花农有个独生闺女，名叫爱花，眼看要出嫁了，老头却不说办嫁妆的事，还是整天照护他的牡丹，直到爱花上花轿时，才交给她一个不大的梳妆匣。

爱花嫁到婆家，等到夜深人静，小心地搬出小匣，打开锁，发现里面是一叠折得方方正正的纸。爱花急不可耐地拿出一看，竟是一张青枝绿叶粉红色的牡丹画。她越想越恼，一把抓过画纸就撕。新女婿紧拉慢扯拦不住，手被擦破了，呼呼地流血。爱花慌了，赶紧用手中的烂纸给丈夫擦血。谁知只擦了一下，不仅血没了，连伤口也不见了。两人取开纸一看，是画中的牡丹皮，花还是鲜鲜亮亮的，一点血也没沾，想不到它能治伤。后来，爱花和丈夫就用这牡丹根给人治伤病，成了郎中。

所以，今后赏牡丹之时，可别忘记秋后的牡丹皮还是味清热凉血、活血化瘀又可止血的良药！

46. 玄 参

玄参又叫"玄台"，与三国大将张飞有关，张飞是性情暴躁之人，话不投机就拳脚相向，这种情况主要与其自身性格暴躁和不规律的作息有着密切关系，这也使得他比较容易上火。有一天晚上，关公与张飞举杯共饮，酒席过半，张飞突然牙痛发作，痛苦不堪，侍从正马见况，立马上前劝阻不要再喝，却被张飞用马鞭痛打，另一侍从玄台（医学世家）见状况不妙，根据张飞症状判断，灵机一动，立马请缨去酒窖抱酒，让宴席继续，为正马解围，玄台三步并两步走，来到酒窖，从怀里抽出一包黑色的药材，水煎成汤，倒入酒中混合，把酒拿到张飞跟前，并为关、张二人添酒，张飞醉意上涌，喝了一碗又一碗，还直叫道："好酒，好酒，快再拿些来！"玄台不停地叫正马给张飞熬黑参水喝，慢慢地，张飞不再发怒，牙也不痛了，酣然入梦。自那以后，正马一见张飞酒醉，就熬黑参水当酒给他喝，张飞也不再因为牙痛而发脾气了。

次日张飞侍从们都想知道玄台侍候张飞而不被打的秘密，在多次请教下，玄台把方法告诉了同僚。后来有一个新来的侍从因操作不熟悉被张飞发现有人往锅里放东西，以为是给他下毒，惊得醉意全失。张飞将侍从抓起来，玄台被迫供出。张飞把玄台绑在台阶下，问他给酒里加了什么，玄台说加的是中药黑参，也就是现在所说的玄参。他解释说，因为爷爷是医生，知道这药可以降火解毒，用于牙痛、心烦躁、口腔溃烂的效果非常好。

张飞一想，自己的牙痛和口腔溃疡的确有很长时间没有发作过了。于是，这才放了玄台。后来也因此事，玄参多了一名叫玄台，此名也被流传于后世。

玄参因其长得像黑色的人参，故被称为玄（黑）参，是著名的"浙八味"之一。《药性歌括四百味》记载："玄参苦寒，清无根火，消肿骨蒸，补肾亦可。"玄参除了能够清热凉血、滋阴补虚，还是一味安神的良药。

但因玄参性寒，因此体质偏虚寒，如脾胃虚寒、食少便溏的患者不适合服用。此外，玄参一般不与藜芦配伍使用。

47. 沙　参

沙参是味良药，单用就能治疗很多疾病。比如我国古代医学家华佗带弟子吴普一同行医。有一天，他们遇到一位少年小腹及会阴部痛如刀绞，汗流满面，疼痛欲绝。华佗让吴普上前医治，吴普取出沙参捣成粉末，用米酒送服一小匙，少年的疼痛就消失了。华佗看到这个结果非常开心。

又一天，他们遇到一位妇人白带量多，吴普又将沙参捣成粉末，让妇人每顿用米汤送服二钱，很快也痊愈了。华佗问吴普用药的原因，吴普回答："白带多因七情内伤或下元虚冷导致，沙参末与米汤一起服下，可以治疗肝肾阴虚，补养身体。"华佗对吴普的进步感到非常欣慰。

那么，沙参为何有如此广泛的功效呢？

《药性歌括四百味》中记载："沙参味甘，消肿排脓，补肝益肺，退热除风。"沙参是一种补药，除了能够补肝益肺外，更是一种滋补五脏之阴的良药，特别是长期体质虚弱的人，接受不了人参、党参的峻猛补益之力，出现虚不受补的情况，多可用沙参来补虚，以求缓中有补。

沙参因其补益力量平和，常被用作食补的材料。清代黄云鹄的《粥谱》中记载："用沙参、粳米、冰糖煮粥，润肺养胃，热病口渴有效。"无论是肺胃的实火还是虚火，均可用微寒的沙参来清。但此时就需注意，脾胃虚寒的患者不宜使用沙参，否则更伤脾胃。

此外，在使用沙参时，药房的药师常会询问是使用南沙参还是北沙参，二者有何区别呢？

虽然北沙参与南沙参均可以养阴清肺，但北沙参质地坚实，主要分布于河北、山东、辽宁等北方地区，故称北沙参，其养胃生津作用较佳；南沙参质地空疏，以江苏、浙江等产地质量最优，故称南沙参，其更偏于清肺祛痰，特别是新鲜的南沙参，清肺祛痰、养阴生津功效更佳。

48. 丹 参

丹参，别名"血参根""红根"，因其根部呈紫红色而得名，为唇形科鼠尾草属植物丹参的干燥根和根茎。丹参为常用的活血化瘀类中药，且有补血作用，有"祛瘀生新而不伤正"的特点，故中医素有"一味丹参，功同四物"之说。民间还有人将丹参称为"丹心"，这与一个感人的故事有关。

很久以前，东海岸边的一个渔村里住着一个叫阿明的年轻人。阿明从小丧父，与母亲相依为命，因自幼在风浪中长大，练就了一身好水性，人称"小蛟龙"。有一年，阿明的母亲患了妇科病，经常崩漏下血，请了很多大夫，都未治愈，阿明一筹莫展。正当此时，有人说东海中有个无名岛，岛上生长着一种草，这是一种花呈紫蓝色、根呈红色的药草，以这种药草的根煎汤内服，就能治愈其母亲的病。阿明听后，喜出望外，便决定去无名岛采药。

村里的人听说后，都为阿明捏着一把汗，因为去无名岛的海路不但暗礁林立，且水流湍急，欲上岛者十有九死，犹过"鬼门关"。但病不宜迟，阿明救母心切，毅然决定出海上岛采药。第2天，阿明就驾船出海了。他凭着高超的驾船技术和水性，绕过了一个个暗礁，冲过了一个个激流险滩，终于闯过"鬼门关"，顺利登上了无名岛。上岸后，他四处寻找那种开着紫蓝色花、根是红色的药草。每找到一棵，便赶快挖出其根，不一会儿就挖了一大捆。返回渔村后，阿明每日按时侍奉母亲服药，母亲的病很快就痊愈了。村里人对阿明冒死采药为母治病的事，非常敬佩。都说这种药草凝结了阿明的一片丹心，便给这种根红的药草取名"丹心"。后来在流传过程中，取其谐音就变成"丹参"了。

《药性歌括四百味》中记载"丹参味苦，破积调经，生新去恶，祛除带崩。"丹参味苦，性微寒，归心、肝经，能够清心除烦、活血化瘀、通经止痛，常用于妇科月经不调，血热血瘀的崩漏，想必故事中的母亲便是血热血瘀之崩漏，用了丹参自然就对证了！

由于丹参有活血化瘀作用，且入心经，是一种安全又可靠的治疗心脏血管疾病的天然中药，故现在常用于心血管疾病的治疗，如冠心病、心绞痛等。丹参还被制成多种常见的中成药，如复方丹参滴丸等。

丹参在化瘀同时还具有破积通经的作用，由瘀血所造成的各种疼痛和瘀堵，均可用丹参来通。中医有"祛瘀生新"之说，即想要生成新的血液，必须将体内原有的瘀血除掉才行，因此丹参另一个重要的作用就是生新血，这也是它"功同四物"的原因。此外，需要利湿消肿、除烦安神、清肝利胆、解毒消肿等时，丹参也同样适用。如果单将丹参看作是活血化瘀的药，那就太小瞧它了！

现代科学研究发现，将丹参中重要的药效成分提炼出来，与别的药搭配然后制成中成药，可以用于多种疾病的治疗。另外，丹参含维生素 E，有一定抗衰老作用。

需要注意的是，由于丹参有活血作用，有出血疾病的人要谨慎服用。如需长期服用含丹参的药物，就要注意多食含钾高的食物，如橘子、西红柿等，以预防低血钾的发生。

49. 苦 参

看到"哑巴吃黄连，有苦说不出"这句话，大家第一个想到的应该就是黄连。但黄连却不是中药当中最苦的，最苦的当属苦参。当年，苦参因"广西桂平三角咀苦参"的牌子而被大家所熟知。

传说清代同治年间，桂平城三角咀一带流行大热症，人们多方求医吃药无效，死了不少人。有个草医介绍用本地出产的苦麦菜根捣汁冲服，得到神效。

后来一个本地人为了谋生，挖了许多野生苦麦菜根晒干作药，声称具有清热解暑、清心润肺之功，对毒蛇咬伤、疮疥等有显著疗效，并取名苦参，运往广州、香港等地出售。据说有个患严重肺结核的商人，服"苦参"后病情明显好转。从此，"广西桂平三角咀苦参"牌子远近闻名。直到1933年，广州大新公司仍有此药出售，挂黑漆底金字牌，标明"桂平三角咀苦参"。

苦参之所以味极苦，是因为药物内含有大量苦参碱等生物碱，故而呈苦味。正因其味苦，便有了与苦味相关的功效。《药性歌括四百味》中记载："苦参味苦，痈肿疮疥，下血肠风，眉脱赤癞。"苦味可降可泄可燥，因其味道极苦，常用来泻火解毒、清热燥湿；外用此药可杀虫止痒，常用来治疗皮肤瘙痒等。在中药外洗方中，常可见到苦参的影子，如煎煮泡浴法（苦参放入到水中煎煮30分钟，待水温降至适宜温度时浸浴全身）和苦参熏洗法（苦参放入到水中煎煮30分钟，趁热熏洗患处，并用毛巾蘸水热敷）等。

在酸苦甘辛咸五味中，苦味可入心。与此相应的是，现代药理研究证实，苦参对心脏有明显抑制作用，可以抗心律失常、减慢心率、减弱心肌收缩力、减少心输出量。此外还有抗菌、抗炎、抗肿瘤、升白细胞、平喘祛痰、安定、抗过敏、免疫抑制等作用。

大苦大寒的苦参能够清除脏腑的湿热之气，但是对于肝肾亏虚而无热者是百害而无一利。因此，体质偏阳虚者需慎用此药。

50. 龙胆草

龙胆草是龙胆科植物条叶龙胆、龙胆、三花龙胆或坚龙胆的干燥根。在中国大陆、俄罗斯、日本、朝鲜等地均有分布。《药性歌括四百味》中记载："龙胆苦寒，疗眼赤疼，下焦湿肿，肝经热烦。"简要地概括了龙胆草清热燥湿，泻肝胆火的作用。一般来说，龙胆草对于黄疸、阴部肿痒、黄带、湿疹瘙痒、耳鸣耳聋、胁痛口苦等效果良好。那么为什么这个植物被叫作"龙胆"呢？此药和"胆"又有什么关系呢？

相传，某处的村子里有一个穷孩子叫曾童，偶见山坪的水塘中有个美丽的女性在沐浴，就躲在柴丛里。那美丽的女性沐浴后，忽然变成一条大蛇睡去，同时口里还吐出一颗珠。曾童走上前去拾起。原来这是一条修炼已久的蛇神。蛇神睡醒后见蛇丹丢失急忙变做人形寻找。恰巧见了曾童就问他是否看见珍珠。曾童从袋里拿出蛇丹送还。蛇神见曾童诚实，问他的情况。他回答道："我家里只剩我一个人了。"于是蛇神问他是否愿意当她的干儿子，曾童点头后跟蛇神走了。

几年后，蛇神对曾童说："当今皇帝的太子生了重病，没人能够治好。你去治好他，就会'白马尽骑，高官尽做'了！""我不会看病。""没关系，为娘肚里有胆汁，你钻进去取一点来。"蛇神简单给曾童交代几句后，马上现出大蛇原形，伏在地上，张开大口。曾童顺蛇口钻入蛇肚，举针一刺，接了几滴胆汁。曾童来到京城，揭了皇榜，用蛇胆汁治好了太子的病。皇帝便留他伴太子读书习武，赐名曾相。

一年后，公主也染上了与太子一样的病。皇帝召来曾相，说："卿若能治好公主，招你驸马。"曾童连夜赶回大洋山。蛇神已知曾相的用意，交代说："只能取适量胆汁"。曾相钻入蛇腹时心想：这胆汁这么灵验，索性多取。一连猛刺几针，大蛇负痛昏过去。曾相也被活活闷死。蛇神痛醒，觉得恶心呕吐，胆汁吐到草丛，就成了"蛇胆草"。蛇神可怜公主病重，就化成人形，采了蛇胆草，来到金銮殿，谎称曾相暴死，由娘代子送药。公主服用蛇胆草病就好了。皇帝问起这草药的名字，但是没听清，就说："龙胆草好！""蛇胆草"也就成了"龙胆草"了。

龙胆草性味苦寒，故多可治疗湿热性疾病，如治疗由湿热引起的阴囊发痒，可用龙胆草加五味子等煎取汁，加入樟脑末，浸洗外用。治疗阴囊湿疹，内服中药治疗效果不佳者，开本方配合外用后可治愈。

龙胆草虽可清热燥湿、泻肝胆火，但是，对于脾胃虚寒、阴虚津伤的病人要慎用。

51. 五加皮

五加皮的名字来自于植物的形状，因其五叶交加而被命名为五加，入药部分为其根皮，故得此名。《药性歌括四百味》谓其："五加皮温，祛痛风痹，健步坚筋，益精止沥。"此药可以入肝肾经，善于祛风湿、强筋骨，因而是一味治疗风湿骨痹的常用药。

五加皮分南五加和北五加，二者并非同一种属的植物。南五加无毒，产于我国南方各地，也是民间百姓喜食的一种保健食物；而北五加因其含有强心苷物质，过量服用可致死亡，所以临床常用的是南五加皮。

五加皮也是道家养生常服食的药物，若将南五加的根茎酿酒饮用，可补精强志。相传诗仙李白在"斗酒诗百篇"时，饮用的就是五加皮煮的酒。煮酒方法也不烦琐：用五加皮、地榆各一斤，用袋盛后，入无灰好酒二斗中，大坛封固，置大锅内，文火煮之，晾凉后，将药渣晒干做成药丸，每天服用五十丸，用药酒送下，临睡前再服，可以填精补髓，补益肝肾，是补养身体的良药。民间称赞此："文章作酒，能成其味，以金买草，不言其贵。"古代人们把善诗文作为学识才华的标志，而五加皮补益又可以增加智力，因此五加皮又称为"文章草"。

关于五加皮酒，历史上还流传着一段佳话：浙江西部严州府东关镇的新安江畔，曾住着一个叫郅中和的青年，为人忠厚，并有一手祖传造酒手艺。有一天，东海龙王的五公主佳婢来到人间，爱上了淳朴勤劳的郅中和，后结为伉俪，仍以营酒为生。五公主见当地老百姓多患有风湿病，就建议郅中和酿造一种既能健身又能治病的酒。经五公主指点，他在造酒时加入五加皮、甘松、木瓜、玉竹等名贵中药，并把酿出的酒取名为"致中和五加皮酒"。此酒问世后，黎民百姓、达官贵人纷至沓来，捧碗品尝，酒香扑鼻，人人赞不绝口，于是生意越做越兴隆。由于该地区属严州府东关镇，后又称之为"严东关五加皮酒。"在民国时期，陈漱芳酱园还曾制造"双喜牌"五加皮酒，可见此酒在民间是极受欢迎的。

此外，民间还有一道美食"五加皮猪脚"，老人们说，吃了这道菜，腰腿筋骨不怕累。这道菜是浙江丽水的一道招牌菜。将猪脚洗净，放入开水中煮两分钟，彻底去除猪脚上的脏物和多余油脂。接着，将适量白糖放入锅中，熬成糖油，然后将猪脚和五加皮放入锅中进行焖煮。焖煮时的火候非常重要，需要用两个多小时焖煮而成。由于五加皮有着补肾养血、滋阴润燥、强筋骨、壮腰膝等功效，因此，五加皮猪脚绝对是一道滋补养生的特色菜。

52. 地　榆

俗语言："十人九痔。"痔疮困扰着许多人的健康。痔疮患者除了便血外还伴有肛门剧烈的肿痛，常让人有苦难言。痔疮发病率之高以至于有十男九痔、十女十痔之说。一些中成药如槐角地榆丸，外用的中药栓剂如麝香痔疮栓等因其低廉的价格、绝佳的疗效而受到老百姓的喜欢，甚至畅销海外。其中主要的药物之一便是地榆。

蔷薇科草本植物地榆的根部入药即为中药地榆。全国均产，常生于灌丛中、山坡草地、草原、草甸及疏林下，是一种日常生活中常见的植物。那么地榆为什么可以治疗痔疮呢？事实上地榆不仅可以治疗肛门的肿痛以及便血，对于全身任何地方的疮毒痈肿，均有很好的清热泻火解毒功效，是治疗人类咽喉肿痛、口舌生疮以及目赤肿痛的常用药。

此外，地榆还有凉血的作用，能防止人体因血热导致小便带血、大便带血以及鼻血等多种情况的出现。除了凉血，此药还具有明显的止血功能，外伤出血时将地榆研成细末，外敷在伤处就能尽快止血。地榆通过加快人体内多种毒素分解，减少有害物质对人体的伤害，可起到解毒消肿的功效。在被毒虫或毒蛇咬伤后，把它捣成碎末，直接外敷在受伤的部位，或直接煎水服用，能让中毒症状明显减轻。正如《药性歌括四百味》中记载："地榆沉寒，血热堪用，血痢带崩，金疮止痛。"总而言之，地榆可以治疗全身的肿痛疮疡，并有止血解毒的功效。

除了上述提到的成药及外用等方法外，地榆还可加入到食物中作为药膳，如将地榆根压汁后酿酒，可以治疗风痹证。用地榆熬制的地榆粥，可辅助治疗衄血、咯血、吐血、尿血、痔疮出血、崩漏、血痢不止及水火烫伤等。

当然，地榆也有其副作用与服用禁忌。由于它性味过于寒凉，过量服用后会加重身体负担，容易引起体内寒气过重而出现疾病，因而脾胃虚寒和寒性体质的人应禁服地榆，服用后会引发腹痛或者腹泻。

53. 茯 神

《药性歌括四百味》记载："茯神补心，善镇惊悸，恍惚健忘，兼除怒恚。"茯神是一种寄生在马尾松或段木上的寄生菌类。茯苓、茯神源于一体。提到茯苓大家肯定很熟悉，那茯神和茯苓有着怎样的区别呢？茯苓在生长过程中，未遇到松根，整个干燥菌核呈粉色或白色；而茯神是茯苓在生长过程中，遇到松根后，菌丝插入松根皮部，继续生长，而得到的干燥菌核。因此在茯神的饮片中，常可见到被撑裂的松根皮。从功效上讲，当治疗与脾肾有关的疾病时，多使用茯苓；而茯神有宁心、安神、利水的功效，故多治疗神志相关的疾病，如心神不安、心虚惊悸、健忘、失眠、惊痫、小便不利等，现代研究证实其有显著的镇静作用。茯神可单用，也可与酸枣仁、柏子仁、人参、当归等养血安神药同用，配伍合欢花可治忧郁不乐、虚烦不眠。

茯神治疗心神类疾病历史悠久，早在唐代，就有关于茯神治病的故事。相传柳宗元因长年笔耕劳累，患有心悸、胸痛病，当地名医嘱其将中药茯神二两煎汤，分三次服。柳按医嘱从市场上买回"茯神"煎服。哪知服后不久便觉得胸中烦闷更甚，头昏欲吐，精神恍惚。家人急将柳送至医生处。柳倾其苦衷，怨其医道。老医生甚感奇怪，遂让柳的家人取来药渣审视。原来柳买来的不是茯神，而是老芋。老医生说："非我医方有错，是老先生被江湖药贩所骗，错买了毒芋。"老医生又介绍说："毒芋又叫野芋，主产于钱塘一带，食之有毒，形叶相似如一根，可杀人；而茯神则是补益上品。二者一补一毒，天壤之别。"

真相大白，柳先生向医生拱手作揖赔罪。老医生让徒弟将上等茯神取来送给柳先生，让其按法服用。半个月后，柳先生病体康复。假药野芋冒充茯神出售，可致人中毒，甚至致人死亡，老百姓如何识得真假呢？柳先生一直挂记着这事，他欣然运笔于纸上，写下了《辨茯神文并序》，文中写道："茯神之神乎，唯饵之良。愉心舒肝兮，魂平志康。驱开滞积兮，调乎柔刚。和宁悦怿兮，复彼恒长。休嘉欣合兮，邪怪遁藏。君子食之兮，其乐扬扬。余迫于理兮，荣卫塞极。伏杯积块兮，悸不得息。有医导余兮，求是以食。往沽之市兮，欣然有得。洛濯爨烹兮，专只尔力。反增余疾兮，昏聩冯塞。余骇其状兮，往游于医。征淬而观兮，既笑而嘻。曰胡昧愚兮，兹谓蹲鸱。处身猲大兮，喜植圩卑。受气昏顽兮，阴僻敧危。累积星纪兮，以老为奇。潜苞水土兮，混杂蝾蚔。不幸充腹兮，惟瘤之宜。野夫忮害兮，假是以欺……"

由于多孔真菌在生长过程中只有遇到松根才能长成茯神，因此茯神要比茯苓更加稀有，价格也更高。市场上的不法商贩常以假乱真，将木棍插入茯苓当作茯神，这假茯神的功效自然要下降很多。因此，在买药时要留意，茯神多为不规则的块状，球形、扁形、长圆形或长椭圆形等，大小不一；表皮淡灰棕色或黑褐色，呈瘤状皱缩，内部白色稍带粉红，由无数菌丝组成，其间可见散在的松根皮。如果不确定药物真假，一定要到正规的药店取药，以免重蹈柳宗元的覆辙。

54. 远　志

"远志远志，根可强志"是对远志最深刻的概括。那么这味药是否真的能从心里"强人之志"呢？这里有一个流传千年的故事。

传说三国时期，司马昭派遣大将钟会、邓艾进攻蜀国，蜀主刘禅荒淫昏庸，开门投降。在无可奈何的情况下，苦守剑阁的姜维只能假装投降钟会，然后等待时机利用钟、邓及司马昭三者之间的矛盾来策反钟会，重振蜀汉。结果姜维的母亲听说儿子不思以身殉国反而率兵投敌时，气得大骂"逆子无德"并写了一封斥责姜维不忠不孝不义的信，姜维收到信后心中忐忑，无法实话实说却又担心母亲伤心，左思右想后捡了一包远志、一包当归托人带回去给老母亲。姜母一看心领神会，原来是孩子胸怀远志打算重振社稷，将失去的江山收归蜀汉，为了让姜维没有后顾之忧，姜母最后选择撞墙而死。"虚怀远志，空寄当归"的故事寄托了将军振兴汉室的赤胆忠心。

故事里的远志是一味中药，这个名字听起来就给人高远志向、气定神闲之感，远志也确有这类功效，《药性歌括四百味》中记载："远志气温，能驱惊悸，安神镇心，令人多记。"强调了远志的功效。看来远志是名副其实的安神定志药，并且可以增加记忆力，助考试一臂之力。

据说有一个秀才娶了药铺店主的女儿为妻，秀才准备进省城赶考。临行前，妻子将一节浅棕色的原木交给他说道："相公，你带上此木，能保身体健康，考场不惊，一举夺魁。"秀才没明白妻子的意思，笑着打趣道："难道是叫我恐吓考官不成？"妻子忙解释："不是，相公此次赶考，千里迢迢，天气酷热，日夜赶路，夜来读书，加之蚊虫叮咬，岂不有害健康？此木名'大胆'，内服有安神补益、强壮身体之功效，可治心悸、失眠、健忘等症；外用又可治一切诸疾，难道不是可保相公一路安康吗？考前服之，镇静安神，临场不惊，敬请发挥，文艺、书法俱佳，能不夺魁？"秀才听了茅塞顿开，连连点头称赞，果然考中第一名解元。

远志果然是一味神奇的妙药，单是安神、增强记忆力这一项就足以让大家心动不已了吧？需要注意的是远志有小毒，服用的时候用量不可以太多，孕妇和小孩要避免服用，此外肠胃消化功能不佳的人也要慎用。如果食用远志不当，很有可能会出现一些不良反应。比较常见是过敏，出现面部潮红或者头晕恶心等症状，或者皮肤长湿疹、丘疹。稍微严重一点的会出现下肢麻木。不过有了这些症状后也不必太过担心，在停止用药之后，这些现象就会减轻然后消失，对于人体的伤害不会太大。

55. 菖　蒲

在《公刘文存》中曾有一首"菖蒲艾颂"，说的是端午节时的故事，其中提到端午节插青的习俗，插青插的就是菖蒲和艾草，因为二草均为草绿色，故称其为插青。在民间，这项风俗又被称为挂菖蒲，在端午节当天，人们将菖蒲挂于门户，用来驱邪。

为什么要选菖蒲进行驱邪呢？古人认为菖蒲的生长集中体现了一年中由荫蔽到阳发的起承转合，菖蒲叶片形态有脊似剑，被视为斩旧迎新、祛邪辟秽的象征。同时，《楚辞》以香草喻人的文学传统中，菖蒲也被赋予了高洁的人格喻义。此外，菖蒲本就有开窍醒神、宁心安神的功效，如《药性歌括四百味》记载："菖蒲性温，开心利窍，去痹除风，出声至妙。"菖蒲性味辛散，其内含有芳香油，具有防疫驱邪的功效。因此，就成了五月端午的辟秽灵草。

菖蒲的种类有很多，李时珍在《本草纲目》中将菖蒲分成五种：生长在池泽中，蒲叶肥，根长二三尺的是泥菖蒲，也叫白菖；生长在溪涧中，蒲叶瘦，根长二三尺的是水菖蒲，也叫溪荪；生长在水石之间，叶有剑脊，瘦根密节，根长一尺多的是石菖蒲；人们用砂石栽种一年的，到春天剪洗，越剪越细，高四五寸，叶如韭，根如匙柄粗的，也是石菖蒲；经多次剪洗，根长二三分，叶长一寸多的，称为钱蒲。其中，只有两种石菖蒲是可以入药的。

菖蒲不仅可以入药，还可以制作药酒。在《后汉书》中，就记载过孟陀"以菖蒲酒一斛遗张让，即拜凉州史做"。可见，菖蒲酒在我国有着非常悠久的历史。

早在舜帝时期，菖蒲酒就被用来治病了。有一年，历山一带发生了瘟疫，瘴气横行，生灵涂炭，百姓深遭磨难。舜帝非常着急，他的两位妻子娥皇和女英也食不下咽。两位女皇向苍天祷告，希望老天能帮助百姓渡过难关。

这天，娥皇看着下面的山川说："这山坡、山沟，若能长出治百病、驱百毒的药草多好。"一边说一边抓起一把土向山沟里撒去，此时女英也抓起一把土，顺风向山涧里撒去。

转眼间，历山的坡坡岭岭、沟沟凹凹都长出了一丛一丛的药草来。娥皇和女英一看，知道这是天皇地神的恩赐，欣喜若狂，连忙带着百姓在山中采集药草。

采集的药草堆满了舜的院子，娥皇、女英对舜说："这山中的河流、泉水都沾染了瘴气，怎么熬药呢？"舜一边围着药草转，一边沉思。突然，他眼睛一亮，对娥皇和女英说："咱们存着不少酒，用酒来泡药，肯定比水煎好，更能去瘴解瘟疫。"

药酒根治了瘟疫，为百姓免除了一场灾难。

后来百姓为了纪念娥皇和女英撒土成药，把她们住的地方，也就是药草长得最好的山川叫皇姑幔，把能根治瘟疫又能强身的药酒叫舜皇菖蒲酒，因为酒里泡的主药草是皇姑幔生长的九节菖蒲。

《太平圣惠方》记载："菖蒲酒主大风十二痹，通血脉，调荣卫。治骨立萎黄，医所不治者。服一剂。服经百日。颜色丰足。"后世，每逢端午节，皇帝就喜与宫眷内臣一起品尝菖蒲酒，可见菖蒲酒的确是一种琼浆玉液，滋补佳品。

56. 柏子仁

秋季，大地明净，万物华实。青葱的翠柏迎来了累累的硕果，同时也是一味上好的中药——柏子仁。柏子仁即为侧柏的成熟种仁，将它采摘回去，晒干后除去外壳，不仅看起来鲜美可人，吃起来也是香脆可口。柏子仁作为一种美食，还能够调节心情，改善睡眠，治疗便秘。被《神农本草经》列为上品。

柏子仁主产于山东、河南、河北三省，以粒大饱满、颜色黄白、油润肥厚者为佳。其成分含有14%的脂肪油，多为不饱和脂肪酸组成，还含有少量挥发油、皂苷、蛋白质，以及钙、磷、铁等多种维生素等，营养价值较高。

柏子仁气味芬芳，仁多脂液，久服可使人耳目聪明，不饥不老，轻身延年。据说在汉武帝时，终南山上有一条便道，为往来客商马帮的必经之路。有人在道上发现了披发及腰，浑身黑毛的怪物，一见生人即跳窜逃匿，灵活如猿猴。当地县令听闻后，令猎户围剿怪物。最终猎户围获怪物竟是一位中年毛女。据毛女说，她原是秦王的宫女，秦王被灭时逃往终南山，正值饥寒交迫时，遇一白发老翁，教她饥食柏子仁，渴嚼柏汁。初时只觉苦涩难咽，日久则满口香甜，舌上生津，以至不饥不渴，身轻体健，夏无炎暑，冬无寒意，时逾200多岁却不复见老。故此，柏子仁为世人熟知，并争相食用。

《药性歌括四百味》中记载："柏子味甘，补心益气，敛汗润肠，更疗惊悸。"生活中，柏子仁非常适合神经衰弱和经常失眠的人，能够养心安神，镇静助眠。柏子仁中含有大量脂肪油，可以润滑肠道，尤其治疗老年人的便秘，不但效果明显，而且非常安全。平常大家可以用它泡水喝，可润滑肠胃，促进消化。另外，柏子仁亦可做成药膳，将柏子仁拣净，捣碎。锅内放入冷水、粳米、柏子仁，先用旺火煮沸；再改用小火熬煮至粥成，调入蜂蜜搅匀即可。在享用美食的同时，又能够补气养血、安神益智，何乐而不为呢？柏子仁虽味美功著，却不可贪食过多。另外痰多、便溏的人也是不宜服用的，以免加重症状。

57. 甘　松

"凤凰涅槃"这个成语相信大家都很熟悉，那这个成语又有什么典故呢？

传说凤凰降生五百年后，在棕榈树顶端的橡木枝上为自己搭建了一个巢，然后外出收集甘松、肉桂等香料，衔入巢内垫在自己身下，点燃巢穴让自己在火焰中燃烧，然后再从死灰中复生，从此变得美丽异常，且不再死去。这就是传说中的凤凰涅槃。在凤凰涅磐时，高达十米的烈焰从山顶喷薄而出，而飞瀑从山顶飞流直下，在水与火的交融中，有一颗甘松的种子落在了今四川阿坝州地区，自此丛生山野，其叶细如茅草，根极繁密，总散发着清凉香气。

若干年后，唐代文成公主进藏，途经这里。这支队伍携带着丰盛的嫁妆和大量的书籍、乐器、绢帛、作物种子等，组队成员除了陪嫁的侍婢外，还有一批文士、乐师和农技人员。因不适应这里的高海拔与异常气候，这些人员突然出现了心慌、失眠、胃痛、头痛等症状。文成公主遍查随带书籍未果，想起唐太宗临走时的嘱托，她不禁愁容满面。因为文成公主是肩负着和睦邦交的政治任务而远嫁的，而这支送亲的队伍是协助她完成这项使命的。

公主走到一片树林边，低头沉思，突然看见一种矮小的，开着粉红色花朵的植物，凑近可以闻到一股淡淡的清凉香气，令人心旷神怡。公主大喜，命人采集它们，制成香料，果然改善了大家头痛症状，睡眠也好多了。公主见此植物满地根茎，品尝后带甘味，遂命人煎汤服用，很快大家胃痛腹胀也减轻了。于是大家重新上路，终于完成使命。而这味中药就是甘松。

甘松，又名甘香松、香松，是败酱科植物甘松根及根状茎，多生于甘肃、青海、四川等海拔3500～4000米的高山地。春秋两季皆可采挖，以秋季产者为佳。《本草拾遗》是目前发现最早记载甘松主治的典籍，谓其"丛生，叶细"。《药性歌括四百味》记载："甘松味香，善除恶气，治体香肌，心腹痛已。"

经过长期接触和使用后，人们才发现甘松的根茎原来有极高的药用价值，它能够理气止痛，醒脾健胃，可以缓解乃至消除心慌、失眠、胃痛、胸腹胀满、头痛等症状。因此，《本草拾遗》《开宝本草》等许多医学典籍都将甘松作为重要药物收入。

58. 附　子

诗云："附子大黄斟酌用，险中始信药通灵。"被称"乱世良将"的附子，与人参、熟地、大黄一并被明代名医张介宾誉为"药中四维"，可见附子功效、地位之要。

附子是毛茛科植物乌头子根的加工品，我国四川、云南、陕西、甘肃、湖北等地均有栽培，每逢6月下旬至8月上旬采挖，除去母根、须根及泥沙，加工入药，尤以四川产者为佳。"绵州附子汉州姜，最好沉黎出麝香"，赞的便有四川附子这味道地药材。

尽数四川，最好的附子在江油。江油是道家福地，古人言太上老君就曾在江油炼丹修道，附子的发现就与道家有关。相传很久以前，江油有一位深谙医理的老道士，经常上山采草药来炼丹制药，无偿为百姓穷人调理身体。一天，老道士去柴房中抱柴准备生火做饭，忽然瞥见一种很常见的柴草。它根茎杂多，根块连生，状似纺锤。老道士福至心灵，把这块根去皮、熬制、焙干成一种乌黑的薄片，尝试在炼制丹药时加入了这种乌药，没想到炼制出的丹药效果卓然，能防寒健体。老道士年岁渐长，便收养了一个孤儿做徒弟，以期传授自己的医术。懂事的小道士为了把握制药的方法，不惜亲身试药，发现乌药的子根毒性比主根小，用量更容易掌握，成药的效果也更好。师徒二人便把这种新药的识别方法和炼制方法无偿传授给周围的人们，救人无数。因为这对师徒感情极好，胜似父子，人们便把这种新药称为"父子药"，又加上这药的子根附在主根之外，便渐渐传成了"附子"。

《药性歌括四百味》记载："附子辛热，性走不守，四肢厥冷，回阳功有。"附子最大的特点便是辛热，古诗有言："养到天寒霜降时，附子煎汤冷浴伊。"附子具有回阳救逆、补火助阳、温中止痛、散寒燥湿的功效。常用于四肢厥冷、冷汗淋漓、少腹拘急、身面浮肿、关节冷痛、怕风等症，功效颇为显著。

"法当炮剔去其毒，如食附子除皮脐"，未经加工的附子具有一定的毒性，服用附子，需谨记内服宜先煎 0.5～1 小时，煎至口尝无麻辣感为度，或入丸散。外用则是研末调敷。还应注意的是，附子禁用于孕妇，亦不可与白及、贝母、半夏、白蔹、瓜蒌配伍应用。

59. 川　乌

《三国演义》中，有一段华佗为关公"刮骨疗毒"的故事，说的是关公攻打樊城时，右臂中了毒箭。华佗检视后，发现系乌头箭毒所致，需行刮骨治疗。于是征得关公同意施行手术。当时未做麻醉，关公饮了几杯酒，华佗乃下刀割开皮肉，直至于骨，见骨已青，遂用刀刮骨，沙沙有声，帐上帐下见者皆掩面失色。而关公饮酒食肉，谈笑弈棋，全无痛苦之色。华佗刮去骨上之毒，敷上疮药，进行缝合，术后关公即觉右臂伸舒自如。

这个故事流传甚广，那么，乌头究竟是何毒物呢？其实，有毒的乌头也是一味中药，因其主根似乌鸦之头，故名乌头。本品有猛毒，古代作为箭毒，涂在箭头上射人猎兽，中箭即倒。乌头分川乌和草乌，前者为栽培而得，后者为野生，故后者之毒甚于前者。我国乌头属约有 165 种，分布于长江中下游，北至秦岭和山东东部，南至广西北部。乌头的母根是川乌，其子根是附子，两者的关系正如陶弘景所言"乌头与附子同根，附子八月采……乌头四月采"，李时珍更详细地描述了乌头的外观和其子根附子"初种为乌头，象乌之头也，附乌头而生者为附子，如子附母也。"

其实，用乌头制成的毒箭伤人，并非骨肉不痛，而是因为乌头毒性侵袭了心脏和神经系统。现代医学研究表明，乌头中含有乌头碱，过量的乌头碱可使感觉和运动神经麻痹、迷走神经兴奋，直接作用于心肌造成心律失常。由此推测，关公中箭后落马，右臂之外伤非主要原因，很可能是乌头碱导致的短暂心律失常。

川乌虽然有毒，但只要炮制得法、用量适宜，就能发挥良好的治疗作用，有祛风散寒的功效。《药性歌括四百味》中记载："川乌大热，搜风入骨，湿痹寒疼，破积之物。"因此，制川乌常被医家用于治疗心腹冷痛、寒疝腹痛、风寒湿痹、寒湿头痛等病症。值得注意的是，本品性热有毒，故孕妇忌服；不宜过量或久服；不宜与半夏、瓜蒌、天花粉、川贝母、浙贝母、白蔹、白及一同使用；酒浸毒性强，故不宜浸酒饮用。入汤剂应先煎 30～60 分钟，以减低毒性。

60. 木 香

　　说到木香，其实更有名的是木香花。木香花形如瀑布，香气四溢，古今很多文人都很欣赏他的美貌，留下了很多千古诗句，比如晁咏之的《木香花》：“朱帘高槛俯幽芳，露浥烟霏玉褪妆。月冷素娥偏有态，夜寒青女不禁香。从教春事年年晚，要使诗人日日狂。替取秋兰纫佩好，忍随风雨受凄凉。”他用一首诗深情地表达了对木香花的喜爱。但木香花是蔷薇科植物，而我们这里说的木香却是菊科植物。

　　木香，顾名思义，因自己独特的香味而得名。木香的特殊香味来自其挥发油木香烃内酯和去氢木香烃酯。为了防止木香有效成分的流失，通常木香贮藏的时间不宜超过 2 天。

　　木香所散发的诱人香味，也是它起效的原因。木香具有的辛烈药味，使其具有极强的行气作用，正如《药性歌括四百味》记载：“木香微温，散滞和胃，诸风能调，行肝泻肺。”木香能够散瘀滞，行胃气，行肝肺之气，因此，在很多行气的中成药中，常可见到它的身影，如木香顺气丸等。在清代，有这样一则关于木香顺气的故事。

　　在清光绪年间，有一位官员李大人因为公务繁多，不得不在晚上也处理公务，导致感受邪气，症状主要集中在腹部，出现胀满、疼痛、腹泻。请了医生来医治，医生询问了一会病情，就取出一瓶药丸，交给他服下。起效很快，不一会儿，腹泻就止住了，2 天后，病就痊愈了。

　　当李大人问医生这是什么药时，医生说：“这药就在大人洗砚池旁，你看到的这美丽的花木，名叫木香，行气止痛、止泻，用它的根和黄连成丸，就是大人吃的药了。”官员看着平日用来观赏的花木，竟然可以救治自己的病痛，一时起兴，作诗一首：“细剪冰麝屑麝台，双含风露落琼瑰。分明洗砚匀笺侧，长见笼香翠袖来。"

木香对于寒湿性的腹痛腹泻、消化不良，有很好的功效，能够治疗许多消化系统疾病。此外，现代研究发现，木香具有抗炎和抗肿瘤的作用，并且通过解痉镇痛可对心血管系统产生保护作用。木香是非常常用的一味中药，不过，其性味辛温，对于热证患者则不适宜。

61. 沉　香

沉香又名沉水香、水沉香，因"沉"得惊世，"香"得骇俗而闻名。宋代《本草衍义》记载"沉香木，岭南诸郡悉有之，旁海诸州尤多。交干连枝，冈岭相接，千里不绝"，现多产于广东、海南、广西、福建等地的山地、丘陵中。

沉香、檀香、龙涎香、麝香是我国古代四大名香，其中沉香因香品高雅，被列为众香之首，是香道的重要原料，也是香道文化的重要品鉴对象。自宋代以来即有"一两沉香一两金"之说，被当代收藏家称为"疯狂的木头"。当前，沉香已被列入世界濒危植物保护名录，还被《中国植物红皮书》列入国家二级保护植物，为我国特有的珍贵药用植物，亦为国际保护树材。

沉香起初被用作香料，古人常焚香用来辟邪、除秽、驱鬼，从中医的角度来说，焚香当属外治法中的"气味疗法"。沉香块不起明火，慢慢燃烧会变黑炭化，熏出的袅袅白烟，香气四溢，其味可醒神益智、养生保健、防蚊虫等，随着现代技术的发展，还延伸出沉香茶、沉香酒等产业链。

沉香是一味名贵的中药材，具有悠久的药用历史。沉香在陶弘景的《本草经集注》有载。在中国很多经典医著中，沉香都被誉为香药之首。《药性歌括四百味》中记载："沉香降气，暖胃追邪，通天彻地，气逆为佳。"沉香味辛、苦，性微温，但苦中带甘甜，具有芳香健胃、行气止痛、温中止呕、纳气平喘等功效，主要用于胸腹胀闷疼痛、胃寒呕吐呃逆、肾不纳气之虚喘等症。但本品辛温助热，故阴虚火旺及气虚下陷者慎服。

62. 荜澄茄

　　荜澄茄是指樟科植物山鸡椒。山鸡椒生成于广西、浙江、江苏、安徽、四川、云南、广东、贵州、湖南、湖北、江西、福建等地阳光充足的山地、林中路旁、水边，其果实香气强烈，具有强大的温热散寒之功。值得注意的是，山鸡椒采收季节性很强，每年 7 月中下旬至 8 月中旬，当果实青色布有白色斑点，用手捻碎有强烈生姜味，为采收适时。现代生活中荜澄茄深受老年人、妈妈们的喜爱。

　　荜澄茄深受老年人喜爱是因为荜澄茄以温暖下焦，利小便为最宜，老年人经常受凉后肚痛，膀胱肾气冷，往往用得上它。很多老年人小便频，遇冷加重的时候，用荜澄茄效果很好。

　　除此之外，若老年人椎间盘突出，整天腰腿痹痛，吃药就缓解，停药就加重，若兼有舌苔白腻，就知道是身体有寒湿，此时就可用荜澄茄叶子治疗。

　　另外荜澄茄也可以治疗受凉后导致胃脘腹部的寒气胀痛、呕吐、呃逆、不思饮食等症，家里可以常备加生姜、肉桂等辛温散寒药物制成的荜澄茄丸。

　　荜澄茄不仅可以口服，还可以外用。以前一位老爷爷腰腿疼用荜澄茄连枝带叶，铺在床上，晚上就睡在上面，就这样睡了一周后，早上起来，腰部不沉重了，腿也不痛了，更重要的是他用这种办法后，胃口大开，吃东西都香多了。他心中大喜，于是就连续用这种办法一直睡下去，半年多都没有再腰腿痛过。同样，荜澄茄也可以做药枕治疗颈椎病。若一个人背部受风寒湿，颈椎酸胀难受，头重如裹，头顶就像戴了一顶帽子，这时就可以用荜澄茄制成药枕子，一垫上去，颈部的风寒湿能被散开，脑袋得到清阳之气的熏陶，一下子就能轻松清醒不少。

南方民间称荜澄茄为"月子树"，也就是说妇人坐月子期间，如果想洗澡，又怕被水伤到，这时就用荜澄茄树熬的水来洗澡，这样不仅能够祛除风寒之邪，还可以促进气血流通，不至于被水湿所伤，也不会留下难缠的月子病、风湿病。

《药性歌括四百味》中记载："荜澄茄辛，除胀化食，消痰止哕，能逐寒气。"就很好概括了荜澄茄散寒止痛的功效。故荜澄茄既可内服，又可外用，凡是寒气导致的颈椎病、腰椎病、妇女痛经、老年人尿频者，皆可使用荜澄茄制成药枕、外用泡脚，或者制成荜澄茄丸内服。

63. 桂　枝

桂枝是樟科植物肉桂的干燥嫩枝，能够治疗外感寒邪、心阳不足、冲气上逆等，是调节人体阴阳平衡非常重要的一味药。此药虽好，但过量服用会损害人体健康，为此，福建霞浦县立有"桂枝亭"来警醒世人，用药定要小心，否则将是谋财害命。

关于桂枝亭的来历，有这样一个故事。清代有一个富贵人家的小妾得了伤寒，便请当时名医金慎之治疗，金慎之诊断为外感风寒，体表亏虚。于是便选用了桂枝汤。考虑到这小妾素来体弱，身体不耐药力，所以，只给她用到五分的桂枝。富翁拿到了方子，便到当地的药房配药。

富翁将中药给小妾煎熬服下，想不到第 2 天，小妾就一命呜呼了。于是富翁向当地衙门告状，名医金慎之只能被迫对簿公堂。他心中就想，自己名字叫金慎之，就是提示自己一辈子行医要小心谨慎，凡用药都是再三核对，怎么会错呢？

于是就叫富翁把药渣拿回来，一盘查，发现桂枝数量远不止五分，最后查出是药房里新来的学徒配错了药，学徒看到五分的桂枝，却以为是五钱，大手大脚把药抓好，导致误伤人命。最后药房承担了富翁小妾全部的丧葬费用，另外，还在坟墓旁边建起一座亭来，将其命名为"桂枝亭"，来警醒世人用药需谨慎。金慎之为此还写了一副对联解嘲曰："时来砒霜救人，运去桂枝丧命。"

桂枝既然是肉桂的嫩枝，其产地便与肉桂相同，主要产于我国的云南、广东、广西等地。按中医象思维的推理，桂枝性味辛甘，嫩枝向外部四散，有生升之义，因此较易入肺胃经，走人体肌表，故而偏于治疗外感病证。《药性歌括四百味》中记载："桂枝小梗，横行手臂，止汗舒筋，治手足痹。"桂枝甘温助阳、辛温发散，有散寒、温通经脉等功效，对于风寒感冒不论是表实还是表虚的治疗都较为适宜。

但是，患有热病、阴虚火旺的患者不适宜使用辛温的桂枝。

64. 吴茱萸

吴茱萸，又名"吴萸"，是芸香科常绿灌木或小乔木。主产于贵州、广西、湖南、云南、四川、陕西南部及浙江等地。吴茱萸以未成熟果实入药，青绿色小果变成黄绿色即可采收，炮制加工后入药，其中药名也为吴茱萸。吴茱萸炮制加工后像花椒，虽然颜色有差异，但形态很像。更巧妙的是二者均为温中散寒药。

相传春秋战国时期，吴国赢弱，要向楚国进贡。一次，吴国将其特产吴萸这味中药材进贡给楚国，贪婪的楚王只想要金银珠宝，于是大怒，呵斥道："小小吴国竟然拿这种东西进贡，太不把我们楚国当回事了吧！"楚王大发雷霆，由不得吴国使者解释，便赶走了他。

朱御医与吴国使者相识，便留住了使者。使者告诉朱御医，这吴萸是我们吴国的上等药材，能治疗胃寒腹泻，素闻楚王有腹痛的旧疾，特献上此物以解大王病痛，怎知大王如此不肯接受。朱御医说："这吴萸我先留下了，日后对大王定有用，到时我再解释，不负吴国一片心意。"

果不其然，几年后，楚王旧病复发，腹痛难耐，冷汗不止。朱御医见时机已到，便拿出吴萸煎药熬汤，给大王服下，几剂之后果然好转许多，坚持服用后，彻底痊愈。楚王大悦，问朱御医是何药竟如此灵验。朱御医说："这是几年前吴国进贡的特产吴萸，它能治疗胃寒腹痛，止呕吐泄泻，臣便留下了此药。"

听到这，楚王不由惭愧，便派人去向吴国道歉，并引进了种子在本国种植。

后来，楚国发生了一次瘟疫，百姓痛苦不堪，腹泻呕吐不止。楚王便派朱御医以吴萸救治。朱御医用吴萸救助了很多黎民百姓，功不可没，故楚王将吴萸改名为吴朱萸，百姓也称该药为"吴朱萸"来表达对朱御医的感激之情。后来，"吴朱萸"在流传过程中演变为了"吴茱萸"。

在王维的那首《九月九日忆山东兄弟》中就提到吴茱萸："独在异乡为异客，每逢佳节倍思亲。遥知兄弟登高处，遍插茱萸少一人。"也就是说吴茱萸和重阳节有着某种联系，是团聚的象征。吴茱萸芳香，可以驱虫净化空气，古人用它祛邪避讳，用其叶泡过的水除瘟疫。

就像《药性歌括四百味》记载的那样，"吴萸辛热，能调疝气，脐腹寒痛，酸水能治。"吴茱萸是一位温热药，适合治疗寒痛。现代研究表明它可以对一些细菌和真菌有抑制作用，可以作软膏用来治疗皮炎、湿疹等皮肤疾病。另外，吴茱萸研末贴肚脐可以治疗消化不良，贴足心涌泉穴可以降血压。这些都是现代的巧用，可见小小茱萸不简单。

65. 延胡索

延胡索，又名"玄胡索""元胡""玄胡"，为罂粟科属多年生草本植物，与白术、芍药、贝母等并称"浙八味"。李时珍引王好古说法，延胡索本名"玄胡索"，避宋真宗讳，故改玄为延也。延胡索是多年生草本植物，头年寒露过后栽，次年立春后长苗，叶似竹叶，4月开紫红小花，立夏前后待茎叶枯萎后采挖。根丛生如芋卵样，黄褐色，块茎入药。

众所周知，延胡索是一味止痛力量很强的中药，是活血化瘀、行气止痛之妙品，被称为"止痛圣药"。名医李时珍说其"专治一身上下诸痛，用之中的，妙不可言"，对于气滞血瘀所致的各种疼痛，如痛经、胃痛、腹痛、关节疼痛等症，延胡索都有很好的治疗作用。

相传，很久以前，有个无儿无女的老汉上山砍柴，不小心跌倒了，昏厥过去。不知过了多久才苏醒过来。由于伤重，老汉站不起来，更走不动。伤痛饥饿交加中，老汉只得用双手在草地里乱挖，本打算挖点草根之类充饥，却突然扒出几颗黄灿灿的东西来，饥不择食的他就吞吃了。谁知老汉吃后伤痛好转，精力也逐渐恢复。他就边扒边吃，没多久，竟能站起来，一拐一瘸地走回家了。回家后老汉神秘地对老伴说："那黄灿灿的东西真管用，可能是治跌打损伤的妙药。"第2天一早，老伴按照老汉的吩咐，到山上又挖了一些回来，天天煎着给老汉吃，吃了几天，伤果然全好了。消息传开，乡亲们凡有跌打损伤者都争先恐后去挖那东西吃，结果都治好了。乡亲们不约而同地请老汉给这药起个名，老汉想了想，这东西有点像葫芦，都是圆滚滚的，就叫圆葫芦吧。久而久之，乡亲们为了叫起来顺口，最后一个字便省去了，叫圆葫。后来，人们干脆叫它元胡了。从此，延胡索就在这一带应用开来，并逐渐传至其他地方。

《药性歌括四百味》中记载："延胡气温，心腹卒痛，通经活血，跌仆血崩。"可见延胡索是一种很好的活血散瘀药。延胡索不仅入血分且入气分，能行血中之气和气中之血。延胡索行气活血，通则不痛，人体的疼痛包括气郁而痛，血滞而痛，凡一身上下诸痛之属于气滞血瘀者，均可用之，所以说延胡索是一种活血利气止痛的良药，常用于治疗脘腹胁痛、妇女气滞血瘀经闭、痛经、腹中肿块、产后血瘀腹痛以及疝气作痛、跌打损伤肿痛等症，近来临床用延胡索治冠心病、心绞痛，疗效甚佳。

66. 草豆蔻

自古以来，中国植物文化就被诗人传唱，豆蔻便是其中之一。"豆蔻年华"是娉婷少女最美好的年纪，十三四岁，正值青春，拥有无限的可能。豆蔻有白豆蔻、肉豆蔻、红豆蔻、草豆蔻等。草豆蔻是指姜科植物草豆蔻的干燥近成熟种子。每年农历二月，山姜育苞抽苔，一串串花苞白中透粉，娇嫩欲滴。草豆蔻生于山坡草丛或灌木林边缘。主产于台湾、广东、海南岛等地。四月到六月开花，七月到十月结果。它浑身是宝，叶片宽大翠绿，花朵绚丽迷人，具有极好的经济观赏价值；其种子草豆蔻则是一种常见的香料，在川菜、火锅底料、麻辣烫、泡菜等美食中经常会见到草豆蔻的身影，用以祛腥增香。不仅如此，草豆蔻最大的价值则是作为中药材广泛应用于临床。

很多重要的发现往往来源于生活中的意外之喜，草豆蔻的功效便是来自一位父亲对生活的细心观察。相传有一个郎中老年终得一女，将其视为珍宝。不想女儿身体总是不佳，常常吐乳、腹泻。于是郎中尝试着给女儿熬药调养，可小孩子觉中药味苦，不肯下咽，让郎中十分为难。一日郎中在清理采回来的中药时，旁边的女儿爬了过来，抓着颗草豆蔻把玩不已，后来竟把草豆蔻往嘴里塞，郎中连忙阻止，没想到女儿却喜欢草豆蔻的味道。郎中想，草豆蔻辛热香散，刚好可治女儿的脾虚胃寒，既然女儿喜欢此味，干脆就单用草豆蔻煎汤试试。郎中将草豆蔻汤端给女儿，女儿连喝几口，十分喜爱。自此，女儿的身体慢慢好了起来，成长的如草豆蔻一般美丽大方。

故事中的草豆蔻驱寒燥湿，温胃止呕，正如《药性歌括四百味》言："草蔻辛温，治寒犯胃，作痛呕吐，不食能食。"它的辛温之性可有效治疗脘腹冷痛、呕吐、泄泻等症。现代药理研究表明，草豆蔻能促进胃液分泌，增强胃肠蠕动，消除肠内积气，为临床常用的帮助消化、促进胃肠动力的中药。应注意的是，草豆蔻气味芳香，在煎煮中药汤剂时应后下，不宜久煎。同时，因其性味辛热，阴虚血燥的患者慎用。

67. 诃　子

　　这味药的第一个字的读音并不常见，为什么是"诃（hē）"字呢？因为它的原产地并不在中原，而是当时的藏地、交州以及南亚一带，传入中原后根据它的梵文读音音译过来叫作"诃黎勒"，而且在古代很长时间都是叫这个名字。至于"子"是因为它的用药部分是果实，也就是使君子科植物诃子的干燥成熟果实，正如"梨子""桃子"等，都是用"子"来代替它的果实，所以，这味药就被称为"诃子"。

　　诃子其实是一种藏药。藏医药学认为，诃子有全部藏药具备的六味、八性、三化味和十七效，能治疗很多种疾病。但使用诃子也要根据不同的疾病，分别使用诃子的果尖、外层果肉、中层果肉、果尾、外皮等，并配合相应的药物，才能达到理想的疗效。在藏医使用的配方中，绝大多数都使用了诃子。如著名的成药"仁青常觉"就是以诃子为主药，治疗消化系统疾病的。有一位到西藏考察的专家，因不习惯西藏地区的高寒，多年的胃病发作了，胃脘疼痛，冷汗淋漓，面色苍白。藏医给他服用"仁青常觉"，不但当时症状消失，而且回到内地后也再没有复发过。正是由于诃子在藏医药学中的普遍运用，现已成为藏医药学的象征。

　　《药性歌括四百味》中就有记载："诃子味苦，涩肠止痢，痰嗽喘急，降火敛肺。"诃子除了味苦之外，还具有酸收这一药性。"苦味泻脾"，苦味的诃子可以除脾胃的湿热。且诃子的酸收之性，具有固涩作用，能敛涩大肠，因而可以治疗腹泻。在宋代《太平惠民和剂局方》的真人养脏汤里，诃子就用来治疗老人小儿暴泻、脏腑滑泄夜起。可以看出，诃子治疗久泻久痢，便血脱肛等与其"酸、涩、苦"的药性关系密切。此外，"苦降肺逆，苦温泻肺燥"，所以它也可以治疗咳血、咽喉不利的情况，在《丹溪心法》的咳血方中，诃子就用来治疗肝火犯肺之咳血证。

现代研究证实，诃子具有抑菌、抗病毒治疗的功效。对痢疾杆菌有超强的抑制效果，对菌痢或肠炎所产生的黏膜溃疡有收敛功效，并且能缓解平滑肌痉挛。虽然诃子是味非常好的收涩药，但外邪未解，内有湿热，且暴嗽、初泻者，不宜服用。

68. 常　山

常山有一个非常重要的作用，就是治疗疟疾，正如《药性歌括四百味》中记载："常山苦寒，截疟除痰，解伤寒热，水胀能宽。"

说起常山，要从一座名为常山的山开始。常山里有座破庙，叫常山庙。正值灾年，常山庙香火并不旺盛，只有一个小和尚看护破败的庙堂，他每日只能靠下山化缘讨饭吃，等到晚上再回山守着寺庙。

后来，小和尚终是病倒了，身上先发冷后发热，一阵冷一阵热，这种情况每天都要发作一阵。窝在寺庙破床上的小和尚一天没有吃饭了，他想起去年老和尚也是得了这种病，叫作疟疾，没过几天就去世了。这一回忆，惊得小和尚一身冷汗，他想，在疟疾夺走他生命之前，他要吃最后一顿饭。于是，小和尚挣扎着起身，向山下走去，硬着头皮去化缘。

走了很远的路，终于找到一户人家，他也没有一点力气能再往前走了，就期盼这户人家心善能给他一点吃的。可时值灾年，野菜都被挖干净了，这家农户也是用挖来的野草根煮了粥。主人对小和尚说："这位小师父，我们也吃不上饭了，锅里是刚煮的野草根粥，谁吃了谁吐，还剩半锅，要是不怕吐，你就吃吧。"

　　小和尚饿得实在受不住了，毫不犹豫，一口气吃了两碗草根粥。说来也怪，吃了这粥，小和尚不仅没吐，反而觉得身体轻快了不少，第2天、第3天小和尚的疟疾也没有发作，病竟然奇迹般地好了。

　　就这样过了1个月，小和尚又病倒了，这次还是疟疾。这次他没有迟疑，立马找到山下那户人家，挖来了上次吃的野菜，还栽在了庙前的空地上。一连吃了几天，疟疾病就这么去了根，再也没有犯过。

　　此后，小和尚遇到得疟疾的人，就用这种草根治疗，一传十，十传百，方圆百里都知道常山上的那座常山庙里有个小和尚可以治疗疟疾，而野菜根也有了新的名字"常山"。

　　但是，对正常人来说，常山却是有毒的，吃了它会呕吐。因此，这药虽好，却也不能乱吃。

69. 神　曲

　　药材神曲，和平常听的神曲有关系吗？这一味中药确实十分特别，它的名称就叫"神曲"。那么它究竟从何而来，为什么叫这个名字呢？

　　"曲"这个字本义是指弯曲，由"麴""麯""麴"（音都读qū）等字简化而来，作为名词意为用来酿酒或制酱的块状物（由曲酶、麦子、麸皮等混合而成），随着酿酒事业的产生而演化出来。北魏的《齐民要术》"神曲"一词，最初用来形容某种酒曲比一般酒曲用量少且发酵力强，因此称为"神曲"。

据说神曲最早是由一位叫刘义的名医研制出来的。曾经有一段时间，刘义发现自家鸡窝里的鸡蛋经常丢失，还以为家里进了小偷，于是便留心观察。结果发现，偷蛋是一条火练蛇所为。于是，他决定惩罚一下这条蛇。

他用石灰裹着石子做了几枚假蛋，又在假蛋外面涂上一层鸡蛋清，放在鸡窝里面，然后便守候在一旁。不久，他看到那条蛇爬进鸡窝里，将那几枚假蛋吞下了。不多会儿，那蛇就在地上痛苦挣扎起来，然后它忍着痛苦爬进草丛里，拼命地吞食一种毛茸茸的小草。不多时，蛇排出了一堆粪便，然后无事地爬走了。

刘义寻思，这种草一定能治消化不良。于是，他以这种草为主药，研制出治疗消化不良的名药——神曲。

神曲并非是单一品种的中药，而是由多种药材原料混合发酵加工而成，并且不同朝代的本草书目记载的神曲从名称到组成方面都存在差异。如今，不同地区生产的神曲，原料组成、配比都不相同，各具特色。发酵的主要原料包含青蒿、苍耳、辣蓼、赤小豆（红小豆）、苦杏仁、面粉等，也有处方加入蓼子、廊叶、麻叶、鲜苍耳秧、甘草等原料；辅料除了面粉，还加入麦麸，以使发酵程度和成品黏合度较好。

据《药性歌括四百味》记载："神曲味甘，开胃进食，破结逐痰，调中下气。"味甘可和中，神曲能健脾和胃、消食化积。主要治疗饮食停滞、消化不良、脘腹胀满、食欲不振、呕吐泻痢、产后瘀血腹痛，小儿腹大坚积等。

六神曲与建神曲均以消食健胃为主，但是由于建神曲添加了藿香、川朴、陈皮等中药材，在行气解表方面具有更强的功效，治疗暑湿感冒，头痛眩晕等具有一定疗效。

可见，此神曲非彼神曲。神曲的诞生凝结了劳动人民的智慧结晶，从小药材更见一方医术天地，我们不禁为中医学点赞。

70.芥　子

"儿童急走追黄蝶，飞入菜花无处寻。"油菜花开的时候，满眼的金黄色，黄灿灿的一片加上明媚的阳光总让人心情愉悦，但你知道吗？还有一种和这种美丽的花朵十分相似的植物叫作白芥花。白芥花也开在茎顶或叶腋，开花一串，聚集很多黄色小花，花瓣4片，和油菜花一样同属于是十字花科植物，它成熟以后结出的豆荚里面有许多圆圆的种子，叫作芥子（白芥子），也叫作"辣菜子"。

这种种子对于化痰有着独特的功效，在《药性歌括四百味》中就有记载："白芥子辛，专化胁痰，疟蒸痞块，服之能安。"著名医家陈士铎就对白芥子推崇备至，他认为百病多起于痰，中医学认为，水如果不能通畅的流动起来，就会形成痰，既然成了不应该出现的痰，就应该被去除，恰巧白芥子就善化痰涎。

《韩氏医通》的作者韩天爵是一位明代名医，也是一位大孝子。据说韩天爵的父亲是明代的一位重要将领，常年领兵在外，南征北战，非常艰苦。韩天爵为其次子，见父亲如此艰辛，便放弃了自己的功名，苦学中医，父亲出征到哪里，他就跟到哪里，为父亲看病，侍奉汤药。其父去世后，韩天爵行医游历大江南北，名声大振。"三子养亲汤"这个方子就是他构思出来的，三子就是白芥子（芥菜种子）、紫苏子（紫苏种子）以及莱菔子（萝卜籽），此方体现的是他赤诚的孝心，百善孝为先，值得千古传颂！

白芥子刺激性较强，也常作为外用药使用。比如对于痛经者，可将白芥子磨成粉，加入面粉，用沸水调成糊，制成饼，趁热贴于肚脐，用膏药固定，半小时后取下。在月经来潮前5天开始贴第一次，行经当天贴第二次，可以起到很好的止痛作用。外敷白芥子还可以治疗许多疾病，如面神经炎、小儿哮喘、白癜风等。

白芥子功善化痰，是一味治疗老年咳嗽痰多的良药。花开时节，走在乡间田野，看到这一种小花，这个暖心的故事会不会在耳边回荡呢？

71. 甘　遂

在荒坡、沙地、田边、低山坡、路旁等地，生长着一种大簇的绿色植物，全草含乳汁，在它的顶端有着聚伞状排列的花，基部又生着多枚叶状苞片，从面上看起来就像猫的眼睛，所以名"猫儿眼"，它的根便是常见的中药"甘遂"。

甘遂被誉为"泄水之圣药"，既然称为"圣药"，那它在这方面一定有很重要的作用。泄，即排出，也就是甘遂对于排出身体里多余的水有很好的作用。水对于人体是必需的，但是如果太多了就会导致人周身浮肿，胸腹积水，积水太多，水聚集就会形成痰饮，所以还会有痰饮积聚，若水太多积聚在胸肺，就会呼吸不畅，气逆喘咳。人体就像一座城池，不管是河江、田野还是房屋都被洪水占据了，甚至有些淤泥积聚。这就要用到泄水圣药甘遂了，《本草求真》里写到泄水的要领，要如泄洪水一样将水迅速排出，并且在排水时必须使用非常苦、咸、寒的药品才能将大量水液泄出。极苦寒的甘遂就可以做到，用来治疗水肿胀满，胸腹积水，痰饮积聚，以及由津液停聚引起的气逆喘咳，二便不利等病，正如《药性歌括四百味》中提到的"甘遂苦寒，破癥消痰，面浮蛊胀，利水能安。"

此外，甘遂还可以外用，有研究表明，膝关节肿胀，可用甘遂 100 克、草乌 50 克研成细末，用鸡蛋清调匀，外敷在肿胀的膝关节周围，每天敷 2 次，10 天之后关节肿胀可减轻，甚至关节腔的积液也会消失。

作为"泄水圣药"，甘遂的用法很有讲究，其有效成分多不溶于水，因此临床运用多入丸、散剂。除此以外，它一般不能和甘草同用，二者被列入中药配伍的"十八反"中（指两种药物同用，会发生剧烈的毒性反应或副作用）。但是，它们的相反作用也不是绝对的，有一些古医书中也确实存在甘遂与甘草同用的方子，如甘遂半夏汤。

72. 大　戟

大戟属于多年生的大戟科草本植物。大戟开着美丽的小黄花，广泛分布于全国（除台湾、云南、西藏和新疆外），北方尤为普遍。除了我国，大戟也分布于朝鲜和日本。大戟与甘遂类似，也是利水、通积的猛药，正如《药性歌括四百味》中记载："大戟甘寒，消水利便，腹胀癥坚，其功瞑眩。"大戟具有一定毒性，可类比为一个脾气非常暴躁但是能力很强的将军。如果好好利用大戟这个将军，就能对水肿、腹水、二便不通、疮痈肿痛等疾病起到良好的疗效。

如何利用好这员猛将呢？第一，通过特殊的炮制方法减低大戟的毒性，常用的方法有麸炒、米泔水浸、酒炙、生姜汁和面裹煨、醋浸煮、蒸制、盐水炒等。现代毒理学实验发现，醋制后的大戟毒性可显著降低。第二，在临床使用时要谨慎，医生应严格控制用量和用法。用药如用兵，从医药两个方面化腐朽为神奇，大戟就是一个典型的例子。

有趣的是，金代大医学家张从正在《儒门事亲》中提到了"十九畏"的口诀，即两种药物同用，容易发生剧烈的毒性反应或副作用，其中提到了大戟："藻戟遂芫俱战草，诸参辛芍叛藜芦"，即大戟与甘草共用容易对人体产生毒性，然而现代科学研究并未得出大戟与甘草同用易产生副作用的结论。

由于大戟奇特的形态和娇艳的色彩，并且生长旺盛、容易繁殖，故在花市上也有一席之地，还有一个美丽的名字，叫作"叶上黄金"。作为有毒药物，大戟全株均有毒性，有生猛的峻泻作用，体弱者和孕妇忌用，如果平时皮肤接触大戟植物的乳白色汁液，可能会产生皮炎、鼻炎、结膜炎等刺激症状。因此如果去花市上碰到了"叶上黄金"，也需要当心它美丽外表下隐藏的危险！

73. 芫　花

芫花，一种具有独特个性的植物。每年 3 月，在其他植物还睡眼惺忪时，它的枝头早早就开满了一簇簇淡紫色的小花，虽不是繁花锦簇、争奇斗艳的盛景，却也别有另一番雅致，让人不禁驻足观赏，实乃春天花园里的一颗明珠。

《说文解字》解释："元，始也。"即是说"元"是开始的意思。此花在春季首先开放，故名元花，草类则作芫花。《本草纲目》则提到芫花的另一个名字"头痛花"，因芫花香气浓郁，闻多了会引起头痛。但是在有些地方，芫花也被作为观赏植物而栽培，所以这种说法也并非绝对。

芫花作为中药材，主产于安徽、浙江、四川、山东、江苏等地，是瑞香科植物芫花的干燥花蕾。需要注意的是，芫花具有一定的毒性。古代的捕鱼工具不如现代先进，智慧的古人就发现将芫花的根磨成粉以后，洒入到水中，就能将鱼麻醉便于捕捞。因此芫花又叫"毒鱼"。

芫花在《神农本草经》中被列为下品，只是因为其具有毒性，并不意味着芫花的疗效不好。《药性歌括四百味》中记载："芫花寒苦，能消胀盅，利水泻湿，止咳痰吐。"这是说芫花既能够消散水湿之邪，又能够止咳化痰平喘，可治疗水饮停于胸胁所致的咳嗽痰喘、胸胁疼痛等症。芫花攻下逐水之力强，亦可治疗水肿、鼓胀等病症。

同时，芫花具有良好的杀虫疗癣功效。在《史记·扁鹊仓公列传》中就有芫花驱虫的病例记载：古时，一个叫薄吾的妇人病得很重，肚子胀大如鼓，腹部皮肤发黄粗糙，疼痛不能近人。许多医生都认为是不治之症。而仓公诊脉后说："这是因为肚子里有蛲虫。"于是取一撮芫花用水喂服，妇人随即排出几条蛲虫，病也就好了。

芫花不仅可内服，亦可外用，将其研末调敷，或醋磨汁涂，或取鲜根去皮捣烂敷，可用以治疗头疮、白秃、顽癣等皮肤疾病及各种痈疽肿痛。需要注意的是，芫花药性刚烈，易伤人体正气，体质虚弱者及孕妇忌用，且不宜与甘草同用。用量不宜过大，常常用醋炮制，以降低毒性。因此，在使用芫花时一定要谨遵医嘱，不可乱服乱用。

74. 商　陆

商陆，草本植物，药用其根。《药性歌括四百味》中记载："商陆苦寒，赤白各异，赤者消风，白利水气。"中医学认为，商陆具有泻下利水，消肿散结的功效，可用于水肿胀满，大便秘结，小便不利及痈肿等症，而这一功效在《本草纲目》中也被明确记载，同时还提到此药与大戟、甘遂药性虽略有不同，但功效却相同。此外，书中还提到了使用商陆消除水肿的方法：将赤商陆的根捣烂，加入三分麝香，贴在脐上固定，水肿即可通过小便而排出。

商陆，植株健硕，叶大枝肥，果实为深紫色，一串串结在顶端，像是微缩的葡萄，常生于潮湿背阴的山野路旁。有人因此草挡于陆路之上，戏称其为"当陆"。

相传，商陆的故乡是山东日照的天台山。当年姜太公曾隐居于此山，精心研习兵法，并且齐宣王、渡武帝、嵇康等人都曾到此游玩。更有后人猜测白居易《琵琶行》的"忽闻海上有仙山，山在虚无缥缈间"，也与天台山密不可分。

天台山上出现商陆，与一个美丽的传说故事有关。据说，有一天，太阳女神羲和在天台山上救了一只受伤的玄鸟，并悉心照料玄鸟，因此，玄鸟很快就恢复了健康。等玄鸟能飞翔自如后，羲和并未将玄鸟困在笼子里一生，而是将其放生，还其自由。玄鸟嘤嘤有声，绕飞三匝方去。来年春天，羲和再次与玄鸟相遇。原来，玄鸟为了报答羲和的救命之恩，不远千里，衔来了一粒种子，赠予羲和手中。羲和连忙命族人将种子种下，并精心栽培。须臾之间，种子便生根、吐芽、开花、结果。羲和仔细观察这植株，发现其叶如手掌、根如山芋、花似杨柳、果如葡萄，色紫且艳丽。不久，羲和和她的族人惊喜地发现这种植物，其叶可饲羊，其花能充饥，其根可以入药，其果能碾碎做胭脂。羲和很开心，于是给这棵植株赠名为"胭脂草"。之后，胭脂在全族得以广泛流行。族里的女孩子们不仅脸抹胭脂，手涂胭脂，服装亦用胭脂染之。

古人有云：胭脂草，女儿心。尽管别名如此之美，但商陆却"名不副实"，生得极为普通，随处可见。

文人喜欢将商陆吟入诗句，作为山野村居的象征。明代诗人苏大的《山房睡起》诗曰："砌草茸茸石径斜，竹篱茅舍带江沙。昼长睡起多情思，看遍林阴商陆花。"石径、竹篱、商陆花，一派岁月静好，油然而生。

由此可见，除了作为一味疗效极佳的中药，商陆也以其他的方式悄然地走进了人们的生活，影响着一代又一代人。

75. 海　藻

中药海藻是马尾藻科植物羊栖菜及海蒿子的藻体，在夏秋两季，人们将海藻去除杂质，用清水洗净后晒干，即可入药。

海藻作为一种源于海洋的天然植物，富含了多种多样的生命活性物质，如多糖、高不饱和脂肪酸、牛磺酸、类胡萝卜素、甾醇及海带氨酸等。因此，无论是作为日常食物，还是提取活性物质作为药品，海藻对人类都有着极大的好处，已经成为绿色科技的热点。

海藻中含有多种微量元素，如铁、锌、硒、钙等，铁有辅助人体的造血功能，锌有助于儿童的智力发育，钙可以使人的骨骼强健，硒可以防止癌症的产生，增强人体的免疫功能。因此，海藻不仅是一种减肥食品，还因其不含糖分而成为糖尿病患者的充饥食品，对于高血压、心脏病患者也具有极高的营养价值。

海藻自古以来就是药用植物。我国古代对海藻的食用和药用价值有大量的记载，《本草经集注》《本草拾遗》《海药本草》《本草纲目》等均有对海藻的记载，认为海藻具有清热、软坚散结、消肿止痛、利水等功效，可治疗多种疾病。《药性歌括四百味》中记载："海藻咸寒，消瘿散病，除胀破癥，利水通闭。"人们日常生活中吃的紫菜，可以治脚气和咽喉肿痛；海带可治大脖子病，这是民间流传已久的方法。

通过现代高科技手段，将海藻中生命活性物质提取出来，合成药物，为发展我国的传统医学提供了新的契机。海藻中的海藻多糖、多卤多萜物质都具有提高人体免疫力、抗癌、抗病毒的活性。海藻多糖可以与 HIV（人获得性免疫缺陷病毒）结合，使其失活，从而抑制病毒的复制，防止艾滋病；海藻多糖还可以降低血管中导致动脉粥样硬化的脂质含量，以及治疗心血管疾病。

海藻虽好，但也有使用的注意事项。海藻与甘草配伍治疗卵巢囊肿时，可致心肾损害，出现心悸、双下肢水肿等不适。因此，长期使用海藻及其制剂时，应监测心、肾功能，并在医师指导下用药，以确保用药安全、有效。此外，脾胃虚寒者也不宜使用此药。

76. 牵牛子

牵牛子为旋花科植物牵牛的种子，又叫"草金铃""金铃"。从古至今，牵牛子一直是利水的良药，但因其具有毒副作用，故使用范围不是很广泛。综观我国医药史，对牵牛子颇有研究并善用者，首推明代大药学家李时珍。

李时珍在治疗一位六旬"肠结病"患者时，提到病人患此病数 10 年，大便几天 1 次，排便艰难。服用各种药物都没有很好的效果，如此 30 余年，深为痛苦。

李时珍为其诊治时，见病人体型肥胖，每日吐大量脓痰，就将牵牛子末与皂荚膏做成丸剂，服用一剂患者大便就通了，而且不妨碍进食。李时珍对此解释说："盖牵牛能走气分，通三焦，气顺则痰逐饮消，上下通快矣。"

《药性歌括四百味》中记载："牵牛苦寒，利水消肿，蛊胀痃癖，散滞除壅。"牵牛子是一味很好的泻下药，可刺激肠道蠕动，促进体内毒素的排出，有泻下、通便、退肿等作用，能够使体内的水湿之邪从二便排出，可以用于治疗大小便排出不畅、腹胀、水肿等。此外，牵牛子还有驱虫、杀虫的作用，可以治疗多种肠道寄生虫病，例如蛔虫病、绦虫病等。牵牛子还有攻逐水饮的作用，当患者痰饮涌肺时可以饮用牵牛子水帮助减少痰液分泌，改善胸闷、咳嗽等症状。

因为牵牛子有通便的功效，所以在日常生活中如果有便秘、水肿等疾病，也可以用牵牛子煮粥作为食疗。具体做法：先将粳米洗干净后放入锅内，随后加入清水，煮沸后加入姜片及牵牛子粉末，煮成稀粥服食。最好空腹，从小量开始服用。由于此药通便效果温和，因此市面上有将其直接磨成粉的成品，如黑丑粉、白丑粉、二丑粉。

牵牛子本身有毒，又是泻下药物，因此孕妇、胃气虚弱及湿热在血分者忌服。并且不能与其他通便类药物合用。

77. 葶苈子

葶苈子是十字花科葶苈属植物葶苈、独行菜属琴叶葶苈和播娘蒿属植物播娘蒿的种子。植物葶苈，在我国东北、华北、华东的江苏和浙江，西北、西南的四川及西藏等地均有分布；琴叶葶苈，分布于我国山东、河南、安徽、江苏、浙江、福建、湖北、江西、广西壮族自治区等地；植物播娘蒿，广泛分布在亚洲、欧洲、非洲及北美洲等地。

"葶苈子"一名的由来，可以从一个故事说起。早前，有个姑娘名叫葶苈，姑娘温柔善良，与同村的意中人婚后生活幸福，很快他们孕育出了自己的孩子，一家三口其乐融融。但令人唏嘘的是，这种幸福的三口生活并没有持续很久。葶苈的丈夫在他们的孩子还是幼童之时就因病去世了，留下他们母子相依为命。

葶苈的丈夫走后，生活的担子压在了葶苈一人的身上，为了维持自己与儿子的日常生活，葶苈起早贪黑，除了要照顾家庭，还要在外面做活挣钱，日子过得异常辛苦。但是令葶苈欣慰的是，小小的儿子十分懂事。他非常体谅母亲，在母亲做家务的时候，他常常会做些力所能及的事情。但是由于长期的超负荷工作，葶苈还是病倒了。她不得不停下手头的活，因为疾病让她觉得胸肋部胀满，控制不住地喘气、咳嗽、吐痰，她的面部逐渐浮肿了起来，严重时还不能够平躺，因为一躺下去她就觉得呼吸急促，难以喘息。

葶苈的儿子见到母亲生病后非常难过，他尽心尽力地照料母亲。葶苈不能再干重活，只能在家休养。葶苈的儿子知道母亲喜欢喝红豆粥，便希望自己能亲手给母亲煮红豆粥。在煮粥时，儿子想到母亲这些年来为了这个家默默做出的贡献，他担心母亲也会像父亲一样离他而去，眼泪逐渐模糊了他的视线，以至于弄混了前些日子在山上采摘的红豆和小野果。煮好了粥，儿子小心翼翼地给母亲端过去。葶苈看到儿子的行为，感到十分欣慰。她尝了一下粥，觉得不同于自己熬粥的味道，但还是不停地称赞儿子，说粥的味道很好。

过了数日，儿子才终于发现他从山上采摘的小野果没了踪影，他这才想起可能是和红豆一起煮粥了。奇怪的是，葶苈在连续喝了几天这样的粥之后，感觉没有以前那样咳得厉害了，浮肿也在慢慢消退，胸部憋闷也渐渐好转。母亲这才意识到，原来是那些小野果帮到了她。后来人们为了纪念这对母子，便把这种药叫作"葶苈子"。

葶苈子属泻肺平喘的要药，北宋《开宝本草》中描述该药不仅疗肺壅上气之咳嗽，还能止喘促、除胸中痰饮。《药性歌括四百味》中记载的"葶苈辛苦，利水消肿，痰咳癥瘕，治喘肺痈"，就描述了葶苈子有祛痰平喘，利水消肿等功效，正适用于治疗喘息困难、咳嗽、痰多的痰涎壅肺患者。呼吸系统的疾病包括上呼吸道感染、支气管炎、肺气肿等都以咳、痰、喘或有兼水肿为主要表现，因此葶苈子为治疗上述疾病的首选之药。汉代张仲景《金匮要略》中的葶苈大枣泻肺汤、己椒苈黄丸等方，均为葶苈子治疗痰饮之名方。现代药理研究发现葶苈子具有显著的止咳平喘、强心利尿、抗感染作用，进一步证实了古代医家描述葶苈子的诸多功效。

78. 瞿 麦

陶陶仲夏，草木蕃庑，高山林下，瞿麦花开。

瞿麦又名"大兰""南天竹草""石竹花"，为石竹科石竹属植物石竹或瞿麦。"射干瞿麦都簪遍，如此山花也爱人。"瞿麦是山花，生于山坡疏林，分布于全国各地。瞿麦也"爱人"，以全草或根入药，功效显明。每至夏、秋二季花果期，瞿麦便可收采，除去杂质，晒干，切段生用。

瞿麦容色姝丽，曾被诗人称为"雪作花"。它既能入药，又可以作为园景花培植。关于它的这两重身份，民间还有一个颇有意趣的传说：很久以前，瞿麦曾是天庭中的花仙子，雪肤花貌，极擅舞蹈。一次，玉帝路过御花园时，适逢一群仙女跳舞，驻足观看，同行的王母娘娘也在此歇足。正在跳舞的花仙子回眸一笑，便使玉帝失神落魄，久久不愿离去。王母娘娘看到玉帝的一副痴态，一下子怒从心起。过后不久，天宫召开天庭大会，花仙子无故迟到，舞蹈又出了差错，扫了众仙家的兴。王母娘娘便趁此除去花仙子的仙术，把她贬到人间，落在杂草中，花仙子原本纤柔的身体化作多节、空心、易脆的茎，她动人的容貌变为了粉紫色的花瓣，前端深裂如丝，果实形似麦苗。人间的百姓喜欢这种犹同春日出生的麦苗一般的草木，为它取名为瞿麦，将它栽培在自家的院子里。化为瞿麦的花仙子依旧一心向善，关爱着女性，自古以来，妇女妊娠生育都充满着危机，人们偶然发现胎停腹中影响母体时，只需喝几碗瞿麦浓煎水，便能除去体内之败血留瘀，使身体逐渐好转，更是将瞿麦广泛栽培。

《药性歌括四百味》记载瞿麦："专治淋病，且能堕胎，通经立应。"瞿麦苦寒，能够利水通淋、清热破血。也就是说，瞿麦有通利小便，清除体内热邪，消散体内瘀血等作用。因此可用于急性膀胱炎、尿道炎，血淋尿血涩痛，血瘀闭经等病症。内服、外用皆可。比如我们常用来治疗小便短赤，淋漓涩痛的八正胶囊，其中就含有瞿麦成分。但需注意的是，瞿麦阴寒降泄，能破血，能堕胎，可见其效力之强，所以老弱体虚、妊娠、新产等患者均应忌用。

79. 三　棱

三棱为黑三棱科植物黑三棱削去外皮的干燥块茎药。药材商品名为"荆三棱"，又被称为"黑三棱""京三棱"等。之所以名为荆三棱，是因为它的叶子有三个棱，加上过去曾生长在荆楚之地，因此而命名。称其为黑三棱，是因为其入药部位块茎的外皮呈黑色。三棱主产地为江苏、河南、山东、江西等地，多于冬季至次年春采挖。本品气微、味淡，咀嚼后有轻微的麻辣感。

三棱作为活血化瘀类药，素来有破血消积的作用。相传有一老百姓，肚子长了个肿物，发作时偶尔会疼痛，因为没有接受治疗，肿物越长越大，最终不治身亡。他在临终之前交代家人，在他死后一定要将这个肿物取出再将他下葬。不久这个农民死了，家人按照他的生前意愿请郎中为他开腹，果然在肚子里发现一个比拳头还大的硬块，质地坚硬如石头，表面还可见一层一层的纹理，呈现出五彩颜色，非常特别，家人惊讶之余决定将它做成一只刀柄，并保留下来。

几年后的某天，农民的儿子准备上山工作，心血来潮带着这把刀一起上山除草，砍呀砍，就在砍到一株荆三棱的根部时，根皮擦过刀柄，坚硬的刀柄竟被刮出一道深深的沟痕！他觉得很奇怪，但还是继续工作，后来刀柄逐渐变软，不一会儿工夫，整个刀柄竟化成一滩水！农民的儿子明白了，原来荆三棱能消融肿物。从此人们一传十、十传百，大家都知道了三棱是消除肿块的良药。

《药性歌括四百味》中记载："三棱味苦，利血消癖，气滞作痛，虚者当忌。"本品具有破血行气、消积止痛的功效，多用于癥瘕痞块，瘀血经闭，食积胀痛。三棱经过醋制后，会增加其活血祛瘀止痛的作用，因此在处方上常可看到醋三棱。此外，三棱还是味消食积的良药，若小儿食积日久出现腹胀等，就可使用三棱来破气消积。《本草纲目》中描述三棱的作用峻猛，因此不可久服。其破血之效强劲，患者需在医生指导下服用，一般见效后即需停药、不能久服，且孕妇及月经量多的人群忌服。

80. 五灵脂

五灵脂这个中药的来源很特殊，是哺乳动物复齿鼯鼠的干燥粪便。是的，它真的是鼠类排出来的货真价实的粪便！

粪便也可入药，有没有一种反胃的感觉呢？会不会有的朋友已经开始疯狂地回忆自己近几天喝的中药里面有没有这味药了呢？大家不必如此紧张，复齿鼯鼠以侧柏、油松的树叶、皮、籽仁儿等为主要食物，所以粪便中含有大量的植物纤维，它的味道不是大家传统意义上认为的那种臭味，相反，它还带有清香，具有活血止痛、化瘀止血的功效。

接下来就进一步了解一下粪便的主人——复齿鼯鼠。此鼠又名寒号鸟，外形像松鼠，在高大乔木上或者陡峭岩壁裂隙的石穴里筑巢。这个动物是非常"讲文明、有原则"的，为什么这么说呢？这和它的生活习性有关，我们都知道，大多数的动物都是随地大小便的，但是复齿鼯鼠可不这么做，它无论到多远的地方觅食，最后都要回到一个不居住的洞穴里排泄大小便。所以说它是名副其实"讲文明、有原则"。

同时，这个动物还是一个滑翔小能手，虽然它没有翅膀，但是它长有飞膜，当它身体张开后，就像飞伞一样，能够进行滑翔，从远处看，就像一只飞翔的小鸟，所以它们也常常被误认为是鸟。

质量好的五灵脂，没有毛发等杂质，而且气味清香。用手去捻，会很容易把它捻碎，捻碎后就可以看到大量的植物纤维。在《药性歌括四百味》中记载："五灵味甘，血滞腹痛，止血用炒，行血用生。"也就是说它炒炭用可以止血，生用可以行血，适用于瘀血导致的各种疼痛。在这里炒炭的意思就是通过具体的方法来炒药材，从而增强药物止血的功效，有时候还用这个方法来降低药物的毒性。使用时需要注意，在中医学理论中，根据药物之间的性质，五灵脂是不能和人参同时服用的。

81. 莪 术

　　莪术，别名"蓬莪术"，主产于四川、广东、广西等地。当地的人们常冒着冬季的严寒，上山采挖莪术的根茎，然后放醋与其同煮，切成厚片晒干。制作好的莪术饮片散发着微香，品尝时苦中有辛，回味留酸。近年来销量颇佳，是一味止痛化瘀的良药。

　　莪术在岭南地区有悠久的药用历史。相传，古代有一户人家，女主人得了难治之病。起初，症状表现为经期不调，有时推迟有时提前。后来伴随着经量减少，女主人的腹痛日益加剧，肚子也慢慢膨胀起来，开始偏爱吃酸的东西。男主人看见这种情形特别开心，以为是夫人怀了男孩，于是高高兴兴地出门打猎，准备给夫人补补身体。谁知道还没有来得及出门，女主人就因为疼痛难忍而惨叫昏迷过去。

　　这下可急坏了男主人。他连忙跑到附近最有名的大夫家里，将这些奇怪的症状一五一十告诉了大夫。大夫摸摸胡子，心底有了估计，背上药篓跟随男主人来到家中。此时女主人正因为腹部肿大而卧床休息，不时还因为疼痛难忍发出低声的呻吟。看到女主人眉头紧锁的样子，大夫细细诊脉，轻声询问道："月经来之前是否小腹部疼痛难忍，如同刀割针扎？"女主人点点头，额头上又因为疼痛多了一些汗珠。大夫转过身，仔细思索了一番，认为这是瘀血停留所致，需要用莪术治疗。于是带着男主人上山采药。此时正是大雪封山的季节，大夫走走停停，时不时翻开被雪覆盖的地面。过了一会，终于找到了一段暴露在外的莪术根茎，两人连忙采集好赶回家中。男主人端上药劝女主人喝下，可是药汤刚沾嘴，就因为味道太苦被吐了出来，男主人甚是苦恼。大夫想了一个办法，利用女主人生病后爱吃酸的特点，将醋与莪术同煮，最终顺利的服用下去。没过一刻钟，女主人的眉头就有所舒展，甜甜的睡去。

女主人梦中来到一片山谷，谷内全是身披黑甲的强盗在烧杀抢夺，为非作歹。突然间，山谷里金光大放，出现了一位手持利刃，高大魁梧的将军。将军声如洪钟，大喝道："今日逢我戍卫山谷，众贼还不束手就擒！"随后将军将强盗杀的片甲不留，女主人也恍然惊醒。醒来之时，腹中疼痛竟然完全消除，膨大之处也缩小不见。女主人将这段奇妙的梦境说与二人，大家不由得感慨这味草药的神奇之处。因为"逢我戍"与"蓬莪术"音形相似，于是莪术也就有了"蓬莪术"的别名。

在传说中，大夫用醋制莪术治疗瘀血停留腹部所致的闭经、腹痛、肿块，取得神奇的疗效。《药性歌括四百味》中记载："莪术温苦，善破痃癖，止痛消瘀，通经最宜。"痃癖相当于现代医学的结节、囊肿、肿瘤等一类疾病。莪术则是妇科常用之药，它有化瘀通经、消癥散结的功效。现代研究表明，莪术具有抗肿瘤、抗纤维化、抗血栓、抗动脉粥样硬化等药理作用。

正如利刃存在两面，莪术虽然是一味治病良药，但是不适用于素体虚弱、月经过多之人，孕妇忌用。

82. 干　漆

干漆，并不是油漆风干后的产品，而是漆树科植物漆树的树脂经加工后的干燥品。割伤漆树树皮，收集自行流出的树脂为生漆，干涸后凝成的团块即为干漆。但药用多收集漆缸壁或底部黏着的干渣，经置锅中炒至焦枯后入药。

干漆黝黑黝黑的，其貌不扬。但它的采集、炮制、功用等都不容小觑。先说采集，漆树生长八九年以后，才可以割漆。小暑与大暑期间所割的漆最好，称为"三伏漆"。在适宜割漆的日子里，大气相对湿度越大，产漆量越高。因此割漆最好在清晨、阴天和雾气笼罩的时候进行。生漆产量很低，因此有"百里千刀一斤漆"之说。

再说炮制，生漆有毒，因此，除用于驱除蛔虫之外，一般多以煅干漆形态入药。炮制干漆的过程非常繁杂，煅后可降低其毒性和刺激性。说起炮制干漆，估计在药房工作过的人，都忘不了那种体验。干漆味道辛辣，而且很重，熏得人眼泪鼻涕直流。在用干漆的时候，药房拿出来时，它们是连在一起的，好像麦芽糖一样，需要烧热瓦罐，把干漆放到上面烤，将气味烧掉。烧熟的时候，冒出来的烟是青色的，很熏人。因此，一开始用棍子，后来拿个石头把它压住人就得离开了。

干漆到底有什么功用呢？《药性歌括四百味》称其可"通经破瘕，追积杀虫"，就是说干漆主要用于破瘀、消积、杀虫。很多人疑惑，破瘀和化瘀，它们有区别吗？答案是肯定的。破有破除、打破的意思；化有消融、消化的意思，从字面上来看，破瘀的力量要大于化瘀，也就是干漆活血化瘀的力量非常强。干漆属于峻药，可以除掉一些身体里面顽固的、日久的积结。不过注意，干漆有毒，临床多用于外科，孕妇及体质虚弱的人切不可服用。

83. 蒲　黄

花粉大家应该都不陌生，但大家是否知道花粉也是一种中药呢？"蒲黄"其实就是香蒲科植物的花粉，最常见的原植物是水生草本植物水烛香蒲，水烛香蒲生长在池、沼、浅水中，它的根茎生于水下淤泥之中，植株挺立出水，整个植株最明显的特征就是从开花到结果一直保持着"棒子"形态的花序。

这样的一种水生花朵的花粉，生用可以凉血止血。关于它的功效还有一个治疗舌病的故事呢。

相传，南宋年间。宋度宗有次和妃子游览御花园，当时正值春日，阳光明媚，百花争艳，大家都十分高兴，嬉戏打闹，开怀畅饮，非常热闹。虽然白日很欢乐，但到了晚上，宋度宗就突然舌肿满口，不能进食也不能讲话，于是紧急召集御医诊治，有一名蔡御医建议用蒲黄和干姜一同研磨成粉后涂抹舌头，宋度宗就按此方法治之，果见奇效。后来度宗问蔡御医："蒲黄和干姜为何能治寡人的舌病？"蔡御医道："启禀万岁，蒲黄有凉血活血作用。盖舌乃心之外候，而手厥阴相火乃心上臣使，得干姜是阴阳相济也。"可见蒲黄有凉血活血的功效，才能用之有效。其实，生蒲黄才有活血的功效，要是炒过，那又完全不一样了。

《药性歌括四百味》中记载："蒲黄味甘，逐瘀止崩，止血须炒，破血用生。"可以看出它既可以生用也可以炒后使用，《日华子本草》中写道："破血消肿生使，补血止血炒用。"蒲黄生用会起到活血、破血的作用，可以用在经闭痛经、胸腹刺痛、跌仆肿痛等有瘀血的疾病上。但是炒后的蒲黄作用又完全相反了，会起到止血的作用，用在吐血、衄血、咯血、崩漏、外伤等出血性疾病上。

生用和炒炭用，两种截然不同的炮制方法，使蒲黄产生不同的功效也得到了现代科学研究证明。研究表明生蒲黄含多种黄酮类化合物，其总黄酮、有机酸及多糖均能明显抑制 ADP、花生四烯酸及胶原诱导的家兔体内、外血小板聚集作用，但是蒲黄炒炭后具有活血作用的总黄酮和总多糖含量减少，具有止血作用的鞣质含量增加，这就阐明了蒲黄炒炭止血作用增强的原因。

同一种药物，炮制前后竟有两种截然相反的作用，这也算是蒲黄这味中药的一大特色了。

84.苏　木

　　人们常说，"有人识得路边草，一生衣食不会少"，意思是说很多路边植物其实是可以治病的良药，如果能够对随处可采的本草合理运用的话，养家糊口自然是没有问题的。苏木，又叫苏枋、落文树，这种有着如此好听名字的植物便是路边的一味草药。

　　苏木，属于豆科常绿乔本植物。《本草纲目》记载："海岛有苏方国，其地产此木，故名，今人省呼为苏木耳。"现苏木产于广东、广西、云南、台湾等地。它长着一副"生人勿近"的面孔，茎干等很多部位长了疏刺，砍其枝后有红色汁液流出。用药部位为其心材，多于秋季砍伐，将其枝干的外皮和边材除去并干燥，即得到了入药的苏木药材。

　　苏木味甘咸，性平，具有活血化瘀的功效，主要用于活血疗伤，如跌打损伤后局部有瘀血肿痛，或者出现了筋伤甚至骨折，都可使用苏木来消肿止痛，是中医外科的常用药物。

　　《药性歌括四百味》中言："苏木甘咸，能行积血，产后血经，兼医仆跌。"苏木能够祛瘀通经，由于瘀血阻滞导致的妇女痛经甚则闭经，以及产后瘀阻导致的痛症，就可用苏木配伍其他调经通经的药物。除了妇科，瘀血停滞导致的其他部位疼痛，如胸痛、腹痛，亦可以使用苏木缓解治疗。

　　现代药理研究，苏木的有效成分可以促进微循环、抑制血小板的聚集，所以体内素有瘀血的患者平日可以用苏木泡水、泡酒。此外还可以用苏木来煲粥：将苏木和桃仁、益母草一起煮后保留药液，再用黑豆和大米一起煮粥，煮熟后倒入药液加以红糖调味，即为黑豆苏木粥。此方具有活血化瘀的功效，适用于皮肤出现暗紫色皮疹或者紫斑的人群食用，并且可有效缓解青年男女面部、前胸、后背反复生长痤疮（青春痘）的症状。苏木还能够抑制免疫、抗癌，亦可用于癌症肿瘤患者手术后的调理。同时苏木还具有抗菌消炎、抗氧化、降血糖的作用。

在不同地区，苏木的作用亦有差别。在云南，很多少数民族都把苏木当作补益壮强的药物使用，认为苏木能够强身健体、延缓衰老，所以在傣族地区，人们常用苏木做代茶饮，或者用于治疗全身乏力、性欲减退、慢性肠炎、痢疾等病症。而在广东四邑，每年的端午节，都有取苏木片与糯米裹粽子吃的民间习惯。

《本草纲目》中记载苏木："少用则和血，多用则破血。"可见苏木用量多寡对其功效影响有巨大差异。如果是日常养生不应大量和长期使用苏木，以免影响体内血液的正常运行，孕妇也应禁用苏木。此外，苏木"忌铁"，所以平时在煎煮有苏木的中药或者是熬食疗粥等时候都应避免使用铁器。

85. 郁 金

中药郁金与花中皇后"郁金香"虽名相似，却截然不同。郁金香为百合科郁金香属的多年生草本植物，而郁金是温郁金、姜黄、广西莪术或蓬莪术的干燥块根。郁金因其能下气而解肺金之郁闭，故得此名。《药性歌括四百味》记载："郁金味苦，破血行气，血淋溺血，郁结能舒。"另外，郁金还有两个同为姜科姜黄属植物的朋友——姜黄和莪术。此二者与郁金有何区别呢？郁金为植物温郁金的块根，其味辛苦性寒。姜黄和莪术的来源与药用部位均为温郁金的根茎，区别在于采收和加工方法的不同，二者均辛苦性温，善治寒凝气滞血瘀，而莪术又兼有消积之功，三者在使用时要注意区分。

郁金善破郁结而行气，因而常被用于治疗神志病。曾有位妇女患了十余年的癫狂病，长期疯疯癫癫，闹腾得鸡犬不宁，全家四处延医请治，都没见到好转。但是一家人都没有放弃，功夫不负苦心人。某天，终于得到一个据说是治失心癫狂的经验方，药方倒是简单的两味便宜易得的中药，制法服用也很简便：用真郁金七两，明矾三两，将两味药打成细药粉，用薄米糊制成如梧桐子大小的药丸，每次服五十丸，用白水送服。求效心切，家人自然是迅速按方配制药丸妥当，数出五十粒梧桐子大小的药丸，盯着患者用凉白开服下。

第一次服用后不久，众目睽睽之下，但见患者的神气似乎一下子清爽了许多，往日常见的癫狂状态明显减轻了不少，大家纷纷询问她的感受，该女也一反常态，神态语气颇为正常地叙说道："我感觉在胸间好像堵了很久的一大团污脏杂物，突然被拿掉了一样。"效不更方，于是又继续按医嘱服用了一段时间，患者感到头脑越来越清醒，毁物打人的疯癫状态也就慢慢地消失了，缠身十年的癫狂病竟慢慢好了起来，未再复发。

李时珍说：癫狂病原本是由于心神受到惊扰，痰涎血瘀阻塞包络心窍所导致。从方中药物来看，郁金入心经及心包络，善于治血病，可概括为有"入心去恶血"之功；白明矾则能化顽痰，这都是前辈医家经验之谈，故白金丸能将十年的癫狂顽疾治愈。

郁金性寒味辛苦，能够入心、肝、胆、肺四经，具有活血止痛、凉血清心、行气解郁、利胆退黄的作用，能行血中气滞、气中血滞，对全身的疼痛均有一定疗效。同时，郁金是一味"破恶血"的要药，可去除咳血、吐血、衄血等体内恶血。

但郁金虽好，也有禁忌。阴虚失血及无气滞血瘀者忌服，孕妇慎服。此外，郁金不可与丁香同用。现代研究报道，郁金的精油成分具有肝损害性，使用时应注意用量。

86. 漏 芦

漏芦是菊科属植物，祁州漏芦，有清热解毒、消痈通乳、舒筋通脉的作用，尤其是其通乳的功效，为诸多产妇解决了不少烦恼。因此，漏芦一直深受百姓的喜爱。

相传，松花江畔有一位医术高明且心地善良的女大夫，她经常免费给周边的百姓看病，因此深得百姓的爱戴。

有一天，女大夫在山上采药，遇见了一位急哭了的乳腺炎患者。通过询问得知，这位妇女刚为人母，由于乳汁排出不通畅，时间久了就成了乳腺炎。

女大夫采的草药里没有能治疗乳腺炎的，情急之时，发现脚下正好开着一种紫色花朵的植物，她顺势将这种植物采摘尝了一下，味道是苦的，凭借着自己多年的行医经验以及对中药成分、性味的了解，她推断这种苦味植物能够治疗火毒壅盛的疾病。

女大夫立即将这种草药连根捣烂敷在妇女的患处，并嘱咐这位妇女回家后也要按照她的方法来治疗，还要将药草煮成水喝。没想到几天之后，这位妇女的乳腺炎就治愈了，不仅乳汁通畅了，而且乳汁量也增多了。女大夫得知后，给这种草药起了个十分形象的名字——漏乳，后人觉得这名字不雅，就将其改成现在的名字"漏芦"。

漏芦，别名"郎头花""牛馍头根"，其最大的特点是通乳腺、分泌乳汁，用于急性乳腺炎、脓肿（乳痈、无头疽）等引起的局部红肿热痛，以及乳汁缺乏病等。此药之所以可治疗乳腺炎，是因为其性寒，可治疗皮肤热毒，对于同类的腮腺炎等也有一定的效果，可煎水外用或研末调糊外敷。配伍王不留行、路路通、通草，可治疗产后乳少等症。在《药性歌括四百味》中记载："漏芦性寒，祛恶疮毒，补血排脓，生肌长肉。"除了治疗乳痈肿痛、痈疽发背、瘰疬疮毒、乳汁不通等，还可用于湿痹拘挛、生肌等。现代药理研究证实，漏芦具有抗菌、抗氧化、抗衰老、抗动脉粥样硬化、增强免疫力的作用。

漏芦虽对妇女友好，但孕妇需要慎用，气虚者则忌服。

87. 白 及

李时珍在《本草纲目》中记载过一味白色的中药，其根是白色，连及一起而生，因此称其为白及。《药性歌括四百味》中记载："白及味苦，功专收敛，肿毒疮疡，外科最善。"白及能够收敛，因而可以治疗咳血吐血、外伤出血等。白及配伍大黄，研末调糊内服，可用于消化道的急性出血，可见其止血力之强。

白及的名称不仅因根相连及，还有一个典故。从前有一个叫白及的老狱卒，在县衙的大牢里看守犯人。白及为人善良正派，从不打骂犯人，还时常关心他们的生活。

一天，大牢里的一名犯人突然吐血不止，随后还晕倒了。白及一看这情形，立刻去禀告县太爷。县太爷却不是很在意，认为1个月后就要斩首的死囚，现在死就死了，也省了一刀。可善良的白及心想，虽然死囚该死，可还有1个月才斩首，现在有病也还是要给他看的。白及偷偷给死囚找了郎中，并帮死囚付了药费。为此死囚大受感动。告诉白及说他行走江湖多年，7次肺部受重伤而吐血，幸亏一秘方，靠一味良药止血恢复。后来死囚被砍头处死，他的胸部被剖开后，肺部果然有7处伤的窍穴，并且都已经被填补起来了。白及不敢相信世间会有如此神药，将这件事情告诉了他的朋友张郎中，张郎中用这药治疗一个咳血不止的垂危病人，果然有神奇的效果。病人问张郎中这药的名字，张郎中神思一转，这药得以流传，多亏他那老友白及的一念之慈，所以回答道："白及。"就这样，白及得以流传。

因为白及去腐生肌、促进创伤愈合的功效显著，在外伤出血中应用广泛。另外，白及制成的白及膏多用于治疗手足皲裂，以白及为主要成分的白芨生肌膏，能够明显提高肛肠手术后创面的愈合。

白及是传统美白方的主要药物，宋代《太平圣惠方》中美白代表方剂永和公主澡豆方、鹿角膏和千金面脂方等均含有白及。宫廷美容方七白散，就是由白及、白芷、白蒺藜、白僵蚕、白茯苓、浙贝母等共研末制成，平时用来洗脸，或者用水调成糊状做面膜敷脸，有美白淡斑的作用。白及因其良好的美白、抗氧化、抗衰老功效，故在中医美容领域经久不衰。

88. 蛇床子

蛇床子别名"野胡萝卜子"，通常在7—8月果实成熟后采收。蛇床子为椭圆形，种子细小，灰棕色。闻着气味辛香，尝着有麻舌感。通常在海拔1300～3200米的山坡、草地、路旁和灌丛里可以看到蛇床子的身影。

蛇床子是否与蛇有关呢？答案是肯定的。从字面意思上来说，"蛇床"就是蛇类把这类植物当成床，喜欢卧在这种植物上，这确实是古人观察得到的现象。关于药名的来源还有一个小小的故事。

相传在秦朝时，中原有一个村庄流行着一种怪病，患病的人身上长出奇痒无比的小疙瘩，当时的许多名医都束手无策。后来有一位术士来到这个村庄，告诉大家在遥远的海岛上生长着一种植物可以治疗这种病，但是采摘会很艰难，因为岛上的毒蛇经常压在这种草药上面。当地的村民听说了这种草药的神奇功效以后就顾不得危险了，派出了几名壮汉带着雄黄酒去采摘这种植物，历尽千辛万苦，最终只剩下一名村民活下来，并且成功地找到了这种植物。村民们用这种草药的种子煮水擦洗，三五次后病竟然就好了。因为蛇喜爱卧在这种植物上，因此这种草药被称作"蛇床"，它的籽便被称为"蛇床子"。

《药性歌括四百味》将蛇床子的性味功效概括："蛇床辛苦，下气温中，恶疮疥癞，逐瘀祛风。"蛇床子是皮肤外科要药，对于各种顽固性的疮、癣以及痒症均有良好的效果。临床研究表明：用蛇床子、地肤子、苦参的煎剂外洗，治疗外阴瘙痒的有效率可达到94%。蛇床子药性辛温，可以显著改善遇到寒冷就加重的寒湿性腰痛。对于怕冷、爱喝热水、容易感到神疲乏力、精神不振的肾阳虚患者效果较佳，是肾阳虚导致的阳痿或不孕症患者的福药。

尽管蛇床子有很大的医药作用，但它的毒性也不容小觑。此药气味辛香，煎药时药气浓烈，容易让人感到恶心。长期使用此药物会有依赖性，使皮肤变得脆弱，因此不建议长期使用。此外，蛇床子具有杀精作用，所以肾阴不足、精关不固者忌服。

89. 白附子

万物有灵，草木有情，泱泱中药，各具奇功。谁能想到，中药除了能够治病救人、解除病痛，还有令人肤白貌美、楚楚可人的神奇功效，正所谓"爱美之心，人皆有之"。如果说，中药真的能使人变美变白，那白附子定是当仁不让。

说到白附子，要先走出一个常见误区。白附子与白附片并非同一种药材，两者来源不同、功效迥异。白附片是附子的炮制品，为大温大热之药，有回阳救逆之功。而白附子乃是阳明经药，仅与附子名字相似，实非附子类也。两者一字之别，却差之千里。万不可因名称相似而将两者混淆，造成使用不当，影响疗效，甚至错伤性命。

　　白附子是天南星科植物独角莲的干燥块茎。其叶片在幼时内卷如独角状，似小荷才露尖尖角一般可爱，故又名"独角莲"。秋季采挖，除去须根及外皮，晒干使用。白附子的产地以河南禹州最为道地，被称为"禹白附"。

　　白附子美容美白的历史，古已有之。相传在元代，张贵妃入宫时曾深得元帝宠爱。但后宫佳丽如云，时间一长，张贵妃就渐渐被冷落，终日难见君王面。一日元帝游园，遥见一肤白胜雪、容颜姣好的美人在林中散步。忙招至驾前仔细打量，发现竟是久未谋面的张贵妃。此时的张贵妃肤若凝脂，艳胜天仙。元帝瞧得目瞪口呆，遂细问其缘故。张贵妃说她以七味能美白肌肤，且药名中带"白"字的珍奇中药捣碎为末，配制成丸，于瓷器中磨汁涂面，达成美白滋养，嫩面防皱之效。张贵妃也因此再次喜获元帝宠爱，而那副验方则被收入《御药院方》，流传后世定名为"七白膏"，其中便有白附子这味药。

　　白附子除了能够美容养颜，更重要的功效是能够燥湿化痰、祛风止痉。《药性歌括四百味》言："白附辛温，治面百病，血痹风疮，中风痰症。"可用于湿痰咳嗽、中风导致的口眼㖞斜、肢体不利、语言謇涩。白附子尤善逐头面部风痰，且止痛作用强，故可治疗头痛、眩晕等头面部诸多不适症状。另外可将白附子鲜品捣汁熬膏或研末以酒调敷患处，用于治疗瘰疬痰核、毒蛇咬伤。如果面部肌肤粗黑，以白附子粉末用酒调和后，敷在脸上，可使脸颊变得白净明艳。需注意的是白附子虽为疗治皮肤之福音，但孕妇慎用。

90. 全 蝎

　　全蝎是虫类药的典型代表，主产于河南、山东、湖北、安徽等地，入药已经有2000多年的历史了。它有附肢6对，前2对有捕食、触觉及防御功能，其余四对为步足，所以美称"山虾""钳蝎"。全蝎喜欢居住在石头底下或者是石缝中一些潮湿阴暗的地方，昼伏夜出，以蜘蛛、蟋蟀及多种昆虫的幼虫作为食物。春末和秋初捕捉全蝎后洗干净泥沙，放置在沸盐水中浸煮，晾干，就可以做药用了。如果炮制时只用它的尾巴，称为蝎梢或蝎尾，药力更强。

　　全蝎有毒，是民间五毒之一，古人还创造出"蛇蝎心肠"这样的词汇，现代网络上还流传着一首关于它的打油诗："双螯探路觅生涯，倒转琵琶奏晚杀。吊命黄泉走凶影，阴袭猎物凭药叉。探戈一曲猜郎意，轻舞三圈已入麻。性喜暗潮怕哄吵，心残冷血是大家。"所以一些老百姓对全蝎有畏惧心理。但其实它是中医临床常用的一味良药。

　　《药性歌括四百味》记载："全蝎味辛，祛风痰毒，口眼㖞斜，风痫发搐。"全蝎味辛、性平，能够搜风通络，治疗面瘫导致的嘴歪眼斜，南宋时期《杨氏家藏方》治疗面瘫的秘方牵正散，就是将全蝎等药研成细末，用黄酒加热后送服。全蝎中的化学成分主要包含蝎毒，具有抗癫痫、镇静等作用，可以有效治疗儿童的高热惊厥、慢性抽搐以及破伤风等病。

　　中医学认为不通则痛，全蝎擅长走窜，通络止痛的力量非常强，身体的各种疼痛都可以用它来治疗，可以称得上"止痛圣药"。治疗偏头痛时，可以将全蝎、蜈蚣等药，研成细末服用，甚至用胶布将药末贴敷于疼痛部位，也有很好的止痛效果。老百姓常用蝎子泡酒饮用，治疗腰腿疼痛。全蝎还可以"以毒攻毒"、散结止痛，治疗淋巴结肿大、淋巴结结核、骨结核等，民间常用香油炸全蝎，治疗流行性腮腺炎。

近年来，随着人们生活水平的提高，蝎子又作为美味佳肴登上了餐桌，山东临沂的沂蒙全蝎更是食用蝎中的精品，有油炸全蝎、醉全蝎、全蝎汤等，色香味俱全。但要注意的是，蝎子有一定的毒性，加上走窜之力太强，所以孕妇不能服用！

91. 蝉　蜕

蝉，又叫"知了"。相传古时候一个名叫单的猎户娶了一位如花似玉的媳妇，新婚不久被一个叫堂的纨绔子弟看中。常常对单施以小恩小惠，单聪慧的妻子看破堂的不良用心，提醒单疏远小人，可单不听劝阻，反视堂为知己，信任有加。

初夏这天，堂设局将单约入山林狩猎，单走后，堂便闯入单家强行非礼单妻，等到单回家后，妻子向他哭诉，他非但不信，还责怪妻子不自重，撒谎挑拨兄弟感情。单妻悲愤交加，自缢于家外大树上。单听闻后如梦初醒，逼问堂讲出真相后悔恨交加，便刺死堂，随后又跑到妻子自尽的树前，大叫三声"知道了"后吐血而亡。单死后变成了蝉，栖在枝头，终日鸣叫"知了！知了！"向妻子忏悔，单妻被真情感动，变成雌蝉，只是不会叫，默默陪伴在丈夫身侧。

起初蝉只是人们捡拾充饥的食物，由于蝉虫鸣声响亮引人注意，便被尝试入药，果不其然它对于咽哑、失声的症状有治疗作用，渐渐地蝉的壳衣——蝉蜕的药用价值也被发掘。

从树枝上捡下的蝉蜕，拣去杂质，洗净晒干便可入药，《药性歌括四百味》中记载："蝉蜕甘寒，消风定惊，杀疳除热，退翳侵睛。"蝉蜕质轻，入药有"走表"的特点，针对外感风热的感冒、咽痛、音哑、麻疹不透、风疹瘙痒等，可以疏散风热，透疹利咽，明目退翳。在宋代《太平惠民和剂局方》中，"蝉花散"用蝉蜕配伍菊花退翳、清肝、明目，治疗内障眼病。在元代《世医得效方》中，"蝉蜕散"用蝉蜕配伍薄荷，疏散风热、透疹利咽，治疗酒后身痒如风疮之症。在明代《外科正宗》中，"消风散"用蝉蜕散风透疹，配伍荆芥开腠理、止瘙痒、清湿热，治疗风疹、湿疹等皮肤瘙痒症。

另外，蝉蜕还用于小儿惊风、抽搐、啼叫不安等急重症。又如在现代《晋南史全恩家传方》中，"五虎追风散"用蝉蜕配伍全蝎，涤痰、息风、止痉，治疗破伤风所致全身抽搐，牙关紧闭，角弓反张。现代研究也证实，蝉蜕具有抗惊厥、镇咳、祛痰平喘、镇静止痛、抗凝等药理作用。

92.僵　蚕

"相见时难别亦难，东风无力百花残。春蚕到死丝方尽，蜡炬成灰泪始干。"这首诗中出现的春蚕是大家非常熟悉的，蚕吐的丝可制作丝绸，是古代非常重要的服装材料来源。本节我们要说的是和蚕密切相关的一味中药——僵蚕，又名"白僵蚕"。

很多人可能对僵蚕并不熟悉，其实僵蚕就是我们熟知的"蚕宝宝"在未吐丝前感染或人工接种白僵菌而致死的干燥体。李时珍《本草纲目》记载："蚕病风死，其色自白，故曰白僵。死而不朽曰僵。"也就是说，僵蚕的颜色是白色的，形态是僵直的。古人认为僵蚕是因为可爱的"蚕宝宝"受风而病死的，所以经常用僵蚕来治疗与风相关的疾病，如《药性歌括四百味》中记载："僵蚕味咸，诸风惊痫，湿痰喉痹，疮毒瘢痕。"就很好地概括了僵蚕的功效。僵蚕可用于中风瘫痪、半身不遂、言语不清、新生儿破伤风抽搐、咽喉肿痛、目赤流泪、风疹瘙痒等，常与薄荷、蝉蜕、金银花等配伍应用。

另外，古人认为僵蚕死后僵直而不腐烂，是因为蚕得到的是清气中特别纯粹的部分。而且蚕是只吃桑叶的，所以蚕也具备了桑叶治风养血的功效。为什么僵蚕是因为风而病死的，却能治因风引起的各种疾病呢？清代名医徐灵胎曾经对此作出解释："凡风气之疾，皆能治之，借其气以相感也。因风而僵，反能治风者，盖邪之中人也，有气而无形，穿经透络，愈久愈深，必得与之同类者，使为向导，至于病所，而邪不能留，即从治之法也。"通俗来说，就是药物与人体中的风两者相感，就像向导一样，把人体所受之风引出。

古人对于药物及其功用的发现很多都是源于"象思维"。这一取象比类的思维模式为我们探索并发现了很多药物，在实践检验中也证实了其疗效。正如我们所说的僵蚕，因其食用桑叶可禀其气，故可治风入血。而僵蚕又是受风而僵，故可用于中风瘫痪、半身不遂、言语不清等中风之症。如果大家细心观察便会发现很多中药的发现和功效都可用"象思维"来解释，并且解释起来别有一番风味，这也是对中国古代文化的一场探索之旅。

93. 蜈 蚣

蜈蚣是一类古老的有毒节肢动物，迄今在地球上已存在几亿年之久，也是大家比较惧怕的一类爬行动物，不仅外形吓人还是五毒（蜈蚣、毒蛇、蝎子、壁虎、蟾蜍）之一。蜈蚣也是一味临床常用的动物类中药，春夏二季捕捉蜈蚣，用竹片插入头尾，绷直、干燥，制成中药蜈蚣。蜈蚣在《神农本草经》中被列为下品，属于可治病且有毒的药物。后世医籍也多记载其有毒。虽然蜈蚣有毒，但其毒液量少，被蜈蚣咬伤可出现局部的红肿热痛、头晕头痛，因其毒液量不大，故一般不会致命。

蜈蚣有毒且气味腥臭，因此入药需要进行一番炮制。具体方法始见于《雷公炮炙论》。在古代，蜈蚣的炮制经历了从不加辅料到加辅料的发展过程。历代医家所用的蜈蚣炮制品有炒蜈蚣、蜈蚣炭、煨蜈蚣、酒蜈蚣、醋蜈蚣等十余种，现今所用的炮制方法大多为焙法。那么，如何制作焙蜈蚣呢？取干净的蜈蚣，除去头足，用文火焙至黑褐色质脆时，放凉使用。焙蜈蚣形如"蜈蚣"，但焙后降低了毒性，矫味矫臭，使之干燥酥脆，便于粉碎，多入丸、散内服或外敷，功用同生品蜈蚣。

据《药性歌括四百味》记载："蜈蚣味辛，蛇虺恶毒，镇惊止痉，堕胎逐瘀。"蜈蚣性辛温，具有息风止痉、通络止痛、攻毒散结的功效。其中，息风止痉是蜈蚣最主要的功效，临床上常与全蝎配伍应用，主要用于肝风内动、痉挛抽搐、小儿惊风、口眼㖞斜、半身不遂、风湿疼痛等病症的治疗。蜈蚣虽有小毒，但善于以毒攻毒，走窜之力强。因此，治疗疮疡、肿毒、瘰疬、痰核等有奇效。但需要注意的是，蜈蚣有毒，最好研末吞服或装入胶囊内吞服，并且要严格控制用量，不可多服，孕妇忌用。

94. 蜂 房

蜂房是马蜂或胡蜂的巢。每当蜂农将浓浓的蜂蜜倾倒而出时，馋嘴小孩总是会不自主地舔舔舌头，回想蜂蜜的甜美。殊不知，蜂农提出的蜂房，其实是一味贵重的中药。

蜂房又称"露蜂房""马蜂窝""蜂巢""野蜂窝""黄蜂窝""百穿之巢"，常是蜂类群栖之处，营巢于树木上或屋檐下。全年都可以采收，但常是在秋冬二季采收。采收后杀蛹卵、晾干即可入药。

蜂房的药用价值主要是攻毒杀虫、祛风止痛。《药性歌括四百味》中记载："蜂房味咸，惊痫瘛疭，牙疼肿毒，瘰疬乳痈。"

蜂房的第一大功效就是治疗蜂蜇，因为蜂房能够祛风攻毒，散疔肿恶毒。曾经有一顽童，到树上去掏鸟蛋，鸟蛋没掏到，反而被蜜蜂蜇得大叫。有位中医爷爷经过，看到此景，便找来蜂房打粉，与猪油同调，敷在了顽童的蜂蜇之处，疼痛很快减轻，不久竟痊愈了。还真是神奇。自然界果然是一物降一物，用蜜蜂的房子来治疗蜂虫蜇伤，真是一绝。

蜂房治疗牙痛也是绝妙。将蜂房放入纯酒精中，烧至黑灰，用灰烬涂在龋齿上，可以治疗牙痛。当然，在烧蜂房时，一定要做好防火措施，以防出现意外。

中医象思维是常用的思维方法之一。蜂房因其形态与人体乳房的形态类似，因而常被用来治疗乳腺炎症（又称蜂窝织炎）。当人体的皮肤受伤并感染细菌时，会产生一种炎症，使组织形成类似于蜂窝状的炎性改变，因此被称为蜂窝织炎。蜂房恰好可以治疗这种炎症。将 30 克露蜂房加水 1000 毫升煎煮 15 分钟后，弃渣留汁。待药液温度适宜后外洗患处，直至疮口脓液洗净为止，用消毒纱布覆盖，不宜包扎过紧，每天 1~2 次。注意，本品有毒，不宜久用。本方只可外用，不可口服。

现代研究发现，露蜂房水提取液对急性和慢性的炎症均有抑制效果，镇痛作用主要是对慢性疼痛有效。这也解释了为何蜂房外用还可治疗牙齿疼痛，如用蜂房配合细辛煎水漱口就可治疗牙痛。

95. 白花蛇

为了搞清白花蛇的形态，验证书本上的记载，李时珍曾到蕲州城北的龙峰山捕蛇。他在《本草纲目》中写道："花蛇，湖蜀皆有，今唯以蕲蛇擅名……其蛇龙头虎口，黑质白花，胁有二十四个方胜纹，腹有念珠斑，口有四长牙，尾上有一佛指甲，长一二分。"

这段话描述了蕲蛇的四大特征：头是扁平的三角形，吻端向上，习称"翘鼻头"；背部有菱形的警戒色斑纹，习称"方胜纹"；腹部有黑色类圆形的斑点，习称"连（念）珠斑"；尾部骤然变细，末端有一枚三角形角质鳞片，习称"佛指甲"。蕲蛇就是产于湖北蕲州的五步蛇，与蕲龟、蕲竹、蕲艾合称为"蕲春四宝"，同时这也说明古代所用的白花蛇是五步蛇。

五步蛇多在夏季捕捉，一般用长竹竿和铁丝做成套索捕取。捕得后，剖腹除去内脏，洗净，用竹片撑开腹部，盘成圆形后焙干，干燥后拆除竹片。商品名为"大白花蛇"。

因地域差异，各地的习用药材和名称不尽相同，譬如广西主产的百花锦蛇在广西、广东、湖南等地使用历史悠久，被称为"广西白花蛇"，但载入《中华人民共和国药典（2020年版）》的只有蕲蛇和金钱白花蛇。金钱白花蛇就是银环蛇幼蛇剖腹，除去内脏后制成的干燥体，一般盘成圆形，直径约3.5厘米，如钱币大小，因此得名"金钱白花蛇"。

金钱白花蛇和蕲蛇虽功效相似，但药力更强。《药性歌括四百味》中说"花蛇温毒，瘫痪喎斜，大风疥癞，诸毒称佳"，意思是金钱白花蛇和蕲蛇性温，有毒（五步蛇和银环蛇都是毒蛇），因蛇擅走窜，像风般灵活，所以中医学认为蛇祛风通络，治疗中风瘫痪、口眼喎斜和风毒之邪引起的痉挛抽搐、瘙痒等。一般去头、鳞，切段煎煮，也可以做成药酒服用。制作蛇酒的一般方法是先将蛇体浸泡在高度白酒中，再加入当归、川芎、白芷等中药材，封存 6 个月即可，高温季节可以适当缩短封存时间。用这种方法浸泡出的酒颜色金黄、透明、无腥味，蛇毒才能完全转化为无毒物质。每日饮用 10～30 毫升为宜。

另外，蝮蛇被收录在 2020 年卫健委公布的既是食品又是药品的中药名单上，意味着蝮蛇科动物包括蕲蛇在内，都是可以做成食品的。我国不少地区有吃蛇肉的习惯，如广东的蛇羹，湖南的怪味蛇等。也有白花蛇药膳，如白花蛇玉米须汤：将白花蛇宰杀后，去皮、内脏及头尾，洗净，整条置炖锅内，加入玉米须、鸡汤及姜、葱、盐，先用武火烧沸，打去浮沫后，再用文火炖 1 小时即成，可以祛风湿、通络定惊、降血压。

96. 蛇　蜕

蛇因为会蜕皮，故在我国古代先民的心目中具有特殊的地位。在澜沧江西岸，拉祜族的民族传说中，蛇是长生不死的。在羌族的传说中，蛇长生不老的能力是从人类这里交换而得的。原本人年老之后只要蜕皮一次，就会重新变得年轻。但有一次，为了从蛇那里交换信息，人教会了蛇如何蜕皮。从那以后，"死亡"出现在了人类的概念中，蛇却不断蜕皮，拥有了永生的能力。由此可见，蛇蜕对于古代先民而言，具有身体重新变得健康、生命不断延续的意味。

蛇在蜕皮时，眼睛会先变得浑浊，俗称"蒙眼"。例如，赤峰锦蛇在蜕皮前 6～10 天眼睛会变成灰蓝色，暂时失明。蜕皮之后，眼睛将重新变得清澈。这是因为，蛇没有可以上下活动的眼睑，而是在眼球外面有一层透明的皮肤。蜕皮时，这层透明的皮肤会被一起蜕掉。最终形成的蛇蜕上，眼睛部分十分清晰。这一蜕掉眼部白膜、视力由失明恢复正常的过程，与人们期望去除眼部翳膜的愿望十分相似，由此开始了蛇蜕用于治疗翳膜的尝试。

《药性歌括四百味》曰："蛇蜕咸平，能除翳膜，肠痔蛊毒，惊痫搐搦。"除治疗眼疾外，古人还在朴素的取象比类思想的指导下，根据蛇的特性推断蛇蜕的功能，尝试将其应用于其他医疗领域。蛇具有四处走窜的特点，对应八卦中代表风的"巽"卦，于是先民们试着用其治疗惊痫抽搐等疾病，效果竟然立竿见影。于是，蛇蜕的这一功效得以保留下来，传承至今。作为先民们生存的重要威胁之一，蛇杀死虫兽的场景被反复观察到。古人由此想到"以毒攻毒"，用蛇蜕治疗恶疮等疾病。

97. 牛蒡子

牛蒡子，又名"鼠粘子""恶食"，是菊科植物牛蒡的干燥成熟果实，表面灰褐色，带紫黑色斑点，形如大米大小。因为它上面有很多钩状的突起，能够附着在动物身上，所以得名鼠粘子。《药性歌括四百味》讲："鼠粘子辛，能除疮毒，瘾疹风热，咽疼可逐。"

据传古代时，有一位老学者年少时多次应试不第，于是办了私塾学堂，带了几十个学生，教他们读书写字，习读《千字文》《弟子规》《三字经》等书籍，习练书法。

某年春天，老学者偶尔发现一个学生两边腮帮子红肿起来，肿至眼睛上面，眼睛都睁不开，老学者怕学生有什么不测，便急忙来到老药师的房间请求诊治。老药师诊过后说："这是大头瘟，而且这种大头瘟还会传染，私塾里一两个人得，过不了几天很多学生都会得。"老学者大吃一惊："这可怎么得了，请您出个方子诊治，救救这帮孩子。"老药师胸有成竹地说："莫急，莫急，我让小徒弟回药房去取牛蒡子，你就把这些药熬水给孩子们都喝上，已经犯病的就喝多点，还没犯病的可以少喝点预防，过几天就无事了。"

听从老药师的医嘱，老学者把药煮水分给孩子们喝，然后前面得大头瘟病的孩子，没几天就好了。其他孩子也都相安无事，大头瘟的传染就是靠老先生用药给截住了。

为何鼠粘子能治大头瘟？原来，鼠粘子药性较寒，可以散去风邪，加速体内毒素排除，有消肿利咽的功效，故而可以用来治疗各种皮肤感染以及咽喉肿痛、流行性腮腺炎（即大头瘟）等热毒病症。另外，鼠粘子富含油脂，有通便的作用，特别适用于身体内有火毒，并兼有便秘的患者。如患者本身就有腹泻的症状就不适合服用。

98. 茵 陈

在乡间田野，长着一种绿茵茵的，全身带着灰白色绒毛的植物，就叫作茵陈，又名"茵陈蒿"。《本草拾遗》记载，称它为"陈"是因为它的根经冬不死，旧苗于春天发芽散叶，秋天又开花结果，又因它是一种蒿类，所以又名茵陈蒿。它既是一种良药，又是一种北方早春常吃的食物。

俗语写道："三月茵陈四月蒿，五月六月当柴烧。"这来源于一个华佗治病的故事。相传华佗给一个黄疸病人治病，但总不见效。突然有一天，这个病人的病好了！作为一名名医，华佗自然是要询问一番的，这位病人就说是吃了一种野草，长在田野，绿茵茵毛茸茸的，华佗跟随着去一看，便是茵陈了，然后他便采摘了一些给其他黄疸病人服下，但奇怪的是，其他人的病情并没有好转。于是华佗思索一番后问那人："吃的是几月的呢？"那人回道："是三月的蒿子。"于是到来年三月华佗便采摘给黄疸病人服下，果然见效。为了摸清它的药性，华佗又把茵陈的根、茎、叶进行分类试验。实践证明，只有幼嫩的茵陈茎叶可以入药治病。后来华佗为了让后人记住茵陈的功效，就编出了上面的口诀。由此可见，只有三月间幼嫩的茵陈茎叶才能利湿退黄，治疗黄疸，正如《药性歌括四百味》所记载"茵陈味苦，退疸除黄，泻湿利水，清热为凉"，若是再迟一些，就没有这个功效，只能当柴烧了。

茵陈除了是一味利湿退黄的良药，还可以作为一种食材起到食疗的效果。北方各地早春就常吃这一种野菜，将它做成茵陈窝窝头或者将其与面粉、蒜蓉以及各种调味品和在一起蒸着吃，美味的同时又有着清利湿热、利胆退黄的功效，对于湿热过重的人来说再合适不过了。

所以，早春在田野看见这种"野草"，采摘一些回去蒸着吃，何乐而不为呢？

99. 蔓荆子

在乡村，总能看到一种长藤的植物，每年春天都会开出芳香四溢的野花。而且它的生命力特别旺盛，非常耐旱，同时还有很好的韧性，以前老人们常用它编织各种生活用具。它就是蔓荆，它的果实便是蔓荆子，一味非常好的中药。

蔓荆子又名"荆子""蔓京子""万金子"，为马鞭草科牡荆属植物单叶蔓荆或蔓荆（三叶蔓荆）的成熟果实。主产于江西、浙江、山东、安徽等地。在秋季果实成熟时采收，晒干，稍微炒至焦黄色，使其微微裂开，便于在煎煮时释放出有效成分。

《药性歌括四百味》记载道："蔓荆子苦，头疼能医，拘挛湿痹，泪眼堪除。"蔓荆子辛而微凉，尤其善于清利头目，如风热头痛、头昏、牙痛、目赤肿痛、目昏多泪等。蔓荆子是一种非常轻的种子，有一句话叫"诸子皆降、蔓荆独升"，就是说蔓荆子的治疗作用是上行的，用以治疗头面部的疾病。另外，它还有祛风止痛的功效，可用于治疗风湿痹痛，肢体拘急。

安徽省太湖县是全国蔓荆子五大产区之一，据考究已有600多年的生产历史。那蔓荆子是怎样在这里落户、开花、结果的呢？在太湖县民间一直流传着一个关于蔓荆子在太湖县扎根的故事。相传在洪武年间，太湖县有位名叫刘焘的人在广西柳州做知府，回太湖县省亲时，带回蔓荆子种子，赠送给家人种植。其家人将种子撒在河滩上，后逐年自然繁殖。但当时人们并不了解蔓荆子的习性，对它的生长无人问津，结果存活的蔓荆自然是寥寥无几。直到后来，几场大雨冲破了圩坝，淹没了万顷良田，时过水落，皆淤成了高低起伏的沙滩，蔓荆子才获得了适宜的环境，大片的生长起来，人们也逐渐发现了它生长的奥妙。现如今，蔓荆子主要产区分布在太湖县长河两岸沙滩上，此地气候好，雨量丰富，蔓荆子群集蔓生，给两岸的人民带来了健康和财富。

蔓荆子除了用于中药汤剂，还可以泡酒饮用。蔓荆子的主要活性成分是黄酮类的化合物，它的脂溶性比较强，难以溶于水，易溶于酒精，用酒泡更容易提取其有效成分。早在明代的《普济方》中就有蔓荆酒的记载。把蔓荆子稍微地炒一下，然后拿酒来浸。一份的蔓荆子，用两份的酒来泡。冬天的时候泡7天，夏天的时候泡3天就可以了。平日饮用，可以治疗头痛、耳聋症。蔓荆子效用虽好，但是要注意血虚有火以及脾胃虚弱的人都是不宜服用的。

100. 马兜铃

在农村地区生活的朋友可能并不陌生马兜铃，这种野果子在农村常被叫作"蛇参果"。以前农民朋友去野外干活的时候，如果碰到被蛇虫咬伤，就会将这种野果子拿来敷到伤口上，以此来预防蛇毒进一步蔓延。而它之所以被叫作马兜铃，主要还是因为它的果实外观和马脖子身上挂着的铃铛一个模样，所以才有了这样一个称呼。

马兜铃为马兜铃科马兜铃属植物北马兜铃及马兜铃，以成熟果实入药。它是一种多年生的缠绕类型草本植物，不耐干旱，只喜欢生长在水沟水塘边，还有一些比较阴暗的草丛灌木丛中，因此本身耐寒以及耐阴性都不错。《药性歌括四百味》记载道："兜铃苦寒，能熏痔漏，定喘消痰，肺热久嗽。"看来与成长环境关系很大。

马兜铃还有个有趣的别名"三百两银药"。据说，很久以前，有一个大夫，医术高明，名声在外。对于贫苦的平民百姓，他尽量不收取费用，而对于那些欺压平民百姓的富贵人家则要很高的价钱，所以别人都叫他"医怪"。县城里有个员外，他贿赂官员，欺压百姓，人们敢怒不敢言。一次，员外的痔疮发作，痛得厉害，找过几个大夫都没有治好，甚至更严重了。于是，下人找到了医怪。医怪看了看病情，心里便有数了。他想这次得好好治治这个坏家伙才行，于是便要价三百两银子。员外痛得厉害，现在只要能治好，多少钱也得给。于是，医怪给了员外一种不知名的药，告诉他内服和外用一起，见效会快一点。果不其然，不出数日，员外便不痛了。当时，人们还不知道马兜铃这个药名，于是就叫它"三百两银药"。

由此可见，马兜铃不仅能对付蛇毒，还能治疗痔疮。除清肠消痔外，马兜铃还能化痰止咳平喘，清肺降气。因此可用于肺热咳喘、痰中带血、痔疮肿痛、痰壅气促等病症。还能用于肺癌、大肠癌、恶性淋巴瘤、食管癌等病。不过马兜铃含有的马兜铃酸有较强肾毒性，所以切莫自行服用，一定要谨遵医嘱。

101. 秦 艽

秦艽（jiāo），又名"秦纠""秦札""秦胶"等，为龙胆科植物秦艽、麻花秦、粗茎秦艽或小秦艽的干燥根。主要产于陕西、甘肃等地，春、秋二季采挖，除去泥沙晒干，切片，生用。《药性歌括四百味》中记载："秦艽微寒，除湿荣筋，肢节风痛，下血骨蒸。"具有祛风湿，通络止痛，退虚热，清湿热的作用。

很多人都知道秦艽可以用于治疗风湿痹痛，那秦艽祛风湿是怎样被发现的呢？

据说战国时期，秦国为了一统天下，四处征战。士兵常年征战在外，风餐露宿。因此，很多将士患上了腿痛、膝盖痛的疾病。军医对此病束手无策，甚至目睹了自己的好友因腿痛行动不便被对方士兵杀害，这让他心痛不已。

军医痛定思痛，下定决心要找寻治疗腿痛、膝盖痛的药。皇天不负有心人，一日在寻药途中，他碰到了一位精神矍铄、健步如飞的白发老者。交谈之后，才知道老者竟然是名医扁鹊的徒弟，军医无比敬佩，当即就拜老者为师。随后，军医向师父赐教治疗腿痛的良方，老者便告知，良方是有，但需从师3年，方可得此秘术。

军医虽然不解，却也留了下来，跟随老者潜心研习了3年。3年后，老者递给军医一把草，说这是祛风湿的良药，但需以除却天下百姓之病痛为己任，方可取效。

随后他游历各国，按照师父的教诲，不以己之医术求财，不区分穷富贵贱，不论是身患腿疾的百姓还是将军、士兵，不管是秦国还是其他六国之人，他都同等地教他们识药、采药，治疗这种腿疾。

由于药材来自秦国，干燥后根茎有皱纹并且纠缠绞结在一起，所以人们把它叫作"秦纠""秦绞"，也就是我们现在的"秦艽"。

秦艽虽有很好的镇痛作用，但糖尿病患者却要慎用，因其中含有的秦艽甲素能够升高血糖；其所含有的龙胆苦苷，可以抑杀原虫，但也能促进胃液及游离盐酸的增加，因此胃酸过多的患者需配伍其他药物使用。此外，身体瘦弱、小便频数、大便稀溏的患者不宜服用此药。

102. 紫 菀

紫菀（wǎn），又名"青菀""紫倩""小辫""返魂草""紫苑"等，是菊科植物的一种，平时多生长在一些潮湿的河边，主产于河北、内蒙古和东北三省等地区，在朝鲜、日本等地亦有分布。每年夏天，它都会开出美丽的紫色小花，根和茎都可以入药。紫菀名称的由来据说是李时珍认为"其根色紫而柔宛故名紫菀"。

紫菀味苦，性温。辛能散风邪、苦能降泄、温和柔润，故有润肺下气、化痰止咳的作用。《药性歌括四百味》称其："紫菀苦辛，痰喘咳逆，肺痈吐脓，寒热并济。"现代研究证明紫菀中含有紫菀皂苷、紫菀酮、槲皮素、挥发油等，有显著的祛痰镇咳作用。同时紫菀药性较为平缓，药性温而不热，润而不燥，所以对肺寒、肺热都适宜，既能治因寒邪导致的痰喘咳嗽；又能治因热邪导致的咳吐脓血。在著名的止咳要方止嗽散中，就使用了紫菀。

中医学认为，肺与大肠相表里，此两者通过经络相连，具有密切的关系，因此，在治疗大肠疾病时，常可通过调理肺气获得佳效。由于紫菀味苦，具有降泄肺气的作用，其性质又温和柔润，故也被用作通便的良药。早在宋朝，此药就因单味治愈便秘而名扬万里。

据说在宋徽宗时期，蔡京任宰相，权贵一时。有一次，他大便秘结不通，又害怕吃大黄等泻药损伤正气，虽遍请京城名医却治之无效。于是贴出告示：谁能治好宰相的病，赏银千两。四川民间医生史堪刚到京城，还不出名，便自荐前往蔡府，为蔡京诊脉后，便向蔡京要二十文钱。问其何用，答曰购药。史堪仅买来一味紫菀，研为细末，让蔡京用水送服，不一会儿就排出大便。蔡京感到惊奇，问用紫菀的理由。史堪笑道："这很简单，肺和大气相通，而负责排便的大肠就是体内一种传送物质的器官。由于您肺气不通，因此才有大便秘结的症状。现在用紫菀来清理肺气，这大肠的气也随之通达，大便也可自行排出，这便是药到病除的道理。"史堪仅用一味紫菀就治好了蔡京的便秘病，从此名扬京城。

紫菀药力温和，可以用5～10克泡茶治疗新久咳嗽，但是阴虚火旺及实热咳嗽者不宜用。

103. 款冬花

"万物丽于土，而款冬独生于冰下；百草荣于春，而款冬独荣于雪中。"冬天来了，黄黄的小花正迎着冬日的寒风在林下熠熠地开着，它就是冬天的勇士——款冬花。

款冬花又称"艾冬花""看灯花"，其植物长得并不高大，属于菊科款冬属的多年生草本植物。根状茎横生地下，花苞初长时包裹着淡紫色或淡红色的苞叶，其所开的小黄花与蒲公英的小黄花非常相似，因此受到众多女生的喜爱。

款冬花不仅色泽艳丽，而且味道芳香，再加上特殊的养颜补血功效，特别受到女性爱戴。许多食物例如饮料或者甜品糕点也会通过添加款冬花来吸引女性顾客。

款冬花虽小，但止咳的功效十分强大。唐代诗人张籍与款冬花曾有一次不解的缘分。张籍不幸感染风寒后连续数日咳嗽不绝，因无钱医治，病情日渐加重。张籍此时心急如焚，一筹莫展。这时，他忽然记起，曾经有一位僧人向他说起一种叫款冬花的中药，治疗久咳十分有效。于是，他嘱咐家人采来款冬花。煎服几次后，病情好转，咳嗽也消失了。随即写下"僧房逢着款冬花，出寺吟行日已斜。十二街中春雪遍，马蹄今去入谁家。"一首《咏款冬花》表达了对款冬花的赞美之情。

款冬花得天地阴寒之气，凌冰雪而独秀。它的功效与其生长环境密不可分。据《药性歌括四百味》记载："款花甘温，理肺消痰，肺痈喘咳，补劳除烦。"中医学认为，款冬花在冬日得以绽放，是阴中含阳，故而性温。花类药物大多清扬上达，因此可入肺经气分，兼入血分。以其温而不热，辛而不燥，甘而不滞，为润肺化痰止嗽之良药。故凡一切咳嗽属于肺病者，不论外感内伤，寒热虚实，皆可施用。用于肺虚、久嗽、肺寒痰多之咳嗽最为适宜，而肺热痨嗽、咳血等也常使用。

日久咳嗽，或新发咳嗽，均可取款冬花3～10克泡茶喝，但是阴虚有热或肺火燔灼的患者不宜单用此药。

104. 金沸草

金沸草在田间、地梗随处可见，它的形状好似黄色的野菊花，细长的枝梗上长着一簇簇金黄色的小花，特别是在傍晚的霞光映衬之下，显得格外动人。这种野花的颜色金黄艳丽，黄灿灿的一片看起来好像金子一般，因此古人给它取了一个非常形象雅致的名字——金沸草。

金沸草的梗茎叫金沸草，它的花叫旋覆花。无论是梗茎还是花都可以入药，在此我们讲述的是，梗茎金沸草。金沸草虽不如它的兄弟旋覆花一样声名远扬，但其功用也不容小觑。

《药性歌括四百味》记载："金沸草温，消痰止嗽，明目祛风，逐水尤妙。"中医学认为金沸草的气味辛香，略带苦咸，辛能行散，苦可降泻，因此对于咳喘气逆有很好的治疗作用，又加上它的药性微温，因此对于寒痰咳喘的治疗作用最好。像平日外感风寒造成的咳嗽痰多、气喘不舒、气逆呕吐等，就可以用金沸草来加以缓解。金沸草在止咳化痰平喘之余，其辛散行气的性质还能用于治疗气滞气逆造成的胸膈痞满。比如日常感觉到的胸闷不舒服、胸膈气胀不舒服，用金沸草就可以起到行气消胀的作用。金沸草可以将咽喉间的痰消散掉，因其性质偏温，所以对于寒痰的效果比较好。此外，还可以明目祛风，如果湿邪上攻头目，眼睛分泌物很多，比如老年人迎风流泪或流浊水，就可以考虑用金沸草。金沸草通过通宣肺气，还能起到轻微的利尿作用，它能够打开人体的上窍，让肺气宣通，通畅气机而使小便排出，就好像是水壶，把壶盖打开了，才能把水倒出去。

金沸草可内服也可外用，外用鲜品适量，多捣汁涂患处，亦可煎水洗。金沸草还可以做代茶饮，如《清宫医案集成》所记载的解金沸草代茶饮。取荷梗 5 克、荷蒂 5 克、石斛 3 克、银花 5

克、羚羊角 2 克、橘红 3 克、鲜青果 5 枚。先将羚羊角磨粉备用，其他材料置于茶壶，再用清水漂洗一次，然后加入清水 1500 毫升，武火煮沸后，兑入羚羊角粉调匀，最后以文火煎煮 5～10 分钟即可，此茶饮可用于咳嗽频作、咯痰黄稠、咽干口苦、胸胁胀痛等症。

105. 天花粉

天花从空中而下，能够给人间带来好运，缓解病人的疾苦。此药之名来源于一个感人的传说。相传，佛祖为普度众生，连续多日不眠不休，讲述佛法。众神感动于佛家"我不入地狱，谁入地狱"的悲悯之心，纷纷落泪。诸神的泪水变成鲜花，自空中飘舞而下，凡间一时下起缤纷的花雨，众生叹为观止。"六欲诸天来供养，天华乱坠遍虚空。"这里的天华即天花，天花粉的名字也是从了这两个字。

天花粉虽有粉之名，却无粉之实。它原名叫作"瓜蒌实"，是瓜蒌的根，只是在清代的时候，常以它浸泡过滤沉淀后得到的粉末入药，其色泽洁白如雪，才改名天花粉。现在一般不这样做了，而是直接将瓜蒌根切片晒干。

天花粉，是否与人类曾经的天敌"天花病"有关呢？事实上，二者并无关系。天花粉其实是治疗消渴病的"一把好手"，被称为"消渴圣药"。《药性歌括四百味》记载："天花粉寒，止渴祛烦，排脓消毒，善除热痰。"由此可见，天花粉能够清热生津，尤其适于缓解消渴病口渴多饮的症状。正因天花粉味甘微酸，酸甘在一起，就能够养阴生津，生活中"望梅止渴"就是这个道理。另外它又有苦寒之性，能够降火，使津液不至于被火蒸发耗散掉。

此外，瓜蒌根系非常发达，能够将津液流通起来，从水多的地方向少的地方补给，可以算是小型的"南水北调"功能。因此，天花粉对于调节体内水液，化生津液有非常好的作用。

天花粉生津止渴的作用不仅只限于消渴病人。生活中，也有不少老年人随着年龄的增长，唾液腺分泌减退，晚上睡觉时，总觉得口中干渴厉害。此时，就可以用天花粉煮水，睡前小饮，夜间口渴的症状就能够得到改善，睡眠也会更加安稳。

天花粉除了能够生津止渴，还有清肺化痰、消肿排脓的功效。可用于肺热燥咳、疮疡肿毒。天花粉被《神农本草经》列为上品，有轻身延年之效。现代药理研究表明，天花粉有增强免疫、抗病毒、抗癌、降糖的作用。需要注意的是，天花粉不宜与川乌、制川乌、草乌、制草乌、附子同用。

106. 瓜蒌仁

瓜蒌又称栝楼，浑身都是宝，各个部位都可入药，其果实入药称全瓜蒌；单独的皮入药即为瓜蒌皮；种子入药称瓜蒌仁；块根入药，就是临床常用的天花粉。将采摘来的瓜蒌掰开，种子捏在手里，或者放在水里，可以感到它特别滋润，稍微一用力就溜走了。

瓜蒌仁的功效和它的性状一样，很润滑，所以功善化痰，特别是不容易咳出的老痰、胶痰、郁痰，仅用这一味药，痰就会变得很滑利，非常容易咯出。所以说它有着润肺化痰的功效，可用于治疗燥痰咳嗽、咳痰稠厚。

如果沉积在肺上的痰被清除，肺的功能得到恢复，人体的水液就可以更好地得到输布，这是为什么呢？中医学认为"肺主通调水道"，肺在输送水液方面起着重要的作用，就像一个发动机，可以把到达这里的水液，分布到全身。如果肺功能出了问题，水液不能及时排到各个地方，会堵在胸和肺，水液聚集浓缩，变成了痰，储存在肺里，所以就有了"肺为储痰之器"一说。

瓜蒌仁清除肺中的老痰后，肺又可以更好的输送水液到达身体各部位，到了消化道，水分多了，自然大便更加通畅了，因此，瓜蒌仁还具有润肠通便的功效，可用于治疗肠燥便秘。

除此以外，瓜蒌仁还有解渴除烦的功效，可以治疗消渴，即以多饮、多食、多尿三多症状为主症的糖尿病。现代研究也表明，瓜蒌仁油具有降血糖以及改善糖耐量的作用。

总之，瓜蒌仁具有滋润滑利的性质，可以将各种浊痰变得像它本身一样滑利，肺中的浊痰被它清理了，人体水液被更好的分布，随之也可以解决很多其他问题。正如《药性歌括四百味》中记载："瓜蒌仁寒，宁嗽化痰，伤寒结胸，解渴止烦。"

107. 密蒙花

"黄花醉鱼草""羊耳朵朵尖""黄饭花""鸡骨头花"，是什么样的植物才会拥有这么多有趣的名字呢？其实这么多可爱的名字都是一种花的别称，它就是密蒙花。密蒙花为马钱科植物密蒙花的干燥花蕾及其花序，其根、叶也入药。早在1000多年前唐代著名的医学家孙思邈就用它治疗疾病了。他用密蒙花为小白龙治眼病这一民间传说，不仅反映了孙思邈精湛的医术，还反映了密蒙花的独特疗效。

远古时候，四川阆中本是一片穷山恶水的不毛之地。后来，玉皇大帝派小白龙到这里来治理山水。他不辞劳苦，勤勤恳恳，将阆中治理得处处山泉清冽，年年风调雨顺。不想天不遂人愿，忽有一年，逢遭大旱，滴雨不下，土地龟裂。就连本来烟波浩渺的嘉陵江也干涸见底。小白龙眼见此地就要颗粒不收，生灵涂炭。一时间悲痛欲绝，放声大哭。震天动地的哭声感动了玉帝，玉帝便恩准他耕云播雨，以解芸芸众生的燃眉之急。可是，小白龙却从此一病不起，两眼红肿疼痛，泪如热汤，长流不止，倘若不及时治疗，很快就要双目失明，变成一条瞎龙。恰在这时，孙思邈来到阆中采药。孙思邈一见小白龙的眼睛又红又肿，心里已经明白了八九分，他仔细地把了脉，看过舌头，长叹一口气说："此病根在久郁伤肝，虽然病得不轻，但照我的方法治疗，不出 7 天就会全好。"说着，便从药箱里掏出一大把密蒙花，洗净，加水熬汤。随后用药汤洗过小白龙的眼睛，又让他喝了剩下的一半密蒙花水。在孙思邈悉心地治疗下，果然不到 7 天，小白龙的眼睛红肿全消，又变得明亮清澈了。后人为了缅怀孙思邈和小白龙，便将这个故事塑在了大佛寺的药王殿里。

由此可见密蒙花疗目疾之效，难怪《药性歌括四百味》记载道："密蒙花甘，主能明目，虚翳青盲，服之效速。"密蒙花性寒味甘，能润肝燥、祛风热、养肝明目，不管疾病是虚是实，皆可应用。因此可用于目赤肿痛、眼目昏花、久视无力、目涩肿痒等病症。

不过密蒙花有散瞳作用，故瞳孔散大者忌用。

108. 木　贼

青翠的竹子每个人都再熟悉不过了，竹子作为是"四君子"之一，深受人们喜爱。可是有一种植物，虽然和竹子一样中空、有节，却没有"节节高升"这样美好的寓意了，甚至常被农民朋友们嫌弃，它就是木贼，又称为"笔头草""无心草"。

木贼繁殖能力很强，喜欢生长在河岸湿地，农田里也到处都有它的身影。李时珍形容它因表面粗糙，能打磨木质，故而名为木贼。更令人惊讶的是，木贼竟然属于蕨类植物，一个古老的物种，被称之为"活化石"。

木贼木贼，偷心的贼，偷得的自然是中医人的心。将木贼洗净，剪去根部，切段，晾干，在医者手中，就变得极具药用价值。《药性歌括四百味》中描述："木贼味甘，祛风退翳，能止月经，更消积聚。"此药具有疏风散热、明目退翳的功效。《本草求真》中记载，木贼是去除眼内翳障而明目的要药，对于沙眼、迎风流泪等眼科疾病效果甚好，是眼科医生手里的"红人"。

关于木贼善治眼疾，还有个浪子回头、孝感天地的故事。相传长白山脚下住着一户朱姓人家，小儿朱正，自幼天资聪慧。家人对他寄予了厚望，希望他能考取功名，光耀门楣。后来朱正却沾染了赌博，整天沉溺其中，最后家财破乱。朱母痛心不已，在一夜之间双目失明。朱正对此羞愧难当，发誓要把母亲的眼睛治好。于是他到处求医问药，每天上山寻药，累了就休息看书写字。一天，他不小心从山上摔下来昏了过去，醒来时竟发现手中的毛笔变成了一棵绿草，他想会不会是他的孝心感动了上天，于是他把这棵草带回家，煮水给母亲喝。朱母在喝完之后，眼睛竟然真得能看见了。因为这株草是由他手里的毛笔变成的，于是朱正就叫这草为"笔头草"。"笔头草"也就是我们今天所称的木贼了。

木贼不仅可治眼疾，还具有良好的止血功效，常与其他止血药物配合使用治疗外伤性出血、便血、痔血、妇人经期延长等出血性疾病，既可内服，又可研末外敷止血。同时，木贼对于银屑病有改善作用，将其煎汤外洗，还可有效治疗扁平疣等疣类皮肤病。

木贼功用虽多，但需要注意的是木贼全株有毒，即便在临床上用量也不大，所以还是要谨遵医嘱，不可自行使用。

109. 羚羊角

羚羊，生活在广袤草原、荒漠的流浪者，总是带着一股神秘而悲壮的色彩。而作为中药材使用的羚羊角，亦是十分贵重，自古以来便是解热镇惊的第一要药。

羚羊角其实并不是藏羚羊的角，而是来自雄性的赛加羚羊，它们属于两个不同的物种。赛加羚羊，属国家一级保护动物，现在全世界大约只有5万只，羚羊角作为中药材使用已是十分的珍贵。目前市场上流通的羚羊角主产于俄罗斯、哈萨克斯坦、蒙古国，其中以俄罗斯产量最大。羚羊角全年可采，一般8—10月猎取品质较好。捕得后，将角从基部锯下，质量以质嫩、色白、光滑、有血丝者为佳。如果要将羚羊角用于临床，还需要经过一系列的加工炮制，通常来说，羚羊角的炮制有羚羊角镑片和羚羊角粉两种。

如此宝贵的羚羊角有什么功用呢？《药性歌括四百味》中言："羚羊角寒，明目清肝，祛惊解毒，神志能安。"羚羊角性味咸寒，最重要的作用就是能够清热凉血解毒，治疗高热神昏、烦躁、热盛动血等症，服用后可快速退热。它药性平和，尤其适用于小儿高热。羚羊角凉肝息风、清热定惊，对于惊痫抽搐等症来说，效果也非常好。另外，羚羊角还可治疗肝火亢盛所致的头痛、头晕、目赤。现代药理研究表明，羚羊角的醇提液有较强的降压作用，亦可以用于高血压的治疗。

晶莹美丽的羚羊角不但能够治病救人，据说还成就了一段美好的姻缘。古时有个王老爷，膝下有一个女儿叫倚轩，美若天仙，却迟迟未嫁。原来倚轩有个怪病，犯病时全身抽搐，口吐白沫，面目狰狞，村民都不敢靠近她。王老爷四处求医却都无果，于是许诺，谁能治好倚轩的病就将女儿嫁于他。村东头有个猎户，叫裴二，为人老实忠厚，乐善好施，一直未娶亲。一天裴二捕到一头羚羊，回家时看到家门口倒着一个饿晕了的乞丐。他将乞丐安置在家中调养，好酒好肉地招待他。几天后乞丐身体恢复好了，离开时乞丐提出希望能将羚羊角送给自己，裴二答应了。后来乞丐找到王老爷，以羚羊角治好了倚轩的病。乞丐却要求将倚轩嫁给裴二，以报答他前几日的救命之恩，于是裴二与倚轩结为恩爱夫妻。

羚羊角功效虽好，但需要注意的是，并不是所有人都适合服用。而且由于羚羊角价值昂贵，现市面上有许多商家用其他动物的角来冒充羚羊角出售，将这些伪品切制成镑片或研磨成粉尤难辨识。因此，最好还是到正规医院开具并在医生的指导下服用，以保证疗效和安全。

110. 龟　甲

龟甲为龟科动物乌龟的背甲及腹甲，背甲习称"龟甲"，腹甲习称"龟板"，五代之前背甲和腹甲都是入药的，五代以后用来入药的常为腹甲，习称"龟板"。腹甲长椭圆形、拱状，外表面棕褐色，共有盾13块，近年恢复了用龟的上下甲共同入药，药材也正名为龟甲。龟甲具有滋阴潜阳、益肾强骨、养血补心、固经止崩的功效，临床上用于治疗阴虚潮热、骨蒸盗汗、头晕目眩、筋骨痿软、健忘、心虚等症，正如《药性歌括四百味》中记载："龟甲味甘，滋阴补肾，止血续筋，更医颅囟。"

龟甲成分复杂，主要含有氨基酸、蛋白质等，具有很好的补益作用。中医学认为精能生血，血能化精，就是所谓的"精血同源"，龟甲作为一味重要的滋阴药，也具有补血的作用，比如用龟鹿二仙胶加味中药汤剂治疗再生障碍性贫血。龟甲可以益肾健骨，用于治疗腰膝酸软，小儿骨软、囟门迟闭等，临床上可以单独用龟板研成粉末口服治疗小儿囟门不闭合和佝偻病。此外，龟甲还可以增强免疫力、抗衰老，现代研究发现，龟甲还有抗肿瘤的作用，这也让更多的人注意到了龟甲重要的药用价值。

关于乌龟的药用，有很多种方式方法。民间单验方也有用全龟来补益：用黄泥将龟包好，像做叫花鸡一样，放在火中煨干，再捣烂分成很多包，大约每包15克，每次喝的时候用开水冲开，一次喝一包，用来治疗虚劳吐血。龟甲单独熬制，多次水煎，然后将水煎的滤液浓缩，直到成稠膏状，冷凝以后切块，晾干，做成龟甲胶，服用的时候烊化兑服，就是用热水冲服龟甲胶，用来补益身体、治疗血虚萎黄、腰膝酸软、骨蒸盗汗、崩漏带下。除了龟甲胶，有关龟甲的著名的养生保健品还有龟苓膏。龟苓膏中的主要药物就是龟甲和茯苓，龟苓膏是将龟甲、茯苓等药材经过长时间熬制而成，具有丰富的动物胶原，有清热利湿、滋阴润燥的作用。

111. 鳖　甲

鳖甲为鳖科动物鳖的背甲，与龟甲不同，鳖甲的入药部位只有背甲，它们的功效也不同，龟甲善滋阴潜阳、益肾强骨、养血补心，而鳖甲善滋阴潜阳、软坚散结、退热除蒸。《药性歌括四百味》记载："鳖甲咸平，劳嗽骨蒸，散瘀消肿，去痞除癥。"龟甲和鳖甲两者都有滋阴潜阳的作用，但龟甲更善益肾强骨，鳖甲可以软坚散结，在去坚积的过程中又不损伤正气，是除一身痞滞的良药。

相传光绪皇帝自幼羸弱多病，一天清晨，青年光绪帝忽然觉得腰痛，站也痛、坐也痛。太医们绞尽脑汁为他治病，虽然药吃了不少，但腰痛一天比一天严重。光绪没有办法，只能诏谕天下，寻找能治他病的大夫。

日子一天天过去，太医们的头发都愁白了不少，希望能有人来治好光绪的病，解救他们于水火中。这天，有个仙风道骨的花白胡子老头，来到宫门前，声称能治好光绪皇帝的病。守门的士兵看他仙风道骨已经信了八分，不敢耽误，马上跑去禀告皇上。花白胡子老头给皇帝号了脉，开了方子便走了。

看到花白胡子老头开出的方子，整个太医院哗然。只见药方上画着一只似鳖似龟的动物，并且旁边写着：将此背甲与知母、青蒿水煎服，连服1个月。太医们争论起来，有人说是龟甲，认为龟甲善治腰膝酸软疼痛，所以是龟甲。有的太医反驳，认为之前给皇上治病，已经用了龟甲，并不见好转，想必这定是鳖甲！

光绪皇帝又是一气，大骂庸才，只能再去请那白胡子老头，那白胡子老头原是云游四方的郎中，最后在城西的小诊所中才找到他，终于弄清应是鳖甲。

这位老郎中为什么可以药到病除呢？因为他看准了病情，能对症下药。原来光绪帝年幼时曾患肺结核，从症状上看，应该是结核扩散转移到了腰椎引起的疼痛，并不是肾虚引起的腰痛。所以需要鳖甲来软坚散结，去痞除癥。

除了药用，鳖也是出现在我们饭桌上的"桌上贵"，如全鳖宴、鳖肉滋阴汤。将鳖洗净切成六块，加上生地黄、知母、百部、地骨皮少许，再加各种佐料，炖到鳖肉熟烂，就得到了鳖肉滋阴汤，这汤有大补肝肾之阴的作用，能够敛阳、退虚热、通血脉、凉血、止咳等，尤适合阴虚火旺者服用，对于肺结核患者能很好地缓解症状。用鳖甲炖鸽肉，还可治疗因身体虚弱导致的妇女闭经。

112. 桑寄生

《红楼梦》中周琼寄给贾政的书信《与贾政议探春婚事书》，写到"想蒙不弃卑寒，希望茑萝之附"，正式求娶探春做儿媳。"茑萝之附"，典出《诗经》，茑与萝皆附他物生长，其中的这个茑，有学者指出便是桑寄生。

桑寄生寄寓他木而生，如鸟立于上，故曰"茑木""寓木"，俗呼"寄生草"。它是桑寄生科钝果寄生属植物桑寄生的干燥带叶茎枝。主产于广东、广西、云南等地。多于冬季至次春采割，除去粗茎，切段，干燥，或蒸后干燥。切厚片，生用。

桑寄生具有很好的补肝肾强筋骨的作用。据说，很久以前有位财主，家中小儿得了风湿，腰膝酸痛、运动不畅。财主就指派一个小长工，去南山的一位药农那里取药。冬天多雪，小长工每次取药都需在雪地上来回走四十里路。有一天实在太冷，小长工单衣在身难以抗寒，但取不回药又没法交差。他在村外踟蹰时，忽然看见一棵老桑树的空树洞里长出一些小树枝条，与财主儿子吃的药很像，便撅起几根小树枝带回到财主家。自此后小长工便照"方"抓"药"，每隔两天撅一把桑树上的细枝条回来。冬天过去，财主的儿子居然好了。南山的药农听说后十分诧异，小长工生怕药农见到财主，自己露馅，急忙把前后经过讲了出来。又领着药农来到村外的老桑树旁，药农采下树枝，制药一试，果真治好了几个风湿病病人。人们因为这种小树枝寄生在桑枝上，就给它取了个名字"桑寄生"。

《药性歌括四百味》中记载道："桑上寄生，风湿腰痛，止漏安胎，疮疡亦用。"中医学认为，桑寄生具有补肝肾，除风湿，强筋骨，益气安胎的功效。可以用于风湿痹痛，腰膝酸软，筋骨无力，高血压，胎漏下血，胎动等病症。桑寄生性平和，无寒热，无毒性，有补益之用，而无特殊禁忌。它还可做药膳，将 12 克桑寄生和 5 克黄芩，12 克杜仲装入纱布袋，与 250 克牛肉一同炖至牛肉熟烂，再辅以适量盐调味，饮汤吃肉可健脾养胃、补肝肾、安胎，非常适合久坐腰酸、脾胃虚弱、消化不良或患有高血压的人食用。桑寄生若想用于安胎，建议在医生的指导下服用。

113. 益母草

益母草，别名"坤草"，是一味神奇的中药。全国大部分地区均产，被民间广泛誉为"妇科灵药"。它以地上部分入药，切成段后茎细、质嫩、色绿，无杂质者为佳，味道略带苦味。益母草在我国有悠久的历史。早在《诗经·王风》中曾有"中谷有蓷（tuī），暵（hàn）其干矣"的诗歌，其中蓷即是指益母草。

实际上，益母草确为"妇女之友"，对多种妇科疾病均有疗效。相传在秦汉时期，天下动荡，战争频发，多数男子都被征召入伍。经过残酷的血肉搏杀，很少有人能存活下来，这就导致了村庄内遗留了许多妇孺无人照顾。

为谋求生计，她们不得不从事繁重的体力劳动，时间久了，难免对身体造成伤害。有的女子因为创口接触泥土，导致原本光滑细腻的皮肤长出了痈疔肿毒。有的女子在山林间被石块绊倒，碰的胳膊、腿上一块块瘀斑。还有的女子因为劳累患上了痛经。但是她们并没有向沉重的现实低头，而是抹干眼泪，咬紧牙关继续生活。

有一天，一名小女孩正在采摘野菜，打算为家里准备午饭。她环顾了一周，发现实在是找不到可吃的野菜，于是只好割下一大把新鲜的蓷菜回家。为了让蓷菜吃起来不再苦涩，于是她放了许多大枣用来煲蔬菜汤。到了傍晚，母亲回到家中，小女孩迫不及待地盛出来一碗汤给母亲，母亲摸摸她的头，很欣慰地笑了。等到喝完汤后，母亲觉得身上好像有一些神奇的变化，可是来不及细想，就因为疲惫早早睡去。

转眼到第2天清晨，母亲起床后忽然觉得全身上下十分轻松，肌肉的沉重酸痛感得到了很大的缓解，就连昨日刚碰撞的伤痕也基本痊愈。母亲十分惊奇，欣喜地抱住小女孩询问究竟。小女孩就把蕹菜的事情一五一十地告诉了母亲。母亲把这个方法告诉了村里人。于是，大家都开始喝起这种草药煮的水。神奇的事情再次发生了，她们喝了药汤后，不仅干活轻松，瘀斑消除，皮肤上的红肿创口痊愈，就连经期也都规律起来，再也没有出现过痛经。大家都惊叹于草药的神奇。

这时候，刚好有一位待产的孕妇遭遇难产，她费尽力气也无法将胎儿分娩出。小女孩母亲犹豫了一下，端出了汤药，希望它能再次发挥作用，帮助可怜的孕妇顺利生产。孕妇喝药后休息片刻，就感到腹部一阵阵痛，于是用力向下排出——一个新生男孩呱呱坠地了。孕妇后来又接连服用了半个月的药汤，其恶露排出比别人快，恢复也很迅速。大家忍不住赞叹道，这真是一棵神奇的益母草！

益母草不愧"益母"之名，对于女性常见的经、带、胎、产等多种疾病，都能发挥积极的作用。正如《药性歌括四百味》中记载："益母草苦，女科为主，产后胎前，生新去瘀。"益母草长于活血调经，化瘀止痛。与大枣、红糖同用，既能去已有之瘀血，又能补新生之好血。除此以外，益母草有微凉之气，还能清热解毒，散结消痈，适用于皮肤科疾病。

如果家中不方便熬药煎煮，民间还流传有一个小妙方可以分享给大家：先将6～8枚鸡蛋煮熟剥皮，牙签穿插若干个小口，之后再与益母草30克，红糖两勺共同煎煮40分钟。煎煮完毕后服食鸡蛋，每日1枚，有补血活血之功效，操作十分简便。

114. 紫　草

　　紫草之名源于它的外形，它开着紫色的小花，长着紫色的根茎。紫草在古代的知名度很高，不过那时候的知名度和其药效关系不大，更主要的是作为一种染料，因为古代人民给布料染色，紫草是一种必不可少的原料。虽然紫草常被认为是一种染料，但是其入药时间也非常早，《神农本草经》就有其相关记载，并被列为中品。那么紫草到底有何功效呢？

　　《药性歌括四百味》记载道："紫草咸寒，能通九窍，利水消膨，痘疹最要。"紫草最厉害的地方在于可以清血中的热毒，所以烧烫伤就会用到它，比如紫草烧伤膏，就是以紫草为主要原料制作而成。古代伤科，尤其是针对烫伤之类的问题，紫草油是一种很常见的外用品。做法也比较简单，就是把紫草溶解到茶油、菜籽油等植物油里，用鹅毛轻轻涂布即可。紫草能通利九窍，像肌肤的痘疹、血斑，还有一些患者脸上的斑退不掉，紫草就能够快速消掉斑跟瘀血痕迹。如果经常吃一些辣椒之类的食品，导致局部血热长斑，用紫草的效果就会很好。

　　紫草尤其擅长治疗痘疹，被古人称为"痘疹要药"。古代医疗卫生水平低下，儿科痘疹是非常多见的，对于婴儿麻疹、痘疹，3～4天还只是隐隐的红色皮疹，将出而未出，同时有发热、大便秘结等，紫草能帮助透疹而使发热减轻。此外，古人也有用紫草熬水以预防麻疹的做法。

　　市面上有些紫草膏，自己也可以制作。将紫草与植物油按重量1∶5的比例放入干燥玻璃罐中，密封浸泡3个月以上，用纱布过滤，去除药渣取油。取过滤好的紫草油，与蜂蜡按重量4∶1的比例投入玻璃容器中，隔水加热至蜂蜡完全融化，取出倒入容器分装冷却即可。这种紫草膏可以有效缓解蚊虫叮咬而引起的肿痛，并快速止痒，对婴幼儿的红屁屁、湿疹、痱子也有显著的疗效，同时，还可以用于缓解烧伤、烫伤引起的红肿疼痛。

紫草除了药用，还可作为染料，作为香料。很多有过做菜经验的朋友在制作红辣椒酱的时候会加入紫草，这样做出来的红油和辣椒油就会红得发亮，颜色非常的诱人。相同的道理，制作卤肉时，我们也可以使用紫草。一般来说，50 千克的卤水加入 20 千克的紫草即可，方法也很简单，只需要将适量的紫草加入卤水中进行焖卤就可以了，这样卤肉不仅颜色好看，吃起来还会有淡淡的紫草香味。

115. 凌霄花

凌霄花广泛分布于我国的中部地区，往往攀附于外物生长在温暖湿润、有阳光的环境，如同一只只凌云的黄色喇叭在风中摇曳，娇柔纤弱却散发着勃勃生机。早在春秋时期的《诗经》里就有记载，当时人们称之为"陵苕"，"苕之华，芸其黄矣"说的就是凌霄。凌霄花之名始见于《唐本草》，说紫葳即是凌霄花，它的茎和叶均可入药。《药性歌括四百味》讲："紫葳味酸，调经止痛，崩中带下，癥瘕通用。"

每年农历五月至秋末，翠绿的身姿屈曲旋缠，爬满墙架，一簇簇橘红色的喇叭花，缀于枝头，迎风飘舞，格外惹人喜爱，既可观赏，又可药用。凌霄花性寒，味辛、酸，有活血凉血和通经散瘀的功能，是有名的活血药草，能够祛风活血，消肿解毒，主治风湿关节痛、肺痈、骨折、跌打损伤、毒蛇咬伤等症。

关于凌霄花命名的由来，还有一个凄美的爱情故事。相传，在闽西一个叫龙地的山村里，住着一户姓董的财主，他有一个女儿叫凌霄，生得如花似玉，又会吟诗作画。女儿大了，董财主和夫人商量给她找个门当户对的人家，便托亲求友四处择婿。可他们哪里知道女儿凌霄早已深深爱上了年轻英俊、勤劳善良的长工柳明全了。善良的凌霄姑娘常背着爹娘把好吃的东西送给柳明全，还悄悄地为他缝制新衣裳，俩人山盟海誓生死都要在一起。

这事被财主知道后，他怒气冲天，命令家丁把柳明全毒打一顿后，丢到了荒郊野外。不到天明，柳明全就断了气。第2天，乡亲们把柳明全埋在了村外的小河边。没过几天，柳明全的坟堆上长出了一棵枝叶茂盛的大柳树，缠绵细长的柳条，随风飘动，好像一串串泪珠。

凌霄姑娘因违反家规被董财主监禁起来，她不吃不喝思念着柳明全，当得知柳明全已经死去的消息时，她像疯了一样，冲出家门，跑到了柳明全的坟前，拜了三拜，便猛地一头撞死在大柳树上，霎时变成一棵木质藤，藤条围绕着柳树干向上爬，枝头开满了赤色的花朵。

后来，人们发现凌霄姑娘变的花，能医治风湿性关节炎、跌打损伤和血崩等疾病。为了纪念凌霄姑娘，人们就把这味中药起名叫"凌霄花"。

由于凌霄花能破瘀血、通经脉、消肿痛、散癥瘕（癥瘕是中医学中的一个相对宽泛的名词，类似于现代医学的肿块。在古代，中医经常用癥瘕来指腹中有结块的病症，特别是女性腹中的结块。其中，坚硬不移动，痛有定处为"癥"；聚散无常，痛无定处为"瘕"），所以，还常用作妇科相关疾病的治疗，《妇科玉尺》里就有"紫葳散"治疗血瘀闭经的记载。如今，随着科学技术的发展，人们还证明了凌霄花及其制剂具有防治心血管相关疾病、抗氧化、抗炎、镇痛等作用。对于凌霄花的临床应用开发，似乎仍未止步。

116. 地肤子

地肤子是藜科植物地肤子的干燥成熟果实。秋季果实成熟时采收植株，晒干，除去杂质后打下的果实就是地肤子。地肤子全国大部分地区都有分布，但是主要产于河北、山西、山东。

在农村，人们会把成熟的地肤子草植株晒干后做成扫把。地肤子在临床上的效果非常好，《药性歌括四百味》中记载："地肤子寒，去膀胱热，皮肤瘙痒，除热甚捷。"地肤子经过适当的配伍主要能治疗：①泌尿系疾病；②妇科疾病，尤其是带有瘙痒症状的疾病；③皮肤病，尤其是各种原因造成的皮肤瘙痒，内服外用皆可。

关于地肤子的外用，有专家提出过精妙的方法。现在我们经常使用的面膜，其实里面有很多激素的成分，频繁地使用这些面膜后不少人都得上了过敏性皮炎，表现为脸上非常痒、红彤彤一片，甚至后期脱皮、脱屑。中国中医科学院西苑医院的黄尧洲教授对于这种情况的病人有一个简单方便的小妙招：自制地肤子湿敷面膜。将地肤子、马齿苋、苦参三者的饮片磨成粉。三者等量，均为5克，用洁净的2000毫升凉水，大火烧开后转小火再煮20分钟，倒出来放凉使用。用洁净的纱布或者面膜纸放入备好的药汤里充分浸湿浸透，拧半干后以不滴水为度，抖开后放于面部湿敷，3～5分钟后拿下来再放进药水里浸湿，如此反复5～6次就可以了。适用于激素依赖性皮炎、过敏性皮炎、湿疹、长痘的病人。这三味药都是野地里寻常可见的，地肤子的这一用法正是中药"简、便、廉、验"特点的完美体现。

117. 泽 兰

泽兰的名字非常美好，早在屈原的《离骚》中就位列"梅兰竹菊"之一，是山兰的上品。古代文人甚爱泽兰，因其代表高洁、典雅、忠贞不屈，故推崇有加，大文豪苏轼就写道："山下兰芽短浸溪，松间沙路净无泥，潇潇暮雨子规啼。"

泽兰又被称为"地瓜苗""地笋""甘露子"等，是唇形科植物毛叶地瓜儿苗的干燥地上部分。入药的泽兰在夏、秋二季茎叶茂盛时采割。其花上缀有的红斑点，与一个故事有关。

据说在大别山的深幽谷里住着婆媳俩人。婆婆总是诬赖童养媳兰姑娘好吃懒做，动不动就不给她吃喝，还罚她干重活。

一天早上，兰姑娘在门外石碓上舂米，家中灶台上的一块糍粑被猫拖走了。恶婆婆一口咬定是兰姑娘偷吃了，逼她招认。逼供不出，就把兰姑娘毒打一顿，又罚她一天之内要舂出九斗米，兰姑娘只得拖着疲惫不堪的身子，不停地踩动那沉重的石碓。

太阳落山了。一整天滴水未进的兰姑娘又饥又渴，累倒在石碓旁，顺手抓起一把生米放到嘴里嚼着。

恶婆婆一听石碓不响，跑出来一看，气得双脚直跳："你这该死的贱骨头，偷吃糍粑，又偷吃白米！"拿起木棒把兰姑娘打得晕倒在地。恶婆婆还不解恨，说兰姑娘是装死吓人。

她又扯下兰姑娘的裹脚带，将她死死地捆在石碓的扶桩上，然后撬开兰姑娘的嘴巴，拽出舌头，拔出簪子，狠命地在兰姑娘的舌头上乱戳一气。可怜的兰姑娘，就这样死去了。

不知过了多少年，在兰姑娘死去的幽谷中，长出了一棵小花，淡妆素雅，玉枝绿叶，无声无息地吐放着清香。人们都说这花是兰姑娘的化身，卷曲的花蕊像舌头，花蕊上缀满的红斑点是当年兰姑娘舌上的斑斑血痕。

泽兰具有活血调经，祛瘀消痈，利水消肿之功效。《药性歌括四百味》中记载："泽兰甘苦，痈肿能消，打仆伤损，肢体虚浮。"说明泽兰不仅对于外科疮痈肿毒、跌打损伤有疗效，对于内科的水肿也有效。著名中药学家李时珍认为：泽兰通过作用于血液，来治疗水肿，进而消散痈毒，除去瘀血，是治疗妇科肿块的要药。现代药理研究表明，泽兰具有多重的药理作用，如保护胃黏膜、保护肝功能、抗血栓形成和抗动脉粥样硬化、改善肾功能等。

泽兰同时是一味重要的中兽药。作为众多兽药的一大品类，中兽药扎根于中国传统中医药，来源于中国土生土长的"防病、治病"理念，补充了现代医学的不足。有研究者发现，如果动物出现瘀血的症状，也可以用泽兰对症下药，如用泽兰煮水，可用于犬和猫的剂量一般是 0.5～1.5 克，猪和羊是 10～15 克，马、牛和驼都是 30～45 克。

118. 芜　荑

每个家长都希望自己的孩子，身体健健康康，不闹毛病。孩子每次的生病不适都会让家长牵肠挂肚。比如当孩子磨牙磨得厉害的时候，家长们就会产生一种想法，是不是孩子的肚子里面长了蛔虫？如果肚子里面有了寄生虫，一定要及时治疗。相信很多人小时候都有过吃驱虫药，排出蛔虫的经历吧。因为中药对肠道的刺激比较小，不少人会选用中药作为驱虫药，将蛔虫杀死。芜荑就是一味对小儿体内虫邪有很大威慑作用的中药。

芜荑为榆科植物大果榆果实的加工品。主产于黑龙江、吉林、辽宁、河北、山西等地。夏季果实成熟时采集，晒干，搓去膜翅，取出种子浸于水中，待发酵后，加入榆树皮面、红土、菊花末，用温开水调成糊状，摊于平板上，切成小方块，晒干入药。其成品相貌奇特，有点像泥块，因此还引发过一个小故事。

话说从前有个财主，虽家财万贯却十分吝啬。唯独对三岁的儿子稍微大方一点。有一天财主买了个糖人给儿子玩，结果儿子不小心把糖人掉在了地上，财主十分心疼这十文钱，就把糖人上的灰抹去，哄着孩子吃掉了。1个月后，财主的儿子说肚子疼，财主没有在意。过了几天孩子还是常喊肚子疼，面色发黄，人也消瘦，财主只好去找郎中。郎中看过后，知道是蛔虫病，就开了个方子，方中有芜荑、槟榔、木香三味药。郎中收了钱就走了，财主派了一个仆人去抓药。

药抓回来后，财主一看，勃然大怒："这个药铺老板竟敢用泥巴代替药来充重量，骗我的钱，我要去官府告他。"到了县衙，知县问药铺老板："这些像泥块的是何物？"老板说："大人，这就是药方上的芜荑，不信你可以叫郎中来检验。"知县叫来了郎中，郎中看过后说："禀知县大人，这些的确是杀虫消积的芜荑。"知县对财主喝道："大胆刁民，不学无术，竟敢诬告他人，罚你赔十两白银给药铺老板，以儆效尤。"财主赔了钱，把药带回家给儿子服了，2天后儿子的病就好了，但是他一点都不高兴，因为他心疼自己的十两银子呀！

《药性歌括四百味》称其："驱邪杀虫，痔瘘癣疥，化食除风。"芜荑不仅能杀虫，还有很强的消积和疗癣除疥的功效，因此可以用来治疗虫积腹痛或者是小儿疳泻、冷痢、疥癣、恶疮等病症。芜荑味苦性温，服用时可以取1.5～3钱芜荑加水煎服，也可以用来入丸、散，或者外用研末调敷。为了小儿食用方便，还可以将其研为末，加入碎蒸饼做成丸子，开水送服，以杀体内寄生虫。

119. 雷 丸

　　说到蘑菇，相信大家很熟悉，雷丸是白蘑科真菌雷丸的干燥菌核。所以雷丸跟蘑菇一样，也是一种真菌。不同的是，我们食用得是蘑菇地面以上的部分，而雷丸，是用地面以下寄生在竹根上的部分入药，是一种形状不规则的硬球，称为菌核。人们在春天和秋天把菌核挖出来，洗净晒干，就是药用的雷丸。

　　雷丸是一种驱虫药，在宋代陈正敏《遁斋闲览》里就记载了一个故事：淮西士人杨勔得了一种怪病，每当说话，腹内即有回应，且回应的声音随着病情的加重而逐渐增大。老杨四方求医，无果。一日，偶遇一道士，道士说："你腹中生有应声虫，若长久不治，还会传染家人。你回家后捧读《神农本草经》，每读一味药名，腹内若有回应，继续再读，一直读到没有回应的药，就可以用这味药作处方，连服 3 日，就痊愈了。"老杨回家后立即照办，当读到"雷丸"时，应声虫一声也不吭。老杨就到竹林里采挖了一些雷丸煎服后，果然把虫子打下来了。

　　《药性歌括四百味》中记载："雷丸味苦，善杀诸虫，癫痫蛊毒，治儿有功。"雷丸具有杀虫消积的功效，用于治疗虫积腹痛、疳积、风痫等症，可以对付绦虫、蛔虫、钩虫等，尤其打绦虫很有效。患了绦虫病，可以把雷丸研成粉末，成人每次喝 6 克，每天服 3 次，连服 3 天。需要注意服雷丸时要用凉开水，因为雷丸中的有效成分是雷丸素，雷丸素是种蛋白酶，遇到热水就失去了效用。雷丸素还怕酸，遇到胃酸也会减低效用，所以服用雷丸前还要先服用 1 克碱性的小苏打。按正确的方法服用雷丸后，3~4 天绦虫就打下来了。

　　市场上有用马钱科植物吕宋果的种子冒充雷丸，使用时需注意鉴别。雷丸的干燥菌核为球形或不规则圆块状，表面呈紫褐色或灰褐色，全体有隆起的网状皱纹，在凹陷处偶有残留的菌素。闻之无味，口尝味淡，嚼之初有颗粒感觉，微带黏液性，久嚼则溶化而无残渣。吕宋果种子多数包在柔软黄色的果肉中，种子呈不规则卵圆形，全体不平坦，有钝棱，表面黄棕色或灰黑色，有稍隆起的细皱纹，少数有残留的毛茸。闻之气微，口尝味极苦，有剧毒。

120. 苍耳子

苍耳子是路边常见的植物，广泛的分布于我国北方的大部分地区，它的表面有很多的小刺儿，如果大家在野外行走遇到苍耳子的话，可能它就会粘在衣服和头发上，不仅扎的人疼痛难忍，还特别难取下来，是一种特别烦人的植物。然而作为一味中药，苍耳子则大受欢迎，其药用价值非常高，在诸多医学典籍中均有记载。

苍耳子是公认的鼻炎（古称鼻渊）良药，民间常外用或内服苍耳子治疗鼻炎，最著名的当属明代的一则故事。当时黄河两岸各有一村，分别叫河东村和河西村。两村有一个同样风俗，就是每当新粮食收获后，第一碗给狗吃，第二碗敬神，然后家人才吃饭，因为狗曾用性命给村民换来了治病的苍耳子。

据说早先河西村的人都患有鼻病，俗称"囔囔鼻"，村医说可用苍耳子医治，但偏偏河西一带没有苍耳。村民们又都很穷，无钱到药店买苍耳子。后来听说河东村野地里有苍耳。但是黄河水深流急，既无桥梁又无渡船。村民将村子仅有的黑母狗和它的崽子带到河边，并对母狗说："你游过黄河，在河东村野地里打个滚。若能沾些苍耳子回来，就能治好全村人的病，全村老少永远不会忘记你。"黑母狗点点头，带着小黑狗游到对岸，并打滚沾了满身的苍耳子。可是返程路上，狂风大作，暴雨倾盆，在快到对岸时，小黑狗没了力气，母狗为了救小黑狗牺牲了自己。

后来，苍耳子在河西村长势很好，药力也极佳，很快就治好了人们的鼻病。同时，他们的苍耳子也有了名声，药商们都来购买，全村也因此富裕了，随后在黄河建了渡口，通了渡船。这时才知道，河东村的人也患着这种病，但他们的苍耳子效果很弱，治不了病。河西村感谢河东村的借种，对河东村免费供应苍耳子。河东村感慨黑狗传种丧命，也就沿袭了河西村的风俗。

苍耳子治疗鼻渊历史悠久，疗效确切。此外，苍耳子还可治疗风湿痹痛，皮肤瘙痒，正如《药性歌括四百味》中记载："苍耳子苦，疥癣细疮，驱风湿痹，瘙痒堪尝。"强调其散风除湿、通窍止痛的功效，可用于头痛、风湿痹痛、风疹瘙痒、疥疮麻风等疾病的治疗。除了入药外，煮苍耳子取汁去渣，再入米煮粥可以散风除湿，治疗头痛、鼻渊以及皮肤瘙痒等症；也可将苍耳子水煎煮后冲泡绿茶代茶饮；苍耳子研末后加麻油50克文火煎开，再加冰片研匀，调制成苍耳子油蘸涂鼻腔，可以缓解鼻部不适。

然而需要注意的是，苍耳子有毒。我国北方某些地区，偶有误食苍耳子或苍耳子芽引起中毒反应的人。苍耳子的毒性与炮制方法有很大的关系，比如服苍耳子有生吃的，有炒熟或煮热的，也有水煮后喝汤的。苍耳子经过加热之后，其毒性减弱。临床实践中发生的苍耳子中毒，往往是因为炮制不当造成，如受热不均造成未炒透、炒制时间不足等。因此，尽管苍耳子是一味路边的好药，采摘和使用的时候也需要多加小心。

121. 青葙子

　　鸡冠花是常见的观赏花卉，它的前身其实是青葙。青葙，别名"野鸡冠花""鸡冠苋"等。长穗状的花絮，花尖粉红，向下逐渐变淡，直至芽白。花期时间长，花序经久不衰，具有很高的观赏价值，全国都有分布，南方较常见。青葙除了观赏，它的种子青葙子还可以供药用，有清热明目作用；嫩茎叶浸去苦味后，可作野菜食用；全植物可作饲料。

　　关于青葙子的来历，有这样一个故事。相传以前，有一位猎人，有一身的好武艺，平素爱打抱不平，也认识许多草药。有一天他带着他的猎犬行走在山林里寻找猎物，突然听到了一阵阵的哭声，当他循着痛哭声搜寻过去的时候，看到了一个青色大箱子，哭声就是从箱子里传出的，打开箱盖里面是一个姑娘。经过猎人的详细了解后知道，原来是这个姑娘的母亲害了眼病，有一天，山村里出现了两个游医，姑娘就请他们到家里给母亲治病，两个游医看了病人的眼睛后，故意说要上山去采药，才能治疗好她母亲的病，而且一定要叫姑娘带路。上山后，这两个游医突然变成了歹人，他们想把姑娘关进箱子里拐卖掉。但是，就在这个时候他们听见了猎人的脚步声和猎犬的叫声，就逃跑了。

　　猎人把姑娘送回家中，说他知道有一种很像鸡冠花的草药，可以治疗她母亲的病，随即采来了野鸡冠花种子煎出汤水，一部分用来服用，一部分用来洗眼睛，不久老人的眼睛就治好了。周边的老百姓听说了这件事，纷纷前来讨教。人们为了便于记住这种"野鸡冠花子"，便因故事中的青箱子把它叫成"青葙子"。从此，"青葙子"就流传下来了。

　　青葙子是苋科植物青葙的种子，别名"狗尾巴子""野鸡冠花子"等，《药性歌括四百味》中记载："青葙子苦，肝脏热毒，暴发赤障，青盲可服。"青葙子作为我国的传统中药，能够保肝、抗肿瘤及调节免疫，治疗白内障、抗糖尿病、调节血脂、抗氧化等多种疾病，价值很高，被广泛使用。如果有风热泪眼，可以用青葙子15克，与鸡肝炖服。

122. 谷精草

都说眼睛是心灵的窗户，通过眼睛可以观察万物之美好，了解世间之变幻，因此保护眼睛非常重要。而在中医文化中就有一物尤其善于明目、养眼，提升视力，它便是谷精草。

谷精草，为一年生草本植物，以野生状态的居多，多见于淮河以南的地区，适宜生长在水田等低湿地。这种草以前在稻田中是最常见的，古人认为它是吸收了稻谷田中的精华物质生长而成，因此叫它"谷精草"。它以全草入药，在秋季开花结珠时采收，晒干。

《药性歌括四百味》言："谷精草辛，牙齿风痛，口疮咽痹，眼翳通用。"《本草纲目》中甚至提到"明目退翳之功，似在菊花之上"。所谓"目翳"就是看东西如隔雾瘴，眼内自生隔膜的一种病症，谷精草治疗本病疗效甚好。谷精草善于滋养肝、胃，既适合肝虚导致的雀目，即夜晚光线不好时视力减弱，也适合因为脾胃虚弱，营养物质不能滋养双目而导致的视物不清。另外，谷精草清浮上达，有疏散风热的功效，善于疏散头面风热，亦可用于治疗风热头痛、目赤肿痛、齿痛。

谷精草的花色白、较小、簇生，似天上的繁星一般，十分美丽，如此模样，人们便赋予了它一个美好的传说。在很久以前，有一群星星日复一日地在天空闪烁，她们渐渐厌倦了这单调乏味的日子。有一天，她们之中有一个同伴生病了，病情日益恶化，终于无力维持自身的位置，陨落成了流星。在陨落的过程中，她拼尽全身的力气闪烁了一下，刹那间这一带如同白昼。同伴们看到都惊讶于她的美丽。直到深夜，他们终于忍不住了，一起飞了下来。后来主管星星的仙女知道了此事，她发现众星星正停在一种花上嬉戏，便罚她们永世都附在那花朵上。这种花被叫作戴星草，也就是现在的谷精草。

谷精草性平，很多治疗眼病的方子，加谷精草后，往往能锦上添花，提高疗效。平日，用谷精草炖猪肝汤喝了对眼睛也很有好处，其味道不苦不涩，还有一股淡淡的草香味。但是需要注意的是，阴虚血亏的眼疾不宜使用本品。由于谷精草颜值较高，所以也常被用于微景观的造景，用来点缀家庭、办公环境。赏心悦目的美景，对眼睛何尝不是一种保护呢？

123. 白　薇

白薇又称"薇草""知微老""老瓜瓢根"等，是萝藦科、鹅绒藤属的多年生草本植物，呈根须状且有香气，主产于安徽、河北、辽宁。白薇这个名字给人的感觉非常文雅美丽。不过除了美丽的名字以外，它的功效也不容小觑。

《药性歌括四百味》中记载："白薇大寒，疗风治疟，人事不知，昏厥堪却。"白薇药性大寒，对于治疗疟疾、精神疾病、昏厥有较好的效果。现代研究发现白薇的疾病谱非常广泛，主要包括：产后病（郁闷不寐、口干咽燥、呕吐反胃），泌尿系统疾病（结石、肾炎、尿路感染、水肿），呼吸系统疾病（支气管炎、咽喉肿痛）和风湿性腰腿痛，皮肤科疾病（痈疽肿毒、蛇虫咬伤）。

白薇用于治疗皮肤科疾病的时候，可单用捣烂外敷或配伍金银花、蒲公英等清热解毒药内服。但是白薇太寒凉了，对于平常怕冷，吃冷饮容易拉肚子的病人需要在医生的指导下，控制好使用白薇的频率和量。

白薇优美的名字，其实来源于一则小故事。古时有一个战败的军士，他为了躲避敌军的追杀，悄悄摸摸进入了村子里的一户人家里。这个时候村里所有人都已逃难离开了，只有一家人还在，由于这家的男主人患了重病，他的夫人需照顾他，所以就没有跟其他人一样逃离。当追兵来搜查时，军士扮成游医的样子，说是为这家人看病的，由此逃过一劫。

当追兵远去后，军士关切地询问了男主人，这才知道男主人患病已久，并且伴有浑身发热、手脚无力的症状。这位军士说："放心，这病我能治，现在我就去采药！"第2天军士果然带了一些开紫色花的野草，吩咐女主人给他煮水喝，结果很快就见效了，男主人的病慢慢好起来了。军士离开前嘱咐他们要连续喝1个月。男主人连忙问恩人的名字，"白威。"军士说完就走了。后来，为了感谢军士的救命之恩，就把这药起名为"白薇"。

124. 白 蔹

爱美之心人皆有之，有这样一味中药，有很好的美容功效，是爱美之人的最爱，它就是白蔹（liǎn）。作为一种既可以内服，又可以外用的药物来说，它有着广泛的作用。

白蔹谐音白脸，有着美白、治疗面部痤疮粉刺的功效。在《药性论》中就有记载其"可治面上疮疱"。它是宫廷秘方七子白美白面膜的配方之一，七子白美白面膜是由白术、白芷、白及、白蔹、白茯苓、白芍打成细分与珍珠粉混合制成，对于美白、消除斑点以及痘痘有极好的效果。

白蔹也叫作"猫儿卵"，将它研末外敷可以治疗烧烫伤。相传一位县太爷，有个非常漂亮的女儿，猜测以后可以选进宫中，于是他极其疼爱此女。女大十八变，一年一年过去，他的女儿也越来越漂亮。但是有一天，她的女儿在喝茶的时候突然蹿出来一只野猫，因为她自幼怕猫，于是非常惊慌，就失手打翻了茶壶，滚烫的茶水溅到了她的脸上，脸被烫得又红又肿。县太爷急忙召集大夫医治，有一个大夫说可以用"猫儿卵"这一味药，但是这位千金一听到"猫"就吓得浑身发抖。于是大夫就私下将"猫儿卵"这个名字改成"白脸"，用了"白脸"果然让她的容貌恢复了。后来人们为了让这药的名字听起来是一种草药，就取名做"白蔹"了。

白蔹药性寒凉，可以治疗外科炎症。将白蔹块根去皮研末，取150克（用量根据炎症面积加减），以沸水搅拌成稠糊状，外敷患处，每天1次，可治外科炎症，对于疖、痈、蜂窝织炎、淋巴结炎及各种炎性肿块等急性感染的初期有显著疗效。《药性歌括四百味》中就有记载说："白蔹微寒，儿疟惊痫，女阴肿痛，痈疗可啖。"

125. 青　蒿

屠呦呦老师的名字"呦呦"出自《诗经·小雅·鹿鸣》，诗中曰："呦呦鹿鸣，食野之蒿。我有嘉宾，德音孔昭。"

青蒿药用始载于马王堆出土文物帛书《五十二病方·牝痔》："青蒿者，荆名曰萩，主疗痔疮。"作为中药，青蒿已有2000多年的应用历史，在唐代之前，青蒿入药主要用于治暑热、疥疮等。宋元明时期，青蒿进入了治疗急性热病的领域，也有了关于"治疟疾寒热"功效的记载。清代以来，随着温病学的发展，青蒿受到温热病学家普遍重视，并作为道地药材被广泛应用。

在众多中药中，青蒿并非属于名贵，甚至还有些不显眼。直到屠呦呦老师提炼出青蒿素后，青蒿才逐渐登上了世界的舞台。《药性歌括四百味》中记载："青蒿气寒，童便熬膏，虚热盗汗，除骨蒸劳。"青蒿入药后的功效主要与清虚热，除骨蒸，解暑热，退黄有关。对于夜热早凉、阴虚发热、骨蒸劳热、暑邪发热、疟疾寒热、湿热黄疸有较好的功效。东晋葛洪的《肘后备急方》中记载："青蒿一握，以水二升渍，绞取汁，尽服之。"正是这句话带给了屠老师灵感，她想到提取溶剂的温度可能是影响青蒿中药效物质的关键因素。如今，青蒿素已经不止用于疟疾的治疗，以青蒿素为基础衍生出的双氢青蒿素被发现在治疗系统性红斑狼疮等疾病中同样具有药用潜力。青蒿这味药材在临床应用中仍在不断探索。

屠老师说过青蒿素是中医药献给世界的礼物，青蒿更是中药中的一颗冉冉升起的新星，等待着我们进一步发现它的潜在价值。

需要注意：青蒿素来源于药用青蒿，药用青蒿不同于植物学中的青蒿。在历史上，青蒿的药用品种常存在混淆的情况。根据《中华人民共和国药典》的规定：药用青蒿来源于菊科植物黄花蒿的干燥地上部分。秋季花盛开时采割，除去老茎，阴干入药。

126. 枇杷叶

相信很多人都喝过川贝枇杷膏，它的味道甜滋滋的很是受欢迎。只看名字，再回味起那甜甜的味道，可能有人就会下意识认为川贝枇杷膏里用的是枇杷果。事实上，川贝枇杷膏中用的可不是枇杷果，而是治肺热咳嗽颇为出色的枇杷叶，并且枇杷叶的性味是苦的。

枇杷因形如琵琶而得名，其不仅清香味甜，还能帮助清肺止咳、温和肠胃、促进排尿。据传晚年的郑板桥，一直幽居茅舍。有一年冬天，突然患了咳嗽，但他讨厌服用汤药，所以疾病反反复复不能痊愈。他整日在自己的庭院里闲步，恰在此时，自己平常饮用的茶叶刚好用完，又不能及时买到茶叶，庭院内种植的枇杷树枝叶翠绿，无奈之下随手摘了几片枇杷叶，抹去叶上白毛，然后冲水当茶饮用，谁知饮后咳喘就有好转，于是连续饮用几天，咳嗽之疾竟然痊愈了。郑板桥无意之中亲身体验了枇杷叶竟能治愈咳嗽之疾，常和朋友谈起此事。

《滇南本草》中记载枇杷叶味苦能降、性寒能清，所以多与其他中药共同搭配使用以取得不同的疗效。若降肺气而止咳，常搭配桑叶、延胡索；治燥热咳喘，搭配桑白皮、知母、沙参；若肺虚久咳，则配阿胶、百合等养阴润肺药。《药性歌括四百味》记载："枇杷叶苦，偏理肺脏，吐哕不止，解酒清上。"因此，枇杷叶不仅可治疗肺病，还可治疗胃部疾病。

枇杷叶可入胃经，能清胃热，降胃气而止呕吐、呕逆，常搭配陈皮、竹茹等用于治胃中有热导致的恶心、呕吐，对于妊娠呕吐以及小儿的吐乳也有一定疗效。酒为大辛大热之品，当喝酒过量时，容易导致胃热呕吐，因此性寒的枇杷叶还具有解酒作用。

虽然郑板桥饮用的是鲜枇杷叶，但实际上入中药的枇杷叶是经过炮制的。目前有生品枇杷叶、蜜枇杷叶和炒枇杷叶三种，其功效略有不同。生品枇杷叶除去杂质及绒毛后，用水喷润，切丝，干燥，常用于肺热咳嗽。蜜枇杷叶是用炼蜜水炮制，也就具有了蜜的润肺功效，因此多用于肺燥咳嗽。炒枇杷叶是将其炒至微焦，常用于和胃止呕。

在煎煮时，因其表面有白毛，需包煎。对于胃寒呕吐及风寒咳嗽的患者则禁服此药。

127. 射　干

射干是一种很美丽的植物，所开之花极具观赏价值，花败后其根可入药，所以这种植物自古以来就颇受人们的喜爱，荀子在《劝学》中就提到了这种植物："西方有木焉，名曰射干，茎长四寸，生于高山之上，而临百仞之渊，木茎非能长也，所立者然也。"

射干具有清热解毒、消肿止痛、祛痰利咽的功效，是治疗喉痹咽痛之要药。若是咽喉肿痛，可以将射干晒干之后，研成细末，每次取少许，吹入喉中，再温水送服就可以消肿止痛。据说以前有一个很孝顺的樵夫，家道艰难，家中米饭也所剩无几，于是他从邻居家借了一碗米给母亲煮粥吃，自己却舍不得吃，就这样拖着虚弱的身子上山砍柴了。当时因为感冒外加过度劳累，到了一汪泉水边就晕倒了。当他醒来的时候，发现周围有很多很漂亮的花，由于他太饿了，就忍不住吃了一朵，虽然味道苦涩，但吃下去有甜甜的回甘，嗓子也很清凉。过了一阵，嗓子竟然不痛了。樵夫喜出望外，认定了这种美丽神奇的植物可以治疗嗓子痛，于是带了一些回去。到村子后，樵夫将它们种下，还将这件事告诉了乡亲们，大家也纷纷种植起来。此后，樵夫和村民们便靠这种草药过上了衣食无忧的生活。这种草药便是射干，它治好了樵夫的感冒，是因它清热解毒的功效。现代研究也表明射干具有显著的镇痛止咳、抗病毒的作用。

射干外用可以起到抑菌、抗炎的作用。将它的枝叶捣碎，敷在伤口上，可以起到防止伤口感染，促进伤口愈合的作用，所以对于痈毒有很好的疗效。

除此以外，射干对于老百姓们最关心的肿瘤也有作用，现代研究表明射干具有良好的抗肿瘤活性作用，能够有效抑制结肠癌、宫颈癌、前列腺癌等多种肿瘤细胞的生长。

《药性歌括四百味》中记载："射干味苦，逐瘀通经，喉痹口臭，痈毒堪凭。"可以看出，射干功善清热解毒、消痰利咽，还可治疗痈毒，除此以外，对于妇女血瘀不行所导致的月经不通也有很好的疗效。

128. 鬼箭羽

看到"鬼箭羽"的名字，有些人可能会心里一紧，猜想它是不是含有剧毒，但事实上这味药不仅不是见血封喉的毒药，还是一味值得深入研究的药材。

鬼箭羽，又名"卫矛"，《本草纲目》记载鬼箭羽因其药材性状四棱似矛，而栓翅较宽如羽，所以叫卫矛。虽然《本草纲目》载有"燔之遣祟"，即焚烧鬼箭羽以祛除鬼邪的历史，甚至有古人将其"神化"而有"神箭"之称，事实上此"鬼"是指它形状怪异，而非彼怪力乱神之"鬼"。湖南地区民间称鬼箭羽为"六月凌"，又因其果实如冬青子生青熟红，又叫它"绿豆青"。

除了鬼箭羽，中药界还有一味"鬼羽箭"。别看他俩好像只是名字中字序有所颠倒，其实他们的不同之处非常大。鬼羽箭为一年生直立草本，玄参科植物鬼羽箭的干燥全草，而鬼羽箭现多为落叶灌木卫矛科植物卫矛的具翅状物的枝条或翅状附属物。不光种属、形态及药用部位不同，鬼箭羽与鬼羽箭的功效也是相差甚远。

《药性歌括四百味》载："鬼箭羽苦，通经堕胎，杀虫祛结，驱邪除怪。"古人使用鬼箭羽治疗各种妇科疾病如闭经、崩中漏下（经血非时暴下不止或淋漓不净）、产后瘀滞腹痛、恶露不下等，还可祛风止痛、解毒消肿、杀虫，用于关节痹痛、心腹疼痛、疮疡肿毒、皮肤瘙痒、虫积腹痛、毒蛇咬伤等病症。而鬼羽箭味淡、微苦，性凉，主要功效为清热解毒。

虽然鬼箭羽在古时也有过一段"山人不识，惟樵采之"的无名岁月，但在科学发展日新月异的今天，经过现代研究的鬼箭羽已经在慢慢展现它的潜能。近年来，鬼箭羽的抗肿瘤活性逐渐被应用于临床，其降血糖、降血脂、抗心肌缺血、提高肾脏功能及镇痛的作用逐渐被挖掘和探究。相信在未来，鬼箭羽还能开发更多有益于临床的功能。

129. 马鞭草

马鞭草又称"马鞭梢""铁马鞭""野荆芥"等，可开出美丽的紫色小花，很多公园都把它作为绿化的植物之一，开花时节就成了壮观的紫色花海。马鞭草的全草含有马鞭草苷、鞣质、挥发油等，是一种临床应用广泛的中药。因为马鞭草内富含气味清新的挥发油，所以倍受年轻女性喜爱。现在熟悉的许多化妆品品牌，均有以马鞭草为原料的香水。《药性歌括四百味》中记载："马鞭草苦，破血通经，癥瘕痞块，服之最灵。"此药对于治疗各种气血不通形成的肿块等具有良好疗效。通过对马鞭草的文献研究发现，此药治疗慢性肾小球肾炎、慢性肾衰竭等泌尿系统疾病，甲状腺腺瘤等内分泌系统疾病，原发性胆汁瘀积性肝硬化等免疫系统疾病均疗效明显。常用剂量为 15～30 克。马鞭草过量服用有毒性，因此在使用的时候一定要严格遵照医嘱，不能盲目加量。除了用作汤剂，马鞭草也可以做成丸剂、散剂，还可以根据自身情况少量做茶代饮。

有趣的是，马鞭草在西方基督教的文化中被视作神圣的植物，经常作为祭坛用花，在宗教庆祝的仪式中被赋予和平的象征。在古代欧洲，人们认为患病是受到魔女诅咒，故经常将马鞭草插在病人的床前，以解除魔咒。

此外，神奇的是植物马鞭草竟然可以被制作成杀虫剂。有学者发现把马鞭草全草捣烂后的水浸液喷洒作物叶面可以防治蚜虫、菜青虫等常见的农作物害虫。

130. 鹤　虱

鹤虱，是否与仙鹤有关呢？其实它是一种植物，属菊科植物天名精的干燥成熟果实，因为形状细碎，像虱子而被称为鹤虱。鹤虱是一味驱虫的良药，据说是由天上的仙鹤带到了凡间。

从前有个秀才，考举人多次落榜，只好在村里开私塾教学生，虽然生活拮据，但秀才还经常施舍乞丐，他媳妇对他很不满。有一天，秀才的儿子生病，秀才在去抓药的路上遇到一位砍柴受伤的老汉，腿在流血，秀才扶起老汉就去郎中家。郎中给老汉包扎抓药后，秀才结完账手里的钱所剩无几，只好先送老汉回家。路上经过秀才的家，秀才扶着老汉回家坐下，跟媳妇解释发生的事，结果媳妇大怒，要把秀才往门外赶。

老汉见此情形赶忙来劝："夫人不要着急，老夫有药治你们孩子的病，请随我到外面来。"夫妻俩走到外面时，看到的却是一个仙风道骨、慈眉善目的老道，老道作了个揖道："我是昆仑山南极仙翁，听说你心地善良，特来考验你。我观你儿的气色是腹内有虫，待我招来仙鹤载我回昆仑取仙草来治好你儿子。"说完念动咒语，不一会就有一只仙鹤翩翩而来。仙鹤落地后，抖了抖翅膀，身上掉下来一些像虱子似的植物种子，仙翁捡起这些种子，对秀才说："就用这个十两，捣碎服用就可治你儿子的病。"这种从仙鹤身上掉下来的药后来就被人们称为鹤虱。秀才收下药，南极仙翁又说："我再传你一本医书，希望你以后能悬壶济世、治病救人。"说完就乘鹤而去，夫妻俩连忙拜谢。从此秀才苦读医书，钻研医术，成为一方名医。

《药性歌括四百味》记载："鹤虱味苦，杀虫追毒，心腹卒痛，蛔虫堪逐。"此药有毒，具有驱虫、消疳等功效，属驱虫药。

131. 白头翁

白头翁，听起来似乎更像是一只头部长有白色枕环、性子活泼的小型鸟类白头鹎（bēi）。其实，白头翁是一种中药，是毛茛科白头翁属植物白头翁的干燥根。

那么此名由何而来呢？据《本草经集注》记载，白头翁生在高山山谷和田野等处，因为近根部有白茸，像老人头发花白的样子这一外形特征，故得名"白头翁"。而民间对于白头翁名字的由来还有另外一种说法。

传说唐代诗人杜甫困守京华之际，生活异常艰辛，往往是"残杯不与冷炙，到处潜悲辛"。一日早晨，杜甫喝下一碗2天前的剩粥，不久便腹部剧痛难耐，呕吐不止。但他身无分文，无法求医问药。这时，一位白发老翁刚好路过他家门前，见此情景十分同情，询问他的病情后说道："你稍等片刻，待老夫采药来为你治疗。"不久，白发老翁采回一把长着白色柔毛的野草，将其煎汤让杜甫服下。杜甫服后，病痛渐消，几日后便痊愈了。因"自怜白头无人问，怜人乃为白头翁"，杜甫便将此草起名为"白头翁"，以表达对那位白发老翁的感激之情。

《药性歌括四百味》记载："白头翁寒，散症逐血，瘿疬疮疝，止痛百节。"其实，关于白头翁药性属寒还是属温，自古以来人人言殊。自《神农本草经》始载白头翁性温，《新修本草》《本草纲目》等许多典籍均沿袭故载白头翁性温。而金元四大家之一的李东垣却明确提出白头翁"味苦，性寒"，新安医家汪昂也在《本草备要》记载白头翁"泻热凉血，苦坚肾，寒凉血"。后世诸多医家也认同白头翁性寒的观点。现代对白头翁化学成分与药理作用进行的研究结果认为它药性为寒，现行《中药学》教材以苦寒录入，载白头翁具有"清热解毒，凉血止痢"的功效，临床常用来"治热毒血痢"（细菌性痢疾、阿米巴痢疾、溃疡性结肠炎等属痢疾范畴）。而杜甫生活在没有"冰箱"的唐代，放了２天的剩饭以今人的眼光看待怕是早已细菌"几世同堂"了，再加上他有明显的消化道症状，故事中用白头翁治疗也算是"对症下药"了。

《中华人民共和国药典》及《中药学》均明确指出白头翁性苦寒之后，这场跨越了上千年的争论算是暂时告一段落。但是探求经典，发掘临床用药经验，或是应用现代科学技术对中药进行研究的脚步，仍将继续向前。

132. 墨旱莲

唐开元初年，有一名叫刘简的人，平生爱慕仙道，但凡听说哪里有名山仙迹，定去拜访。一天，刘简在深山遇采药老翁虚无子，虚无子见他形容憔悴，问后便被刘简锲而不舍的精神所感动，把他带到自己的药园参观，并告诉他："你的身体目前阴虚干燥，抵抗外邪能力不足，极容易生病，而且极有可能是燥邪所致的疾病。"紧接着他又指着池边一种野草说："高山之上是灵芝生长的地方，而水湿之地则多墨草生长，我经常吃这种墨草，如今已经 100 多岁了，仍旧身轻体健，你想不想也试试吃这种草药？"刘简本就主张积德行善，想到这草药得到后正可惠泽苍生，便向虚无子要了一包种子，回家便撒在池田边。

刘简教会乡亲们在墨草嫩时采来当菜吃，夏秋季节采回茎叶煎水喝。那些按照刘简方法做的人，果然都活到 100 多岁，而且个个发不白、耳不聋、眼不花。因这种草药的茎叶颜色墨绿，就好像木工墨线或鳢鱼(黑色)的青肠，后人又叫它"墨斗草"或"鳢肠草"，因其花形为莲蓬，又名"旱莲草"或"墨旱莲"。

当今许多中医大夫用这株草药来治疗口干口渴等阴亏不足的症状。《药性歌括四百味》记载："旱莲草甘，生须黑发，赤痢堪止，血流可截。"本品味甘、酸、性凉，有补肾生发、凉血止血、消肿排脓、止痢止泻等功效。如将墨旱莲 40 克，生地黄 12 克水煎后代茶饮，治疗老年人夜间口干，可获得很好的疗效。

墨旱莲因其能补肝肾，久服白发变黑，是乌发养发的良药。捣汁儿外用，是一款色泽自然不做作的纯草本乌发品，在整个染发过程，空气中都弥漫着墨旱莲草的香味，染后更是精神倍爽。因此，此药常受到护发乌发达人的喜爱。

133.钩　藤

大千世界，无奇不有。中医源于自然，其取材也必根于自然。自然界中许多奇怪的动植物，都成了中药家族的一员，钩藤肯定算一个。钩藤的茎在叶腋处有弯钩，因此得名。钩藤只有带钩的茎枝可以作为中药材。其形状大体像葡萄藤，中空而通，如果放到酒瓮中，可以用作吸管，将酒缓缓吸出。古人发现药物往往运用的是象思维，他们认为钩为风之神，凡物生钩刺者，都有和肝息风之功。比如钩藤，古人认为它尖尖的钩可以祛风，并且中药中很多祛风、祛瘀的药物都是带有尖刺的，比如飞廉、皂角刺等。

《红楼梦》中有个故事，讲的是薛蟠之妻夏金桂不听薛宝钗好言相劝，借酒发疯。大吵大嚷，气得薛姨妈怒发冲冠，肝气上逆，左肋疼痛得很，宝钗等不及医生来看，先叫人去买了几钱钩藤来，浓浓的煎了一碗。给母亲吃了，过了一会儿，略觉安顿。薛姨妈"不知不觉地睡了一觉，肝气也渐渐平复了"。由此可知，钩藤平息肝风的作用很强，单味就可以取得很好的效果。中医学理论中，肝为将军之官，主七情中的怒，当人生气时最易动摇肝气，使气上逆，而钩藤恰好最适合平息肝风。近代医家也多用钩藤治疗肝炎患者的心烦意乱、性情暴躁、左胁疼痛，同样取得良好疗效。

钩藤又名"莺爪风"，入药最早见于《名医别录》。古代医家认为其气轻清，常作为儿科的专用药，正如陶弘景指出："疗小儿，不入余方。"但后世中医学家不断拓宽它的应用范围，现在已经成为内、儿、妇科的常用药。

《药性歌括四百味》中记载："钩藤微寒，疗儿惊痫，手足瘛疭，抽搐口眼。"钩藤拿在手里非常的轻，性偏微寒，质轻味薄，轻能透发，寒能解热，因此为肝风内动、惊痫抽搐的常用药，尤其适合于热极生风、四肢抽搐及小儿高热惊风症。钩藤常与菊花配伍，适用于肝阳上亢导致的高血压、头目晕眩等。

在中医思维和理论的指导下，一些看似很奇怪的东西往往有着意想不到的神奇效果，钩藤只是其中的一种。实践永远是检验真理的路径，希望大家看完之后去摸一摸钩藤，试着煎一下尝尝味道，亲身感受一下它的作用。

134. 豨莶草

豨莶（xiān）草是一种十分常见的植物，广泛分布于我国各地，除了西北地区，各个省份都有它的影子。尤其在广大农村地区的山野、荒地、灌丛、林缘均有生长，而且还常是成片的生长。

之所以叫豨莶草，其实跟它本身散发的味道有关，在古代，豨就是猪的意思，豨莶草闻起来有一股猪身上的臭味，故得此名。它除了味道难闻，其果实也常遭人厌恶，豨莶草的果实和苍耳子有些类似，上面长满了细小的倒钩刺，很容易粘在人的衣服上和动物的身上。另外，豨莶草通常成片的生长在农田附近，影响庄稼的生长，故常被农民整片除掉。

虽然遭人厌恶，但豨莶草其实是一种常见的中药。《药性歌括四百味》中记载道："豨莶草苦，追风除湿，聪耳明目，乌须黑发。"能够祛风除湿，舒筋活络，并且具有降血压的作用。因其性味苦寒，故常作为祛风湿热、清热解毒的药物。但是此药不可大量食用，否则会让人呕吐。

古人认为，豨莶草能够去痹除热，长时间服用可以起到轻身耐老的养生效果，因此对其颇为推崇。民间将此药称为"肥猪草"，因为如果常喂此草给猪吃，猪吃了以后少生病，长得膘，特别健康。

据说，"肥猪草"的功效发现很偶然。当年，隋炀帝杨广残暴无道，各地战争频繁，百姓流离失所，很多中原地区的百姓往南逃难，但由于水土不服，加之南方气候潮湿，不少人都患上了四肢关节疼痛的疾病。有一对难民母子，母亲由于长期饥饿，加之四肢关节疼痛，奄奄一息。正当儿子悲痛不已之时，突然看到有一头小猪在啃食路边一株长着黄白色花的野草，他尝了一下，发现味道也不是特别难吃。于是，他便采了很多这样的野草回去，煮来充饥。没想到，母亲在吃完野草后，四肢疼痛的症状竟然渐渐好转了。于是他们便把这种草能治疗四肢疼痛的作用告知了其他的难民，人们吃后不仅能填饱肚子，还治好了关节四肢疼痛的毛病。于是豨莶草能够除风湿痹痛的作用逐渐被应用起来。

在山区，豨莶草还有个特殊的作用，那就是预防蚊虫叮咬。将它捣烂成汁涂在皮肤上即可，很多赶山的老农朋友就很喜欢用它。由此可见，豨莶草虽然味道难闻，但却是十分实用的药，而且价格也相对便宜，所以大家可不要小瞧了它哦。

需要注意的是，引起四肢关节疼痛的原因有很多种，如果不是风湿所致，则不宜服用本品。

135. 辛　夷

辛夷花，就是路边常见的"玉兰花"，别名"木笔花"，其以初开之时花苞收束，有如毛笔笔头而独具一格。辛夷花主产于河南、湖北、云南及华东地区，通常早春盛开，先于百花，故而又有"迎春花"之名。其花苞未开之时，嫩芽芳香怡人，深受古代诗人的喜爱。早在春秋战国时期，以"香草美人"闻名的屈原曾描述道"桂栋兮兰橑，辛夷楣兮药房"，表达自己对桂、兰、辛夷花香的情有独钟。实际上，唐代著名诗人韩愈、白居易、王维、元稹等人也都有描写过辛夷花的诗歌。可见，在古人心中辛夷花不仅是一种植物，也是美好新生事物的象征。

辛夷花作为一种药物被发现，与古代郊游、赏春闻花的习俗有关。在很久之前，诗人们喜欢去郊外吟诗作画、游山玩水，感受大自然的美好。有一名诗人想要深入探寻人迹罕至的奇观，于是穿了一件单薄的衣服在清晨出发了。在进入山谷后他才发现，原来山间的温度比外面要低一些，谷内弥散了一层薄薄的雾露，他感到了些许的凉意，搓搓手便继续前进了。

　　随着山谷旅程的深入，他看到一条小溪从旁边蜿蜒而过，忍不住淌进戏耍。流水潺潺，鸟鸣啾啾，他十分陶醉于这一片桃源之地。沿着这条小溪没走多远，诗人感觉身体有些不对劲。身上隐隐有一些发热，但是整个人却是怕冷。更糟糕的是，鼻子一侧开始堵塞不通，呼吸不畅，时不时流出清水一样的鼻涕。诗人心想，可能是着凉感冒。假如现在就返回家中，那旅途也不算尽兴。于是他索性继续向前探索。

　　不知过了多久，他来到了一处飞流的瀑布之下。瀑布飞流，潭水深渊，岸上有一片宁静的密林，枝头挂满了像笔头一样的辛夷花。诗人非常开心，这就是他要寻找的秘境。他顾不上擦去鼻涕，大步奔向树林，感受自然的芬芳。诗人忍不住赞叹道这里真是芳香四溢。说来也是奇怪，本是感冒鼻塞的他，怎么突然能闻出味道呢？诗人自己发现这一点很是惊讶。他又用力的嗅了嗅，原本堵住的鼻道竟然通畅起来。诗人这才明白，原来辛夷花不只是芳香怡人，也能治疗鼻塞流涕，有通鼻窍的功效，不禁感慨此行之旅真是收获满满。

　　诗人寻找自然美景的同时也找到了辛夷花的功效。《药性歌括四百味》中记载："辛夷味辛，鼻塞流涕，香臭不闻，通窍之剂。"辛夷花花体清香，闻后提神醒脑，开窍通闭，被历代医家视为鼻病专药。根据寒热的不同，辛夷花可与苍耳子、白芷等相配伍，用于治疗不同原因导致的鼻塞流涕。现代临床报道，辛夷花具有收缩鼻黏膜血管的作用，对于急慢性鼻炎、过敏性鼻炎，均有良好的治疗效果。

辛夷花使用时有两点注意事项。第一，辛夷花上具有细小的绒毛，入药煎煮时常需纱布包煎，避免绒毛刺激到咽喉部位。第二，辛夷花通常后下，因为其主要有效成分为挥发油。既不能煎煮时间过长，也不能开盖煎煮，避免造成有效成分的挥发。

136. 大青叶

板蓝根颗粒，是百姓生活中预防感冒的常用中成药之一，其中的重要成分就是板蓝根。板蓝根与大青叶属于同一种植物，名叫"菘蓝"，大青叶是它的干燥叶子，板蓝根是它的根。大青叶功善清热解毒，《药性歌括四百味》中记载："大青气寒，伤寒热毒，黄汗黄疸，时疫宜服。"

中医学有一种病叫"大头瘟"，是一种传染病，其起病较急，患者会出现全身憎寒、发热以及头面部焮赤肿痛甚至溃烂，大青叶则可以治疗这一瘟疫，即"时疫宜服"，它的这一功效早有故事记载。相传在公元 627 年，唐太宗贞观年间，中原地区土匪横行，局势一片混乱。但祸不单行的是又发生了瘟疫，朝廷下令控制疫情，却始终无效。眼看疫情就要控制不住了，此时正好孙思邈去中原采药看见了这一幕，就主动去前线。孙思邈到了一看，发现所有感染瘟疫的患者都有全身高热，头面肿大，出现红斑等症状，他便从随身携带的药箱中拿出一种叶子，让百姓煮水喝。百姓喝了之后症状减轻了许多。后来叶子不够了，孙思邈就发动大家去采集，为了防止大家采错，就编了一句口诀"叶大，色青，高三尺，夏月吃来，无肿赤"。后来疫情得到了很好的控制，这句口诀也被流传了下来，人们就把它取名大青叶，认为它是来治瘟疫的。可以看出，故事中的患者都是热毒炽盛，大青叶刚好具有清热解毒的功效，因此使用后疗效显著。

大青叶的用法十分简单，既可以如故事中提到的煎汤服用，也可以捣汁服用，还可以捣碎后外敷。捣碎后外敷可以治疗风疹、丹毒等。若是得了流行性感冒，取大青叶和绿豆一起煮水服用，也可以得到极好的疗效。现代研究表明其提取物含有丰富的生物碱、有机酸以及苷类物质，从而能够起到有效的抗病原微生物、抗内毒素、增强免疫力、解热抗炎等功效。现在，以大青叶为主要原料的新复方大青叶片就是常用于治疗伤风感冒、发热头痛、鼻流清涕、骨节酸痛等症的中西药复方制剂。

137. 侧柏叶

侧柏被称为"百木之长"，其树龄可达数百年，是应用最广泛的园林绿化树种之一。它四季常青，傲霜斗雪，坚硬不屈，古人把侧柏看作"吉祥树"，象征着福禄，还认为其可以趋吉避凶，辟邪化煞。因此，我国百姓不论喜丧，都会折一些侧柏挂在门上。

这种在文化、园艺方面都有重要意义的"国之瑰宝"，在医学上也有着很大贡献，《药性歌括四百味》记载："侧柏叶苦，吐衄崩痢，能生须眉，除湿之剂。"

侧柏叶是"治血良药"，自汉代沿用至今。作为一种味苦性寒的中药，它可以清热凉血，在临床上侧柏叶被广泛用于治疗各种出血、胃十二指肠溃疡出血和便血等，止血效果确切。用于止血的侧柏叶常以侧柏叶炭入药，因炮制成炭后可增强其止血作用。

除了止血这个功效上作为要药之外，侧柏叶在其他方面也有重要作用，它能"生须眉"。古人用侧柏叶治脱发早有历史，晋代葛洪所著的《肘后备急方》记载了一种简便的方法：用侧柏叶，阴干了磨成粉末，和着油一起涂于发根。现代研究表明，何首乌与侧柏叶的复合提取物具有明确的防治雄激素源性脱发功效。侧柏叶还可以祛风除湿，对于风湿痹痛和关节肿痛都有很好的作用，《本草备要》中提到其"去冷风湿痹，历节风痛"，这里的"历节风痛"指肢节大痛，昼静夜剧，是风寒湿邪所致。所以对于风湿痹痛，常用侧柏叶配伍方剂治疗。

侧柏装饰了典美雅致的园林，又代表了长寿与吉祥，作为我国古人智慧的结晶，在传统医学上又有着如此重要的作用，不愧被称为"国之瑰宝"。

138. 瓦楞子

说到瓦楞子这个名字，估计很多人都不认识，但是要是说起毛蚶、泥蚶，这些亲民的水产，大家肯定不会陌生。而蚶子除了鲜美的肉质，它的贝壳也是一味宝贵的中药材，即瓦楞子。

瓦楞子是因为它的形状像瓦屋之楞而得名。春、秋季在浅海泥沙中采集，洗净泥沙，以沸水略煮，去肉取壳晒干，经炮制后碾碎使用。旧时，闽南、潮汕等地，除夕夜吃完蚶要把瓦楞子洗净，然后扔到床底下，边念叨"瓦楞子钱，明年大赚钱。"另外在扫墓时，也要先吃蚶，然后将瓦楞子撒在先祖墓冢之上，其意义也都是祝愿家人"行运发财"。

瓦楞子除了象征着人们对富裕美好生活的祈盼，更为重要的是它的药用价值。《药性歌括四百味》记载道："瓦楞子咸，妇人血块，男子痰癖，瘕瘕可瘥。"瓦楞子能够消痰化瘀，软坚散结，可以治疗顽痰积结，黏稠难咯、各种癥瘕痞块（体内肿块）、瘿瘤（甲状腺疾病）、瘰疬（颈部淋巴结结核），以及妇女血积等病症。同时瓦楞子煅用还可制酸止痛，对于胃痛泛酸也有很好的疗效。

我国先民在很早的时候就认识了瓦楞子。据说，瓦楞子与将领郑成功还有一段不解之缘。当时，郑成功为收复台湾特地回到故乡竖旗招纳沿海豪士，可是几天过去了，应招的人却没几个。郑成功很是不解。后来，派人调查，才知原来当地有个海霸名叫郑占，他控制了江两岸，渔民需缴纳税收才能下海捕鱼，百姓对此怨声载道。

郑成功正巧碰上海霸的管家抓住一个小女孩，名叫瓦楞子。因为瓦楞子的母亲去年染病身亡，父亲体弱多病，三位弟妹幼年无知，交不起税下不了海，家中已断炊，只好偷着到海滩上挖小海蚶度命。郑成功见状十分气愤，当下抓来郑占，命令他取消下海纳税的规定，让五马江畔诸乡的渔家船民自由下海捕鱼讨海，还把瓦楞子半小篓海蚶撒向海滩，然后给瓦楞子一些钱和粮食，当众宣布："国姓兵驻扎在此，各位父老、兄弟姐妹尽可放心，想下海干什么就干什么，谁也不敢再阻拦你们！"渔民乡亲见郑成功办事大公无私，纷纷投奔从军。后来，渔民们发现郑成功撒在海滩上的小海蚶，生长很快，年复一年的繁殖，遍布海滩，并成为沿海的美味海鲜，其壳竟然还是治病的良药，由于人们能够随意下海也有瓦楞子的功劳，大家便给这治病的蚶壳取名叫作瓦楞子。

人们在长期生产实践中运用智慧，对与人类关系密切的贝类，有了较多的认识及利用。我们在了解瓦楞子趣味知识的同时，更要明白藏在瓦楞子背后的人文情怀。这种餐桌上的美食，医者手中的良药，便是大自然给我们的最好的礼物。

139. 冬葵子

"青青园中葵，朝露待日晞。"诗中的"葵"可不是向日葵，而是指"冬葵"。它曾是我国古代最重要的蔬菜之一，有"百菜之主"之称，早在先秦时期就有记载，现在却很少有人知道。

冬葵子又名"葵子""葵菜子"，为锦葵科一年生草本植物冬葵的成熟种子。夏秋季种子成熟时采收，晒干，生用，捣碎入药。《药性歌括四百味》中记载："冬葵子寒，滑胎易产，癃利小便，善通乳难。"此药性寒味甘，具有滑利的性质，既能利水通淋，又能下乳、润肠，用于治疗二便不通、淋病、水肿、产后乳汁不通、乳房肿胀疼痛等症。

冬葵子自古就受到百姓的喜爱。据说在冬葵子还没被发现时，有一年天气非常干旱，农民粮食歉收，绝大部分的粮食上交给地主后，剩下的难以度过漫漫冬季。在嵩山的少室山，因为地势高，山脚山上都郁郁葱葱的，农民觉得上山应该不会挨饿。

于是，陆陆续续有农民开始上山去找寻食物。在寻食的过程中，有很多农民，由于缺水缺食而出现了少尿无尿、尿路感染等病症。其中有些农民实在饿极了，看到路边葵菜就摘来生食，发现味鲜汁浓，有些人连葵菜子也一起嚼食了，还有的农民干脆架起了火炉，煮着葵菜来充饥。

令人没有想到的是，连续吃了几天葵菜后，尤其是连籽一起吃的农民，发现二便通畅，小便也不涩了。于是，他们和没有吃籽的农民聊天时讲了这个事，大家很兴奋，都庆幸吃葵菜不但没中毒，还解了饥，治了病，这是多好的一件事。因此，第二年，农民纷纷在自家院子边种起了葵菜，由于葵菜冬天才结籽，所以结的籽就叫冬葵子。

冬葵子性略偏寒，日常可用来治疗大便秘结，方法是取冬葵子 15 克，焙干，研成细末，用牛乳调服。

140. 淫羊藿

淫羊藿，又名"仙灵脾""弃杖草"，是民间广为流传的一味滋补类保健品。它以地上茎叶入药，经过特殊的羊油炒制后，便具有了祛风湿、强筋骨、补肝肾的作用。中医学认为，肾是先天之本，是储藏生命的动力源泉和物质基础。肾虚不止会导致泌尿、生殖系统的问题，也会使人精力衰退、记忆力下降，甚至影响预期寿命的长短。淫羊藿作为著名的滋补类中药，可用于肾阳不足的调理和恢复。

据说，淫羊藿的发现与南朝医药学家陶弘景有关。陶弘景年轻时游历大川南北，考察野生本草的功用，以济世救民为己任。有一年，他在四川的潮湿环境中长途跋涉，感觉四肢关节酸痛不已，只好先找附近人家投宿歇息。在走出一片密林后，他发现了一处虚掩大门的农家小院。院内的青年正在劈柴，妇人正在洗菜，里屋内还陆续传来老汉的咳嗽声。陶弘景向青年作揖，表明了自己的身份和来意。青年显得礼貌而热情，快步上前迎他进屋做客。

原来，这家人是 15 年前为了躲避战乱才逃到荒无人烟的野外独自生活。当时金戈铁马、狼烟四起，老人在躲避的过程中，落下了种种病患。陶弘景看到老汉躺在床上，关节疼痛难忍，走路不便，又摸得老汉脚心冰凉。他向青年表明自己医生的身份，并表示愿意采药为老人治病。

陶弘景出门后登上一片山坡，打算观察一下四周环境，找一些常用的祛风湿草药带回去。瞭望时意外发现了一个有意思的事情。山坡上有一群山羊，其中一只公羊特别高大威猛，身边围绕着很多母羊。公羊抖擞精神，便开始与周围的母羊进行交配。过了大半天，那只公羊还在兴致勃勃的交配，整群的母羊似乎都是依赖它壮大种族的。陶弘景想，究竟是什么让公羊如此强壮呢？他伏在地上仔细地观察，发现这只公羊并不是一成不变的执行交配，而是会挪动地点，似乎是有意寻找一种植物，吃了以后就能继续交配。这激发了陶弘景的兴趣，等到羊群走远后他也采摘了一些咀嚼，发现自己关节肌肉的酸痛竟轻松了很多，这让他大感意外。于是他携带了很多草药拿回小院去研究。

回到小院内，陶弘景将所见所闻告诉青年夫妇，他们也很惊奇。妇人忍不住吐露实情，自成亲以来他们也想增添人丁。可惜从小受到影响，体质不佳，难以圆梦。青年夫妇十分信任陶弘景，决定自己和父亲同时服用这种草药。陶弘景也答应留下一段时间，为他们调理身体。3个月后，老汉的腿基本恢复如初，扔掉了拐杖，精神十分健旺，而青年妇人也摸出了喜脉。一家三口十分感谢陶弘景。

淫羊藿用于治疗肝肾亏虚、寒湿侵袭的关节痹痛以及阳痿不兴、不孕不育有很好的效果。《药性歌括四百味》中记载："淫羊藿辛，阴起阳兴，坚筋益骨，志强力增。"充分说明了淫羊藿是一味祛风湿、强筋骨、补肝肾的妙药。其实，淫羊藿之名与"阴阳和"相近，暗中提示它具有滋阴壮阳的功效，效果灵验，有如神仙。现代研究发现淫羊藿苷能改善性腺功能，提高精子数量和活力，也能延缓关节炎的进展，防止骨质疏松，改善老年哮喘。

淫羊藿酒是民间治疗筋骨酸痛、阳痿早泄的验方之一：将淫羊藿500克浸泡在3斤白酒内，密封7天，每次服20毫升。其性温热，服用后易导致便秘、口苦、口腔溃疡、血压上升。素体阴虚、血压波动较大者慎服。淫羊藿酒虽好，可不能贪杯哦。

141. 松　脂

　　松脂为松科植物马尾松或其同属植物木材中的油树脂，具有祛风、杀虫的功效，常用于疥疮、皮癣。正如《药性歌括四百味》中记载："松脂味甘，滋阴补阳，驱风安脏，膏可贴疮。"

　　晋代医学家、道教学家和养生学家葛洪在其所著的《抱朴子》中记载了一则松脂治癫（癫，古称恶风）的有趣故事：上党有一位名叫赵瞿的人，身患了麻风病（麻风杆菌引起的一种慢性传染病，主要病变在皮肤和周围神经。临床表现为麻木性皮肤损害，神经粗大，严重者甚至肢端残废），多处求医问药不效，生命垂危。知晓此事的人都说此病传染，需尽快送病人离开家中，不然会连累家中老少。家人无奈，随即带上粮食，送病人到荒郊野外一山洞中。赵瞿在山洞中哀怨命运不幸，日夜痛哭流涕。1 个月后，有一位仙人路过山洞，听赵瞿哭诉，心生怜悯之情，于是拿出一药囊给赵瞿，并告诉他服药的方法，便一闪而去。

　　赵瞿按照仙人的嘱咐服用了百余日，他身上的疮竟然全部好了，而且肤色丰润。不久仙人又路过此地，赵瞿连忙跪谢，并询问授予的是何药。仙人说：是松脂。长久服用，可以长生不死。赵瞿再谢之后回到家中，家人都以为他是鬼，慌乱不已。赵瞿诉说了原委，家人这才明白。之后，赵瞿经常服用松脂，身轻如燕，力气大增，登高越险，不知疲倦。他活到了 170 岁，不仅牙齿没脱落，头发也未白。

　　松脂加工后可以得到松香和松节油。松香常含有铅等重金属和有毒化合物，加上业界为贪图低成本反复使用，松香氧化后产生的过氧化物严重影响人体健康，所以现在变成受管制产品。在许多与松香有关的食品中，也常含有对人体不利的重金属，因此，日常食用松香需严加注意。外用的松香膏药倒是安全可靠的皮肤病制剂。

142. 合欢皮

合欢皮，为豆科植物合欢的树皮。合欢常生长于山坡或栽于路旁，全国大部分地区均有分布，主产于长江流域各省。合欢花树形优美，树冠开阔，羽状复叶昼开夜合，粉红丝状花瓣仿佛一把把"羽扇"随风轻摇，清香袭人，采摘晾干后同样可入药，安神解郁，有道是"合欢合叶不合花，花合何如叶合好。夜夜相交不畏风，令君蠲忿长相保。"（《合欢木歌》屈大均）

合欢除了拥有好看的皮囊，还有不少值得探索的"有趣的灵魂"，《药性歌括四百味》载："合欢味甘，利人心志，安脏明目，快乐无虑。"《雷公炮制药性解》载合欢皮除能够安人五脏，补养心神外，还能够杀虫，消肿，续筋接骨，服后可令人快乐无比，神清气爽。相比于花，合欢皮研末外用还可活血消肿，治疗跌打损伤。这样"内外兼修"的植物，花语明明是"夫妻好合"，却在民间有"苦情花"的别名，究竟是怎么回事呢？这就要从一个故事说起了。

相传，很久以前泰山脚下有个村子，村里有位荷员外晚年生得一女，取名欢喜。欢喜姑娘生得聪明美貌，荷员外夫妻俩视为掌上明珠。18岁那年欢喜在清明节到南山烧香，回来后却开始精神恍惚，茶饭不思，日渐消瘦，家人延请许多名医诊治却不见好转。荷员外贴出告示，说谁能治好荷小姐的病，千金重谢。告示被西庄一位穷秀才揭了去。这位秀才英俊儒雅，除苦读经书，还精读医书，只是家中贫寒，眼看就该进京赶考却尚无盘缠，便想为小姐治好病得些银钱作进京之用。

　　小姐得的其实是相思病，西庄秀才正是她清明节在南山遇到后念念不忘的那位白面书生，大夫既是斯人，病人不免心情就好了大半。这秀才不知姑娘的心事，只管诊了脉，看了脸色舌苔，说："小姐是因心思不遂，忧思成疾，情志郁结所致。"又说南山上有一棵树，羽状复叶，片片相对，其花如丝，清香扑鼻，清心解郁，定志安神，煎水饮服，可治小姐疾病。荷员外赶快派人找来给小姐服用，小姐的病果然好了起来。一来二往，秀才也对小姐有了情意。不久，秀才进京应试，金榜高中，回来便和小姐结成了夫妻。小姐苦于相思之情不解而生病，为"苦情"，又因合欢花而病愈结缘，为"合欢"，人们便把这种树叫作合欢树，这花也就叫合欢花、苦情花了。

　　当心情不佳时，不妨像故事中的欢喜姑娘一样尝试用合欢花或皮来做代茶饮或药膳。但是需要注意，合欢皮有明显的兴奋子宫平滑肌的作用，妊娠期慎用，其所含的山合欢皂苷 E 有杀伤精子的作用，青年男性也不宜长期大量服用。

143. 楮实子

　　在我国河南、湖北、湖南、山西、甘肃等地区，生长着一种常见的桑科植物构树。构树为落叶乔木，高 10 余米，它的嫩根（楮树根）、树皮（楮树白皮）、树枝（楮茎）、叶（楮叶）、果实［楮（chǔ）实子］都可入药，有很高的药用价值。构树的果实为球状聚花果，秋冬之交果实成熟时采收，晒干，除去膜状宿萼和杂质，即为中药楮实子。

　　楮实子性味甘、寒，无毒，是一味传统良药，历代医家对其赞誉有加。魏晋时期的陶弘景称赞该药为草药中的上乘之品,《药性歌括四百味》中记载:"楮实味甘,壮筋明目,益气补虚,阳痿当服。"楮实子功在补益,可以补肝肾、强筋骨,古籍记载服用该药可以使人筋力倍增,能赶上奔跑的马。楮实子还可以改善视力,治疗老年人黄斑变性导致的视物昏花。本品还有滋补强壮作用,治疗中老年人精神疲惫、困倦乏力,治疗男子肾气不足导致的阳痿,被誉为"补阴妙品,益髓神药"。

不仅如此,楮实子还有消水肿的作用,能治疗肢体的水肿、肝硬化腹水、脑积水等,利用其补肾利水的作用,可以治疗老年男性前列腺增生导致的小便淋漓不畅。古籍记载它还可以"悦颜色",就是美容养颜,内服、外用皆可,古方洗面散(楮实子、皂角、升麻等)可以去皮肤垢腻,润泽肌肤。简直是爱美人士的最爱!后来还发现该药可以消老年斑。怪不得古人说久服楮实子可以"不饥、不老、轻身"了,秋季果实成熟时,一定要多吃几颗红色的楮实子。

楮实子含有氨基酸、脂肪油、色素、多糖和其他小分子化学成分,能改善脑部的血液循环及氧代谢,具有增强记忆力、神经保护、抗氧化、降血脂、抗衰老、抗疲劳等作用。传说古代医家为延年益寿、预防衰老,以楮实子为主药,制成药丸,名为"神仙训老丸",后来华佗在此基础上增减了几味滋阴温阳的药物,改名为"仙姑打老儿丸",成为皇室专用药品。明代末年郭敬海又把家传"不老还童挂骨丹"加入药丸,改为"延年益寿补肾丸",一度风靡朝野。现代中医临床常用楮实子等药补肾精、充脑髓,治疗老年痴呆症。

楮实子这么多功效,难道没有一点副作用吗?楮实子性味甘寒,久服容易导致腹泻,消化功能差的患者尤其需要注意,可以在使用时可以配上健脾益气的山药、茯苓等。在平时的生活保健中,可以把楮实子和丁香、糯米煮粥,芳香浓郁,入口甘绵,用丁香的温和平衡楮实子的寒凉,健胃养生,强身健体。

144. 伏龙肝

伏龙肝，俗名"灶心土"，是农村中烧杂草的炉灶底下年久烧成的土块。角落里这不起眼的干泥巴块，却有大用途！它本质沉重，性能下降，气香性温，暖脾温胃，在胃气太虚，水药不受，别药入口即吐的情况下，用伏龙肝有立竿见影之效。

《中国百年百名中医临床家丛书·李克绍》中介绍了李克绍先生有关伏龙肝的一则经历：1957 年的一个夏天，先生由家中返回诊所，一路上经过炎热太阳的曝晒，强烈耀眼的阳光照射，乍一进厕所，觉得屋子甚暗。忽闻室内有呻吟声，定睛细看，才看出是本所会计员王某。原来他患急性胃肠炎，剧吐剧泻一昼夜，已严重脱水。先生看了以后说用点药看看。所内另一西医大夫，因为患者服药即吐，主张停用一切药物，让胃休息，任其自然恢复。先生觉得西药不行，还有中药，大方不行，还有偏方。便到邻家，从土灶里掘取灶心土一块，有小鸡蛋大，放在碗内捣碎，冲入开水，搅了几下，等粗渣沉淀后，将带土黄色浑水倾入另一碗中，让患者乘温喝下。

一大碗浑黄水，患者一口气喝下，竟未再吐。病愈后，患者追诉说："那药真香。"伏龙肝味香，正常人是体会不到的，只有在胃气大虚的情况下，患者才能觉出味香。中医讲"香入脾"，这证明两点：一是脾胃之气太虚，二是药极对症。

由于伏龙肝能镇吐，所以临床时对于一些难以服药的人，怕服药引起呕吐，常先用伏龙肝煎水，再用此水煎药，往往可以避免服药后引起呕吐。伏龙肝对于脾胃虚寒有很好的疗效，但它的功效远不止于此，《药性歌括四百味》中记载："伏龙肝温，治疫安胎，吐血咳逆，心烦妙哉。"按照中医五行的认识，土，黄色，属脾胃，而灶心土长期得到柴火燃烧，具有温的特性，所以尤其适用于因脾胃虚寒而引起的各种病症。

没想到这么便宜又普通的土块竟然有如此好的功效，现代人形寒饮冷，脾胃虚寒的人尤其多，想必这味药肯定能派上大用场了。

145. 穿山甲

穿山甲饮片来源于国家一级保护动物鲮鲤科动物穿山甲的鳞片，是一味传统的名贵药材，目前主要来源于广东、广西、云南等养殖基地。成品鳞片色青黑，微腥，既可水煎或研末内服，也可调敷外用。民间谚语有"穿山甲、王不留行，妇人吃了乳长流"的说法，通常被视为产后催乳之品，与黄芪、当归、猪蹄、通草等一同烹煮。

然而穿山甲的功效不止于此。为探索穿山甲的药用价值，古人曾对穿山甲有深入的观察研究。据说李时珍看到过前人记载穿山甲的书籍。书中言之凿凿，认为穿山甲进食是靠张开鳞片，让蚂蚁进入后关闭，再潜入水中，打开鳞片淹死蚂蚁。李时珍对这种记载心怀疑问，决定亲自进入大山寻觅穿山甲踪迹，进行核实验证。

寻觅之路并不轻松。这一天，李时珍走到了一处山沟，正准备坐下休息。突然发现，身后所靠山壁上有一处小小的土丘，土丘内部是一个小坑，十分奇异。李时珍躲到树丛中，直到傍晚，一只古怪的身影进入了视线。这种动物身体狭长，通身披覆黑色鳞甲，样貌酷似一条大鲤鱼，在地上缓慢爬行来到了土丘附近。

只见它张开钩爪似的前臂，在地上迅速的刨土，不一会就形成了一个深坑。它伏在地上，吐出细长又灵活的舌头，不时卷动搅拌。许多蚂蚁被舌头卷住后送入口中，涌出的成片蚂蚁也被一扫而光。待它爬去后，李时珍连忙前去查看土丘，果然与先前所见一模一样。他拿着从"大鲤鱼"身上掉落的青黑色鳞片，感觉这应该就是古人所称呼的穿山甲（又为"鲮鲤甲"）。只是它的捕食方式与古人所讲并不相同。

当他路过下一个村庄之时，村庄里刚好有三个疑难重病人。一个满身是溃烂的疮口，久久不能愈合，创面流出很多脓血水，腥臭难闻；一个突发中风，半身不遂，进食困难，也难以挪动就医；最后一个是一名产妇，哺乳期间乳汁排出不畅，蕴毒化脓，红肿热痛，婴儿也有几天没有进食。李时珍若有所思，想到行囊中的穿山甲鳞片，又记起《神农本草经》中曾记载穿山甲可治疗蚁瘘，又善于穿穴打洞，定能疏通一身的经络，对于中风和产后乳痈都有好处。因此他决定以囊中的穿山甲鳞片为主药救治这三个病人。没过几天，三人果真痊愈，大家都盛赞李时珍医术高明。

《药性歌括四百味》记载："穿山甲毒，痔癖恶疮，吹奶肿痛，通络散风。"与现代中医学认为穿山甲活血祛瘀通经、消痈溃坚散结相同。主要用于瘀血日久之卵巢囊肿、肿瘤、脑血管后遗症以及皮肤溃疡、白癜风、痤疮、乳腺炎等疾病。

虽然穿山甲具有诸多功效，但是其走窜之性较强，故不适用于孕妇，避免造成堕胎。近年来也有肝功能损害的临床报道，因此具有一定肝毒性，需在专业人士指导下服用。此外，穿山甲数量稀缺，违法走私交易猖獗，中医药业内存在有替代用药的呼声。毕竟穿山甲是十分可爱的国家保护动物，对自然环境有利，谁会想去伤害它呢？

146. 地 龙

地龙就是我们所熟知的蚯蚓，又叫作"曲蟮"，是一种生长在潮湿土壤中，整天爬来爬去的虫类。一提到蚯蚓，大家肯定想到的是将它作为诱饵来钓鱼，谁会联想到中国神话传说中的上天入海的神"龙"呢。这么一条不起眼甚至有些恶心的小虫怎么会被当作中药呢？竟然还被称为地龙？关于地龙这个名字的由来，有个有趣的故事。

相传宋朝开国皇帝赵匡胤，某日在庭院中饮酒赏月，不慎感受风寒，引起多年的哮喘病复发，不仅如此，第2天，腰间还长满水疱，疼痛瘙痒，十分难受，宣太医进宫，被诊为"缠腰龙"（即现代医学中的带状疱疹），此病在当时非常难治，太医都束手无策，据说这种水疱如果缠腰一周，则必死无疑。宫中上下惊慌失措，遍请民间能人。有位人称"活洞宾"的草药郎中听闻笑曰："此乃小病耳。"遂打开药瓶，取出数条蚯蚓，放入盆中，捣碎，撒上蜂蜜，化为药液，分为两杯，一杯擦拭患处，另一杯请皇上口服，皇上见此药与众不同，便问"此为何药？"郎中怕说出蚯蚓吓到皇上，惹怒龙颜，于是灵机一动，答道："陛下患的是龙绕身之疾，凡间无药可医，唯有以龙治龙，此药为地龙，皇上可放心使用。"皇上一听，大悦。果然经过一段时间的治疗，不但疱疹消失了，多年未愈的哮喘也神奇般地好了。太医们见蚯蚓效果如此神奇，又怕皇上责怪，便也称之为地龙，由此传开。

蚯蚓在地球上大约存活了2.5亿年。蚯蚓体内的蛋白质含量达70%，还有微量元素，如磷、钙、铁、钾、锌、铜以及多种维生素。蚯蚓被生物学家达尔文称为"地球上最有价值的动物"。

《药性歌括四百味》记载："蚯蚓气寒，伤寒温病，大热狂言，投之立应。"即是说地龙性寒，善走窜搜风，有清热镇痉息风的作用，能治伤寒病或温热病高热、惊狂乱语和小儿惊风抽搐等，奏效快捷。

现代药理研究表明地龙有良好的解热、镇静、抗惊厥的作用，并有显著的舒张支气管作用，所以治好了故事中赵匡胤多年的哮喘。地龙还有缓慢而持久的降血压作用及纤溶和抗凝的作用。此外，地龙还具有增强免疫、抗肿瘤、抗菌、利尿、兴奋子宫及胃肠平滑肌的作用。

由于蚯蚓的气味怪异，许多患者无法接受，于是专家们将蚯蚓中的有效成分提取出来用于治疗疾病，如蚯蚓纤溶酶等。这样既能用其有效成分治病，又能去除其对人体有害的成分，不失为一种好方法。

147. 蟾　酥

蟾蜍，也就是我们平常说的癞蛤蟆。在汉代的很多画像石里面，只要有月亮，多数就能看到蟾蜍的身影。古人认为在月亮里面，住着兔子和蟾蜍。只不过，后来的人们因为蟾蜍长得丑陋，故有了"癞蛤蟆想吃天鹅肉"这一说法。其实，蟾蜍是对我们人类很有帮助的动物，不仅能吃害虫，它耳后及身上的干燥分泌物还能入药，叫作蟾酥。因这种分泌物具有较强的毒性，故也可用于攻毒。这是中医学用药的特点，即用一些毒性较大的药物来治疗某些恶性或难以治疗的疾病，往往能取得较好的治疗效果。

相传古时候有一家药铺，老板不仅医术高超，而且深得患者信任和爱戴，其生产经营的丸散膏丹和香料细药，亦远近驰名。有一次，药铺老板带几个伙计上山采药，就在准备下山的时候，忽然看见附近的草丛中，有一条毒蛇正盘着一只癞蛤蟆。眼看危在旦夕，一个伙计二话不说，操起锄头正要动手，老板急忙上前拦住。当伙计再看时，只见毒蛇已经浑身抽动，很快便死去了。这是怎么回事呢？老板便把这只癞蛤蟆仔细查看了一番，原来这只癞蛤蟆身上也长有毒腺，能分泌一种白色的毒液，毒性也非常大，竟然能够毒死毒蛇。老板具有丰富的治疗经验，他当即收集了一些毒液，晒干后制成酥片状，尝试在一些痈疽疔疮的药方中加入这种酥片，效果非常显著，而这种酥片就是名贵的中药蟾酥。《药性歌括四百味》中也有蟾酥的相关记载："杀疳蚀癖，瘟疫能辟，疮毒可祛。"

本品收集困难，主要为蟾蜍科动物中华大蟾蜍或黑眶蟾蜍的干燥分泌物。多于夏、秋二季捕捉蟾蜍，洗净，挤取耳后腺及皮肤腺的白色浆液加工，干燥。形状呈扁圆形团块状或片状，棕褐色或红棕色。团块状者质坚，不易折断，气微腥，味初甜而后有持久的麻辣感，粉末嗅之作嚏。

目前临床上有多种剂型的蟾酥提取物制剂应用于肿瘤治疗。有报道称蟾酥注射液治疗晚期恶性肿瘤，疗效优于常规治疗。这是不是有点"以毒攻毒"的意思呢？

148. 刺猬皮

刺猬皮又称"异香""仙人衣"，是重要的传统中药材，首载于《神农本草经》，被列为中品，现代药理研究发现其具有止血和促进胃肠平滑肌蠕动的作用。《药性歌括四百味》载："刺猬皮苦，主医五痔，阴肿疝痛，能开胃气。"临床上多用滑石粉烫后入药，使其质地松泡酥脆，便于煎煮和粉碎，并能达到矫臭矫味的目的。

从性状上看，刺猬满身短刺，一旦有风吹草动刺猬便会缩成一个小球，浑身布满了刺，用以防御，所以刺猬也叫刺子球。由此可以联想到带刺的刺猬皮可以消肿破积，另外它可以缩成一团，故联想它可收敛气血津液阻滞积聚——即能收能破。

刺猬的皮、肉、脂、心、肝、胆都是药用部位。《本草纲目》记载：猬皮主治五痔阴蚀，下血赤白，五色血汁不止，阴肿，痛引腰背，酒煮杀之。猬肉，性平味甘，无毒，可以炙烤来服食，用来补益下焦，调理胃气，使人的食欲增强，可治疗反胃吐食、腹痛疝气、肠风痔漏、遗精等。刺猬脂具有止血杀虫的功用，用于治疗肠风便血、秃疮、疥癣、耳聋等。刺猬心肝具有解毒疗疮之功效，用于治疗瘰疬、恶疮、诸漏等。刺猬胆具有清热解毒明目的作用，主治眼角赤烂、迎风流泪和痔疮等症。

朝鲜族有一种习俗，在妇女生了小孩之后，要服用刺猬胆，每次用 2 个刺猬胆，再用 1 盅白酒焙烧，喝了以后盖上被子让身体透彻地出一身淋漓的大汗，也就是民间所说的"发汗"。据说这样做可以帮助产妇快速恢复体力。

149. 蛤　蚧

在我国西南地区的山岩、石洞或树洞内，活动着一种壁虎科爬行动物蛤（gé）蚧（jiè）。它们常雌雄成对出来活动，雄的叫声像蛤、雌的应声似蚧，所以称为蛤蚧。因为蛤蚧长得很像壁虎，体型较大，身长可达 30 厘米以上，所以被称作"大壁虎""大守宫"。它动作敏捷，常夜间活动，主食昆虫，有时也捕食壁虎、小鸟等动物。蛤蚧在气温较低时，会潜入岩洞中冬眠，到次年气温回升时再出洞活动。如果遇到人类捕猎，蛤蚧会自断其尾，以方便逃脱。因为价格上涨，蛤蚧被大量捕捉，产量锐减，加之自然环境破坏，栖息地缩小，野生蛤蚧资源几近枯竭。1989 年蛤蚧被列为国家二级保护动物。

自 20 世纪 50 年代开始人工养殖蛤蚧，但因规模不大，所以该药相对紧缺。中药蛤蚧为除去内脏及头、足（有毒）的干燥体，用竹子撑开，微火焙干，两支合成一对，切成小块，只剪取尾部使用者，称为蛤蚧尾。古代医家认为蛤蚧的尾巴是最具有神效的，如果尾巴没有了，蛤蚧就没有药用价值了，所以尾全、不破碎的蛤蚧为上乘之品。古人鉴别蛤蚧真伪的方法，很有趣，让人口含少许蛤蚧末，然后奔跑百步，如果不喘，证明是真药。蛤蚧为"止喘实神"，号称"虚喘第一药"，益气赛人参，补精同羊肉，据说近代中医名家施今墨先生在重庆行医时，一次乘滑竿出诊，见轿夫口含蛤蚧尾，翻山越岭并不气喘，很受启发，于是将蛤蚧用于治疗气喘诸病，取得了很好的临床效果。

《药性歌括四百味》中记载："蛤蚧味咸，肺痿血咯，传尸劳疰，服之可却。"现代药理研究表明，蛤蚧含有多种氨基酸、磷脂成分、微量元素等，具有抗炎、平喘、抗肿瘤、增强免疫、性激素样作用等。蛤蚧为血肉有情之品，补肺气、助肾阳、定喘嗽、益精血，可以治疗肺肾气虚的咳喘、咯血等病，古代还常用于肺结核病（传尸劳）的治疗。气虚咳喘的病人，还可使用人参、蛤蚧少许，配合糯米熬粥，有很好的食疗补养作用。

150. 蝼　蛄

蝼蛄，隶属于蟋蟀总科，因此这种昆虫和蟋蟀长的有几分相像。作为庄稼里的害虫它非常出名，也叫"土狗""拉拉蛄"等。

在《诗经·硕鼠》篇中写道："硕鼠硕鼠，无食我黍；硕鼠硕鼠，无食我麦；硕鼠硕鼠，无食我苗。"这里的硕鼠有人考证为"石鼠"，也就是蝼蛄的另一别称，尤其是最后一句无食我苗，更将嫌疑犯的身份指向它。因为蝼蛄栖息于地下，潜行土中，形成隧道，使作物幼根与土分离，失水而枯死。它还喜欢吃刚发芽的种子或植株的根部、嫩茎及幼芽等。蝼蛄分布广，食性杂，危害隐蔽，常给育苗生产带来严重的损失。这首诗讽刺了统治者的重敛厚赋，反映了反对剥削、向往乐土的民声，由此也可见人们对蝼蛄的深恶痛绝。

为什么它能如此猖獗呢？原因在于它拥有优异的挖掘能力。现代研究根据它的耦合特性、运动学建模设计生产出了仿生旋耕刀和挖掘机铲斗，大大提高了生产效率，成功地做到了化害为利、趋势利导。

中医学很早就根据它的特性把它作为中药来使用。蝼蛄喜欢在稻田水泥里钻来钻去、啃苗翻根，所以中医学认为它能加速水液代谢，通利大小便，用来治疗各种水肿胀满、二便不通，不管是颜面浮肿还是肢体水肿都可以用它。它效专力宏，作用显著，被形容为"效不旋踵"，"踵"是脚后跟的意思，是说见效极快，还没有旋转脚后跟病就好了。将其研磨成粉外敷还可以拔刺和治疗恶疮。《药性歌括四百味》中记载："蝼蛄味咸，治十水肿，上下左右，效不旋踵。"

在某些地区的餐馆内，它的身价大涨。放在烤锅内，用栗炭火烤去水分，撒上佐料，就成了一道下酒菜。在广东德庆一带，蝼蛄被当成一种养生食材。将蝼蛄清洗干净，去除翅足，放到高温的油锅里煎炸，炸至金黄，香味四溢，捞出，放上一撮盐，便成了一道美食。

这真是化腐朽为神奇！不过鉴于它药性急且具有催产的药效，身体虚弱的人以及孕妇不适合食用。

151. 桑螵蛸

螵蛸有中药桑螵蛸和海螵蛸之分。桑螵蛸是螳螂科昆虫大刀螂、小刀螂或巨斧螂的干燥卵鞘，分别习称"团螵蛸""长螵蛸""黑螵蛸"，其体轻质松海绵状，以完整、色黄褐、卵未孵化者为佳。桑螵蛸首载于《神农本草经》："桑螵蛸，生桑枝上。"不过现代中药所用桑螵蛸并非完全采于桑树上，甚至市场上出现了以某些昆虫的茧掺假的现象。

桑螵蛸是在深秋至次春收集，除去杂质，蒸至虫卵死后干燥制得的。桑螵蛸多与其他中药配伍使用，应用最为广泛的是水煎剂（用时要剪碎），其他传统的加工炮制方法像麸炒（药材与麸皮同炒）、酒炒、热水浸等也有应用。

海螵蛸是乌贼科动物无针乌贼或金乌贼的干燥内壳，首载于《神农本草经》，原名"乌贼鱼骨"。海螵蛸和桑螵蛸名字仅差一字，功效也十分相似，都属于"收涩药"（指具有收敛固涩作用，可以治疗各种滑脱病症的药物），都具有固精止遗的作用，可以治疗肾虚遗精滑精、遗尿尿频、小便白浊等。

对于小儿遗尿（6岁以后还经常性尿床），桑螵蛸尤其擅长，可以简单用米汤送服桑螵蛸粉来治疗。据说以前有一胖一瘦两个樵夫在山上打柴，休息时，胖樵夫指着一根柴棍上的螳螂卵鞘说："我听老人们说，这东西咱们叫螳螂蛋，人家中药店叫桑螵蛸，听说这东西还能治小孩尿床。"

瘦樵夫说："我的孩子8岁了，常尿床。"

胖樵夫说："我的孩子10岁了，也常尿床。"

瘦樵夫说："那就给孩子吃些试试。"胖樵夫说："你这人听风就是雨。怎么吃？吃多少？咱们这一带方圆百里一个大夫也没有，问都没处问。"瘦樵夫听了不言不语，回到家里，把几个卵鞘煮了煮，吃下去试了试，感觉没有问题，接着把卵鞘捣碎了悄悄煮到稀饭里给孩子喝。孩子喝了几次，居然不尿床了。瘦樵夫很高兴，跟胖樵夫讲了。胖樵夫也给孩子试了试，果然也很有效。

《药性歌括四百味》把桑螵蛸以上的功效概括为"桑螵蛸咸，

淋浊精泄，除疝腰疼，虚损莫缺。"桑螵蛸味咸，咸能入肾，此外药典记载它还具有甘味，甘能补益，因此它又有补肾助阳的功效，可以从根本上治疗肾虚阳痿之遗精滑精，腰膝冷痛等，现代研究也表明桑螵蛸具有抗疲劳、抗氧化、抗肿瘤及降低血糖血脂的作用。

152. 水　蛭

水蛭，即水蛭科动物蚂蟥、水蛭或柳叶蚂蟥的干燥体。因为它的活体唾液中有血管扩张剂，可以有效地防止血液凝固，降低因血液积聚引起的高血压，很早便在医疗中有所运用。在西方，使用水蛭用于医疗最早可以追溯到古希腊时期，而且一直沿用到19世纪。在我国，水蛭入药也非常早，《神农本草经》中就有收录，言其："主逐恶血，瘀血，月闭，破血瘕积聚，无子，利水道。"《药性歌括四百味》中记载其功效："水蛭味咸，除积瘀坚，通经堕产，折伤可痊。"

关于水蛭，有这么一则故事：春秋战国时期的楚惠王与群臣共餐，腌菜中有一条水蛭，本想挑出扔掉，但怕厨官因此而受罚，便用酸菜将其裹起，吃了下去。惠王原本有因寒邪而引起的冷病，但吞食水蛭而呕吐后，病却好了。东汉王充在《论衡》中做出了这样的解释：水蛭依靠吸血而存活，活血作用很强，楚王一直患积血（类似于中医学上的血瘀结于胸脘）的毛病，因此虽强食水蛭，却正好因祸得福，药到病除。

目前，药用水蛭主要是在夏秋两季由湖泊或者河流中捞取，晒干或微火烘干后得到。研究发现水蛭有极佳的抗凝血、溶栓作用，所以现在临床多用来治疗脑血栓、冠心病、血小板增多症等，亦常用于跌打损伤。此外，水蛭能分泌一种非常重要的天然抗凝剂——水蛭素，它能使伤口持续流血而不会凝固，其唾液中还含有血管扩张素。正是有这些特点，曾经有外科医生将活水蛭用于断指和耳朵再植等手术后，以清除瘀血，大大提高了再植手术的成功率。

历代本草皆载水蛭堕胎，孕妇忌用。虽现有研究报道水蛭并无堕胎作用。但为了避免风险，孕妇应慎用该药。

153. 海螵蛸

海螵蛸顾名思义是一味来自海洋里的药物，又叫作"乌贼骨"，是乌贼科动物无针乌贼或金乌贼的干燥内壳，渔民于4—8月将漂浮在海边或积于海滩上的乌贼骨捞起，剔除杂质，以淡水漂洗后晒干；或在5月左右待成群乌贼游到海岛附近产卵时，大量捞捕，除去软体部分，将乌贼骨收集后晒干，便成了中药海螵蛸。

我国是世界上使用海洋药物最早的国家。早在春秋战国时期，传统医学四大经典著作之一《黄帝内经》已有记载，以乌贼骨为丸，饮以鲍鱼汁治疗血枯，用海螵蛸来治疗妇女月经衰少，可见我们聪明智慧的祖先，在几千年前便已经意识到乌贼骨的药用价值。

《药性歌括四百味》中记载："海螵蛸咸，漏下赤白，癥瘕疝气，阴肿可得。"如果突然流鼻血了或者受了外伤，就可以将海螵蛸研磨成粉，外敷于伤口来止血。漏下赤白则是指妇女的月经淋漓不断以及带下有赤或白色的变化，均是体内的出血性疾病，此药对于妇女的月经病、白带异常等都有很好的效果，是现代中医妇科通经止带的常用药。另外中医学认为咸能软坚——咸味的药物可以软化坚硬的东西，临床上可用于治疗肿瘤、疝气等。除此之外，海螵蛸中还含有丰富的碳酸钙，这些碳酸钙可以中和体内的胃酸，缓解由于胃酸倒流而导致的胃灼热症状。同时对于溃疡的愈合作用也是十分的明显，能够缓解病人的疼痛和出血的情况。对于患有胃溃疡、胃出血的人有着不错的功效。

需要注意的是，久服海螵蛸易致便秘，可适当配合润肠药同用。

不得不说，乌贼真是一个了不起的海洋动物，骨头可以入药。乌贼属野生动物，随着海洋生态环境的变化、乌贼肉价格不断攀升，刺激渔民大量无序捕捉，甚至捕捞期正是乌贼产卵之时，对乌贼的生态繁衍造成毁灭性破坏，无形中造成海螵蛸产量减少，价格上涨的恶性循环。

154. 青礞石

青色是一种容易被误解的颜色，它本指蓝色或草木的颜色，如"青取之于蓝，而青于蓝"说的就是靛青这种染料，是从蓝草里提取的。然而青色却比蓝草的颜色更深，可延伸至绿色、深绿色、黑色，如"青丝"指的就是人的黑发。

青礞石的"青"更贴近于深绿色，它以色黑绿，断面有星点者为佳。《本草纲目》中描述青礞石坚硬而细致，有青白两种，颜色呈青色为佳，中间有白色的星点，煅烧后星点可变为金黄色。如果石中无星点，则不可以入药。

青礞石属矿物药，而矿物药大多质重趋下，具有沉降的特性。《药性歌括四百味》中说："青礞石寒，硝煅金色，坠痰消食，疗效莫测。"青礞石正是凭借其沉降之性，加上咸味能软坚散结，因此有坠痰下气、消食平喘的功效，可以治疗顽痰、老痰胶结，咳喘呼吸困难，甚则难以平卧，还可以治疗痰热引起的癫痫发狂、惊风抽搐等。此外，古人认为"青"对应木，同时肝属木，所以认为青礞石可以入肝，平肝气。

青礞石是矿物药，含有重金属，所以现在多制成丸剂和散剂，如治"怪病"的妙方礞石滚痰丸。礞石滚痰丸由酒蒸大黄、黄芩、煅青礞石及沉香四味药组成，据记载为元代著名的隐士医家王珪所创。

王珪早年被征召为官，中年后回到故乡，隐居于虞山，善医术及养生，远近闻名，求治者众，时称"王隐君"。他认为"痰生百病"，特别是"痰生怪病"即人体有痰，可能出现的病症多种多样，如患者自诉舌冷如冰，多次用温热药无效；自诉额头发热，如火烧汤灼，多次用寒凉药无效；舌根发麻，用息风化痰药无效等。这些难以找到病因的怪病，从"痰"入手治疗反有奇效。

青礞石如果要煎煮，也应该控制药量，装入布包先煎。先煎是指在未入其他药时，先行煎煮，适用于矿物药等有效成分难以溶出的、有毒和药性峻烈的及其他备注说明要先煎的药材。

青礞石的煅制方法很特别，按传统是要和硝石同煅，在《品汇精要》中记载了青礞石的煅制古法：先取二两青礞石，捶碎，然后用硝石二两，一同放入小砂罐内，用瓦片盖好，再用铁丝绑好，用盐和泥最后固定好，晒干。放入火中煅红，一直烧到上边有金星透出为度。待其变冷后，研为极细的粉末。现在多是直接煅至酥脆后研粉。虽然此药能够消一切积聚痰结，消积滞，坠痰涎，但因其药效过于猛烈，性质沉坠，孕妇、小儿和脾胃虚弱的人不胜药力，应慎用或者禁用。

155. 磁 石

矿石类药物是中药材的一大类，其多含有一定的微量元素，磁石便是其中之一。入药的磁石属于氧化物类矿物磁铁矿的矿石，其主要成分为四氧化三铁，开采后，选择吸铁能力强者入药，称为"活磁石"或"灵磁石"，无吸铁能力者称为"死磁石"或"呆磁石"。

磁石在拣去杂质，砸碎，过筛后可入药，此药称为生磁石。如果将磁石刷净，砸碎，置坩埚内，在无烟的炉火中煅红透，取出，立即倒入醋盆内淬酥，捣碎，再煅淬一次，取出，晒干，研成细末，则称之为"煅磁石"。

《药性歌括四百味》中记载："磁石味咸，专杀铁毒，若误吞针，系线即出。"当时，磁石的重要功效是清除体内的"铁毒"，即误吞的铁器。据说，明代医家张景岳，就有一则急智解危的故事。

一户姓王的人家有个儿子，刚满一岁。一天，母亲随手拿一枚钉鞋的圆铁钉给儿子玩。小孩不知，误塞入口中，吞到喉间出不来。其母见状大惊，忙倒提小孩两足，欲倒出铁钉，哪知小孩反而鼻孔喷血，情况十分危急。孩子的父母连呼救命。

恰好张景岳路过这里，见状，急命其母将小儿抱正，小儿"哇"的一声哭开了。张景岳断定铁钉已入肠胃，小儿父母早吓得六神无主，迭声哀求张景岳想想办法。

张景岳陷入沉思中，他记起《神农本草经》上有"铁畏朴硝"一句话，想出了一个治疗方案。他取来活磁石一钱，朴硝二钱，研为细末，然后用熟猪油、蜂蜜调好，让小儿服下。不久，小儿解下一物，大如芋子，润滑无棱，药物护其表面，拨开一看，里面正包裹着误吞下的那枚铁钉。小儿父母感激不已，请教其中的奥秘。

张景岳解释说：使用的芒硝、磁石、猪油、蜂蜜四药，互有联系，缺一不可。芒硝若没有吸铁的磁石就不能附在铁钉上；磁石若没有泻下的芒硝就不能逐出铁钉。猪油与蜂蜜的主要作用是润滑肠道，使铁钉易于排出，另外蜂蜜还是小儿喜欢吃的调味剂。以上四药同功合力，裹护铁钉从肠道中排出来。

道理虽浅显易懂，其中却处处体现中药配伍的奥秘。

此外，磁石还具有镇惊安神、平肝潜阳、聪耳明目和纳气平喘的功效。磁石本身含有微量毒性成分砷，经过炮制后虽砷含量显著降低，不过也不宜长期服用，以防蓄积中毒。

156. 赭 石

矿物药中有很多红色的药物，赭石便是其中的一味。赭石是氧化物类矿物刚玉族赤铁矿，一般以致密块状、肾状、葡萄状、豆状、鱼子状、土状等集合体最为常见。《药性歌括四百味》中记载："代赭石寒，下胎崩带，儿疳泻痢，惊痫呕噎。"很多医生在开这味药的时候，药方中往往不写"赭石"，而是直接写"代赭石"。

关于代赭石药名的由来，李时珍说："赭，赤色也；代即雁门也。"也就是说，赭，是指这个药物的颜色是红色的，因此它也有个别名，叫"赤土"，见过的朋友一定不容易忘记。代，指的是这个药物的产地：雁门。雁门位于山西代县，而代赭石便是专指山西代县产的赭石。如果我们拿着写有"代赭石"的处方去药店抓药，那药店就会配山西代县产的"赭石"。山西地形复杂，气候多样，生态环境独特，是多种中药材的主要产地，而赭石因代县产的质量最好而被誉为"代赭石"。

中药方剂中，有一味以代赭石为主而配伍的方剂，名为"旋覆代赭汤"，具有降逆化痰、益气和胃的作用，应用甚广。一般来说，矿物药都具有引气下行的作用，因为矿物药质地多重坠，这也是古人认识药物的过程中使用"象思维"的体现。

关于这个方剂，民间还有一则故事：话说某年夏秋之际，忽然下起了大雷雨，庄稼人王老五眼看路边一棵金黄色花朵的野花就要被大风吹断，不由得心生怜悯，他冒着大暴雨，小心翼翼地用铁锹将这花连同根周围的土挖了出来捧回家，种在一个小破瓮里。

王老五的娘有胃病，常噎嗝而难以进食，非常痛苦。当晚，王老五做了个梦，梦见一个头插金花、亭亭玉立的姑娘对他说："我是旋覆花仙，谢谢你救了我的命。我要把你娘噎嗝反胃的病治好来报答你。"说完，只见姑娘拿出一块红色的石头放入锅里煎汤说："这叫代赭石。"又从头上拔下自己插的金花投入汤内，嘱咐："等汤熬好了，一定让你娘喝下。"

王老五从梦中惊醒，只见破瓮里的野花不见了，灶台上小药罐正咕嘟咕嘟冒着热气。旁边，放着一堆红棕色的石头碴子和一堆黄花。王老五的娘喝了这汤果然舒服多了。王老五又照花仙所示熬了几回汤，每天让娘喝下，过了几天，胃病便好了。为了纪念这位花仙，人们把这药方叫"旋覆代赭汤"。

虽然这红红的石头有很多功效，但它含有微量砷元素，如果服用不当会引起中毒，所以一定要在医生指导下使用。

157. 狗　脊

狗脊，又称"金毛狗脊"，但这并不意味着它是大金毛狗的脊背。狗脊是蚌壳蕨科植物，入药的是植物的根部，因其根部长了很多细枝，形状如狗脊，故以此命名。

此药还有一个别名"扶筋"，那么是否有助于恢复人体筋骨功能呢？答案是肯定的。狗脊最善强腰膝，对于男子腰脚软疼，女子关节不利，都十分有效。故《药性歌括四百味》称："狗脊味甘，酒蒸入剂，腰背膝疼，风寒湿痹。"

要想认识狗脊，还可以借助一个忠犬阿黄的故事。

传说，青城山下有个名叫张方的人，养了一只聪敏的黄狗，名字叫"阿黄"。阿黄日日和主人生活在一起，感情十分深厚。阿黄非常聪敏，曾多次救张方于危难之中。

曾有一次，张方在外饮酒后，提灯笼回家，经过一片沼泽地时，竟醉倒在草丛里。灯笼里的烛火，燃着了身边的枯草，阿黄急得"汪汪"直叫，急忙跑向旁边的水坑，用爪子蘸了水，洒在张方的脸上。张方惊醒过来，看到草丛中火仍在烧，便折下树枝，把火扑灭。然后感激地亲吻阿黄，并带它回家。

阿黄每一次都能帮助主人和自己化险为夷，但是幸运之神从来不会一直眷顾谁。一天夜里，张方家里进了贼，阿黄与盗贼搏斗，盗贼慌乱之下竟用匕首刺穿了阿黄的喉头，鲜血顿时涌了出来。张方醒后高喊抓贼，邻居们闻声赶来，把贼捉住送到官府治罪。他们走后，张方挣扎着爬起来，看到阿黄死在血泊里，心疼得放声大哭。

张方含泪埋葬了阿黄，之后每隔几天，他就去坟地看看，有时候也会坐在坟前和阿黄聊天。1个月后，见阿黄的坟头上长出了一株草，草叶上有密密麻麻的黄毛，很像阿黄。张方便拔起这草，放在鼻边闻着，一阵异香，浑身舒畅，他患病的腰部伤痛仿佛好了不少。他想：一定是阿黄送这药来给我治腰伤了。于是，就将这草连根拿回家去煎了吃。不久，腰伤果然痊愈了。

阿黄即便是死去了，也在尽心为主人解决困难，后来人们都感慨于这条狗的忠诚，便将这能治疗腰痛的草称为"狗脊"。

狗脊名的由来虽然充满神话色彩，但它祛风湿、补肝肾、强腰膝的功效是实实在在的，在很多强筋骨壮腰膝的药方中，常能看到狗脊的身影，在强腰膝的药酒中，狗脊也是重要的一味药材，如狗脊酒、复方狗脊酒等。

158. 骨碎补

在我国的南部、朝鲜以及日本的森林树干和岩石上生长着一种神奇的草药，叫作骨碎补，《药性歌括四百味》中记载："骨碎补温，折伤骨节，风血积疼，最能破血。"概括了骨碎补对于跌仆损伤、瘀血的治疗作用。

那么这个有趣的名字究竟是怎么来的呢？这就不得不说起跟骨碎补名字相关的小故事了。

传说在唐朝开元年间，有一位上了年纪的老农养了一只活泼好动的小猴子，老农每次去山中采药都会带上它，有一次这个小猴子不小心从悬崖跌落，他采来的草药对于小猴子的伤都没有效果，这可急坏了老农。一天夜里，这个小猴子因为疼痛睡不着觉，好巧不巧的是，有个老猴子经过小猴子旁边，简单地看了看小猴子受伤的腿部就走了。第2天老猴子叼着一些草药给小猴子嚼烂敷在伤口就走了。又过了几天，小猴子的腿伤竟然慢慢地在好转。因为自己朝夕陪伴的小猴子慢慢痊愈，老农特别开心，拿着老猴子采来的草药去找，发现这个草药根茎扭曲，跟猴子平常活动起来的样子差不多，拿进嘴里一尝，发现味道非常辛辣，跟平常吃的姜非常像，便给它取名"猴姜"，在这以后，这位老农就经常用这味药物来治疗乡亲们的跌仆损伤，每每有很好的疗效。

那么为什么"猴姜"又会变成现在的"骨碎补"呢？这就与唐明皇有关了。相传李隆基有一次荡秋千的时候从秋千上摔了下来，立马传召了御医给唐玄宗看病，但是宫里的御医给皇上开的内服与外用的药物都不见起效，于是唐玄宗下令张贴皇榜邀请民间中医来医治自己的伤。一位民间的大夫看到了这个公告就带上了猴姜进宫为唐玄宗看病。他将猴姜捣碎给唐玄宗外敷，同时将猴姜煎汤给李隆基喝，很快李隆基的伤势就慢慢痊愈，皇帝大喜过望，问民间大夫这个药的名字，这个民间大夫回答道：猴姜。李隆基认为这个名字不雅，便将这味药物改名为"骨碎补"，于是这个名字就流传至今。

骨碎补既可以内服，又可以外用，有专家提出骨碎补外用可以治疗脱发，方法是用骨碎补与补骨脂、当归、制首乌、侧柏叶各等分，用 50 度以上白酒浸泡，头发洗净后涂于头皮上。此方应遵医嘱，根据个人实际体质使用为宜。

159. 茜 草

《药性歌括四百味》中记载了一味与染料有关的药物茜草，"茜草味苦，便衄吐血，经带崩漏，损伤虚热"，说起这味药，还有一个小故事。古长安城有一个郎中专门售卖中药汤剂，不管什么人只要得了病，给上一些钱，就可买一碗来喝。

有一天，一位大官人忽然流起了鼻血，怎么止也止不住，全家人急得乱作一团。突然，家中的随从说："据传城东边有一家药馆里卖的汤药可以包治百病，我们何不买回来一些试试？"这位大官本来是不相信这种传言的，可是在这紧要关头，只能勉强同意了。

随从骑着快马赶到城东，只见这家院子里放了一口大锅，因为时间不早了，锅里的药汤已经卖得只剩下一点点，他取出罐子，盛了药就走，没想到快到官府时，一不小心，罐子翻倒在地，药汤洒光了，折回去又怕来不及，他跳下马来，忽然见附近有一家染坊，想起这里有一个朋友常吃药，如有熬好的药汤，不妨要一些回去应付差事。他走进染坊，一眼看见一只染缸里有半缸红水，和刚才那一罐药汤的颜色差不了多少，便舀了一罐回去。

大官看到药汤取回来了，接过来仰起脖子咕噜咕噜就喝。随从站在一边看着，背脊上直冒冷汗，谁知过了一会儿，大官的鼻血居然止住了，他笑眯眯地对随从说："好药！真是好药！"后来，随从经朋友介绍，才知那染料水是用茜草根熬出来的，是当地染坊用来染布的。

在古老的年代里，天然染料一直扮演着很重要的角色，从衣服、食品乃至工艺品等，都少不了植物天然染料的参与。据资料记载，茜草是人类最早使用的红色植物染料之一。茜草的染色部位是在根部，根部的色彩是淡红土黄色。染出色相会因其品种不同，而有不同的色相。印度茜染出的色相呈较沉的暗红色，西洋茜则是彩度略高的鲜红色。

茜草是茜草科，茜草属多年生草质攀附藤木，茎的每一节都轮生四片心形的叶子，秋天开黄色小花，花落后结出红色扁球形小浆果，根是黄红色的。研究表明，茜草根里含有茜草酸、茜素和紫色精，可以止血。将茜草根炒熟后，止血的效果更显著。现代有医家使用茜草治疗念珠菌病疗效显著，主要方法为：10～20克茜草煮水煎服，每天 1 剂，分早晚服，连服 12～42 天。用药期间不加用其他对霉菌有治疗作用的药物。果然，几例患者全部治愈。

160. 王不留行

王不留行入药历史悠久,《神农本草经》中就已经有王不留行的记载,认为此药能够治疗刀枪外伤,具有止血、止痛、除刺、除风痹以及驱除体内寒邪的作用,为古代战场上救死扶伤的良药。

相传隋朝末年,李世民与杨广在太行山下进行残酷的决战,由于势均力敌,双方伤亡惨重。战争胜负的关键在于双方兵力的多少,如何让伤员尽快康复并重返战场,使李世民伤透脑筋。正当李世民苦思对策、一筹莫展之时,一位名叫吴行的农夫挑着一捆野草求见。吴行称这野草对治疗刀枪伤有特效,李世民将信将疑。吴行取下野草的种子,研碎后撒在一个伤兵的刀口上,一个时辰过后,士兵的伤痛大减。李世民大喜,忙命士兵到田野采来此草药如法炮制。3天后,伤兵大都康复,唐军军威大振。然而,为了不让敌军得到这个验方,李世民下令封锁消息,并不得已悄悄将吴行杀害。当李世民大败隋军并最终登上王位时,这种野草也留下了一个渗透着吴行鲜血的名字——王不留行,意味王上不能留下吴行。

王不留行是石竹科草本植物麦蓝菜的成熟种子,性平,味苦,是有名的活血祛瘀药,还能够通经下乳汁。李时珍在《本草纲目》中记载,此药能治疗血症,又能够入足阳明胃经和冲任之脉,俗语称其"穿山甲,王不留,妇人服了乳长流",可见其药具有很强的走窜之性,是非常有效的通乳药。《药性歌括四百味》中记载:"王不留行,调经催产,除风痹痛,乳痈当啖。"可见王不留行能入血分,对外科创伤、内科痹痛、经产方面等疾病都有很好的疗效。

现代药理研究表明,王不留行含有多种皂苷,并有生物碱及香豆素类化合物,有镇痛、收缩子宫、抗凝血、散瘀消肿、行血消炎的功效。这也很好的揭示了王不留行在止痛、止血、下乳催生的作用原理。

另外，王不留行的应用不止于此。不知道大家是否贴过耳豆来治疗或者保健，那小小的耳豆，其实就是王不留行籽。因为王不留行的形状、大小、硬度都非常适用于作为耳豆，加之有行血气的作用，可以通行耳部的气血。没想到这小小的种子能发挥不少的作用呢。

161. 百　部

在诸多的中药材里面，能够止咳喘的药物不在少数，但是大多的药材皆有其一定的治疗特点和局限性，都是针对某一类的病症。但有这样一味止咳的良药，对于多种咳喘皆有良效。新咳久嗽、属寒属热，皆可用它来缓解，这味中药材正是"百部"。

百部为百部科百部属植物直立百部和对叶百部的块根。李时珍在介绍百部的时候说到，百部根块丛生，犹如部队一般，故此名为百部。百部又名九虫根、山百根亦是取此意。百部喜温暖、潮湿、阴凉的环境，耐寒，忌积水，主产于浙江、江苏、安徽、江西等省。百部宜春秋二季采挖，洗净，除去须根，入沸水烫或蒸至无白心，晒干，切段。

百部能够通降肺气，药性平和，所以广泛用于各种咳嗽的治疗。现代研究表明，它能抑制人体中枢神经的兴奋，也能扩张气管，消除炎症，对气管炎和哮喘，以及咳嗽痰多等症都有明显的治疗作用。另外，它还能抑制结核杆菌，故也可治疗肺痨咳嗽（肺结核）。百部除了能够止咳，还可以杀虫止痒。用于蛲虫、阴道滴虫、头虱及疥癣、银屑病等。除了内服，亦可煎汤坐浴外洗。

　　关于百部，还有一个很有趣的小故事。以前，有一对恩爱夫妻，日子虽然清贫，但却很温馨。妻子的身体素来不是很好，经常咳嗽。这天丈夫去了县城办事，要一段时间才能回来。妻子由于过度操劳，又犯了病，不停地咳嗽。丈夫出门惦记着妻子，在县城特意买了些治咳嗽的药。丈夫归家，让妻子吃了药，咳嗽果真减轻了不少。一次，妻子不小心把放在灶台上熬好的药打翻，掉在洗澡水里。其实，妻子除了有咳嗽，还时不时皮肤瘙痒，只不过一直没当回事，没想到这次用混有药物的水洗了澡后，瘙痒竟也减轻了。妻子喜出望外，忙问这是何药，丈夫答道：百部。于是百部能止咳止痒的作用就这样传开了。

　　《药性歌括四百味》言："百部味甘，骨蒸劳瘵，杀疳蛔虫，久嗽功大。"百部的确是止咳平喘的良药，而且可以广泛治疗多种咳嗽。但是百部服用过量会引起呼吸中枢麻痹等中毒症状，因而万不可因治病心切而自行加量，一定要在医师的指导下服用。

162. 女贞子

　　女贞子别名"冬青子"，为木犀科女贞属植物女贞的果实。《神农本草经》将其列为上品。认为女贞子能够补养脾胃，安定五脏，宜养精神，祛除多种疾病，久服可以使身体健壮。《药性歌括四百味》言："女贞子苦，黑发乌须，强筋壮力，去风补虚。"女贞子性平，味甘、苦，归肝、肾二经，有滋阴益寿、补益肝肾、清热明目、乌须黑发等功效。所以，女贞子常用于治疗头晕目眩、耳鸣目暗、腰膝酸痛、内热、须发早白等病症。

　　相传有一对青年夫妇十分相爱，但娇妻不幸亡故，丈夫因思念成疾，身体衰弱以致形枯。想不到妻子的坟上生长出一棵枝叶繁茂的小树，结出的果实乌黑发亮，遂被丈夫摘食。虽然味道甘苦并存，却让丈夫精神倍增，最终竟奇迹般痊愈，头发也由白转青。人们由小树联想到贞女，遂这果实就有了女贞子的名字，女贞子生发乌发的功效也因此被发现。

"贞女慕其名，或树之于云堂，或植之于阶庭。"女贞其实是园林绿化中使用较多的树种，据说明代浙江都司徐司马曾下令杭州城居民在门前遍植女贞树。女贞的果实成熟后不掉落，一直挂在树上越过冬季，而女贞子的药材也一般在冬季果实完全成熟时再采摘。女贞子的果实以粒大、饱满、色紫黑者为佳，正是取黑色入肾之意。

现代人生活节奏快，很多人都有早衰、脱发等烦恼，女贞子就是一味很好的补肾阴、乌须发的中药，日常也可用它制作多种美味又滋补的药膳。

将猪瘦肉 60 克洗净后切成片，女贞子 40 克，黑芝麻 30 克洗净，把猪肉、女贞子、黑芝麻放入锅内，加适量清水，武火煮沸后，再用文火煲 1 小时，可根据自己的口味偏好加一些调味料。这道女贞子黑芝麻瘦肉汤有补肾、黑发、益精、养颜的功效，适合肝肾虚弱、精血虚少的人。

将女贞子 20 克，枸杞子 50 克加水适量煎煮，过滤取汁，然后加入捣碎的山药 50 克、大米 100 克，共煮成粥，可以当早餐来吃，这道女贞子枸杞山药粥可治疗肾阴虚所引起的腰痛。

163. 罂粟壳

"娇小垂头立，丰盈出面来。花王休相妒，侬不向春开。"这是明代王夫之所作的《罂粟》诗，读到这样的诗句，不少人可能都会想要一睹能令花中之王也嫉妒的"芳容"究竟是什么样。其实，拥有这芳容的就是大名鼎鼎的罂粟花。此花之所以令人闻之丧胆，是因为其含有以吗啡、可待因、罂粟碱为主的生物碱，具有抑制中枢神经，解除平滑肌痉挛，抑制心肌兴奋性等多种作用。人们长期食用这种食品，会出现发冷、出虚汗、乏力、面黄肌瘦等症状；严重时，可能对神经系统、消化系统造成损害，甚至会出现内分泌失调等症状。

罂粟壳作为我国唯一列入管理的中药饮片，除了具有"杀人如箭"的毒性和成瘾性，其"泄痢嗽怯，劫病如神"也不容小觑。清代《医学衷中参西录》中记载，罂粟壳除含有鸦片之余气外，可以敛肺、涩肠、固肾，能够治疗久咳、久痢、遗精、脱肛、女子崩带。但是对于新发的咳嗽、痢疾以及兼有外感邪气者，不可用此药。《药性歌括四百味》记载："粟壳性涩，泄痢嗽怯，劫病如神，杀人如剑。"

由于罂粟壳作为麻醉药品在申请、采购、储存、使用、管理等方面有较严格的程序和规定，故很多医疗机构都不再使用罂粟壳，但无论是在制剂中还是处方中，其临床作用是不可取代的。

相信只要严格管理，合规炮制，谨慎使用，认真监测，这由隋唐时期作为贡药传入我国的"恶之花"，在合适的选择下也可以变成治病救人的"善之花"。

164. 斑　蝥

"翻开断砖来，有时会遇见蜈蚣；还有斑蝥，倘若用手指按住它的脊梁，便会啪的一声，从后窍喷出一阵烟雾……"鲁迅先生在《从百草园到三味书屋》中生动描绘了百草园，给我们带来了无穷的乐趣，这里面的一种带着强大"武器"的昆虫斑蝥也让我们想起了很多童年往事。那大家是否知道这种在童年给我们留下很深印象的小虫子，也是一种中药呢？

其实，最初人们都不认识这种虫子，也不知道它可以入药，更不知它的功效如此令世人惊叹。关于"臭屁虫"的故事，最早可追溯于炎帝时期。据说当时的人民还不会种粮食，只能靠山林里自然生长的植物来维持生活。可是，随着人口越来越多，能吃的东西越来越少，眼看着人们就要挨饿了，炎帝非常着急。

炎帝心想，那些植物既然能自己生长，为什么不试着种一些呢？于是，炎帝用石头做成犁和锄头，在平地上开垦出田地，把从山里采来的人们最爱吃的五种种子播撒在田地里，又从河里打来水浇灌种子。

日子一天天地过去了，种子长出了绿油油的新苗。炎帝和众人来到田间，突然发现丈高的绿苗上面落了许多不知名的虫子，它们有黑色和黄色相间的翅膀，花斑长得很漂亮，当时人们也没多在意。

谁料，过一段时间后，炎帝等人再次来到田间时，发现一些新苗被这些花斑的虫子咬噬了，炎帝随手抓了一只，准备放入口中，可还没放到口里，就闻到了臭臭的气味。刚开始，炎帝以为是部落里有人吃多了野味，放了一个臭屁罢了。当他连续吃了几只长花斑的虫子后，才发现这是一种会放屁的虫子，于是取名叫作"臭屁虫"，同时还发现它有毒性，于是连忙喝了几口河水，对部落的人说要以后要当心，不要轻易地吃这种虫子。

斑蝥有着特殊的气味，可以内服，也可以外用，但是由于它有毒，就算是外用也要格外小心，需要严格遵医嘱应用。

外用的斑蝥可治疗神经性皮炎、疥癣、瘰疬等疾病，用法是将它研末或浸在酒、醋里，涂敷患处，但是它对皮肤有较强的刺激性，涂上它后立刻就会让局部皮肤变红起疱，所以只能小面积的涂敷。

斑蝥还可以内服，研末服用或者做成药丸，可达到破血逐瘀、散结消癥的功效。正常状态下，人体气血流动畅通无阻，病理状态下，则会瘀阻，气血瘀阻可以形成包块，称为"癥瘕"。斑蝥就有很强的力量去"冲破"这种包块，从而让气血重新流通起来，所以斑蝥可治瘀血阻滞形成的经闭、癥瘕。《药性歌括四百味》中记载："斑蝥有毒，破血通经，诸疮瘰疬，水道能行。"现代研究发现，斑蝥破血逐瘀的功效还可以用于肝癌的治疗。

165. 蚕　沙

蚕沙，过去多称"蚕砂"，是家蚕的干燥粪便，以晚蚕的粪便为佳，故又名"晚蚕沙""原蚕沙"。名中含"砂"字的中药有很多，如硼砂、朱砂等矿物药，砂仁、紫金砂等植物药，还有夜明砂、望月砂等动物的干燥粪便等。

蚕沙长2～3毫米，比一粒米要长些，呈圆柱形、颗粒状，表面灰黑、有六条纵沟，搓之易碎，闻起来是青草的气味，并不臭。蚕沙一般生用，也就是不经炮制，直接使用，如果要炮制往往也是像炒菜一样炒制，如唐代《本草拾遗》中记载："炒黄，袋盛浸酒，去风缓诸节不遂。""炒黄"指的是把药材炒至表面呈淡黄色或比原色稍深的炮制方法，并且实验证明：相比把蚕沙炒焦或炒成炭，"炒黄"使得蚕沙的有效成分含量提升的最好，炒黄的蚕沙是最好的炮制品种。蚕沙入煎剂要用布包包住再煎煮，即"包煎"，以免煎的过程中变软分散到煎液中，造成患者心理上的不适。

蚕食桑叶，禀其清气，桑叶具有发散的作用，能疏散风热，对应的蚕沙性温、味甘辛、入肝脾胃经，因味甘辛散，可以祛风通络，且性温可燥湿。综合来看，蚕沙可除风湿，化湿以防湿邪困阻脾胃，能治疗风寒湿三邪侵袭导致的风湿痹证，肢体不遂、湿疹、荨麻疹（瘾疹）等，如《本草纲目》有用蒸热的两袋蚕沙，熨敷患处来治疗半身不遂的记载。它还能治疗暑湿入体引起的腹痛吐泻，筋脉牵掣拘挛、肠鸣、消渴等，如蚕矢汤清热利湿，可以治疗湿热内蕴。《药性歌括四百味》中概括："蚕沙性温，湿痹瘾疹，瘫风（肢体不能活动）肠鸣，消渴可饮。"

除此之外，历代眼科医家均视蚕沙为治疗眼疾的要药，用蚕沙填充作枕芯而制成的蚕沙枕有清肝明目的功效。它对血管神经性头痛也有良好的效果，可以治疗偏头痛等。

现代研究表明，蚕沙有抗肿瘤、保护肝脏、抗病毒、补血、抗炎、抗菌及治疗糖尿病等作用，特别是从蚕沙中提取的叶绿素铜钠盐片，是治疗再生障碍性贫血的理想药物。除药用外，蚕沙配合饲料使用，有利于畜禽肠道内有益菌群的生存，还可以预防畜禽维生素缺乏等，更妙的是饲喂了蚕沙的畜禽，排出的粪便含氮量较高，可以作为优质肥料使用。

虽然蚕沙产业的发展潜力大但深入研究蚕沙的相关专利还很少，且专利主要集中在药品、药枕、药酒、茶等方面，希望未来蚕沙的研究空白能被一一填上，有更多贴近生活、惠民的产品和药品出现。

166. 使君子

使君子是一种气味香甜、颗粒饱满的植物种子，主产于江西、福建、台湾、湖南等地。每年 9—10 月，当果实成熟，表皮变为紫黑时，很多儿童会跟随着父母一起观看采摘。身强力壮的大人们用铁锤敲碎果皮，再由心灵手巧的妇女们将种子和果肉互相分离干净，留出种子备用。最后是孩子们最喜欢的环节，用大火烧热铁锅，把种子投入锅里进行翻炒，不一会就散发出诱人的香气，引得周围一片饥肠辘辘。

使君子在我国有悠久的药用历史，北宋时期的药物学著作《开宝本草》中，记载使君子有"主小儿五疳，小便白浊，杀虫，疗痢"的作用。据说使君子的发现，离不开广东潘州的一名郭姓官员。郭姓官员原名难以考证，不过按照当时的风俗，大凡是从中原腹地派来的官员，都称为使君。于是，郭使君的名字越传越广。这位郭使君是勤政爱民的好官，他体恤民间疾苦，不征收繁重的税收，不扰乱正常的生产生活秩序，潘洲充满祥和安乐的氛围。

有一天，他像往常一样巡视街道，忽然听到有一处人家在哭泣。出于责任感，郭使君命令属下前去询问详情究竟。几分钟过去后，属下回来禀告。原来这家人三代单传，如今只有一个5岁大的孩子，全家人都视若珍宝。前不久孩子出去玩，回来后没多久就出现生病的症状。先开始是不愿意吃饭，食欲差，怎么哄也不吃饭。后来虽然能吃饭，但喜欢吃一些稀奇古怪的东西。吃下去的饭也不好消化，眼见孩子的肚子一天天胀大，父母看在眼里，急在心里。这几天孩子整日整夜的哭闹，说肚子痛，这下可是把父母给愁坏了。延请来的大夫说是有虫盘桓胃肠，但是毕竟孩子太小，不敢使用有毒的杀虫药。郭使君沉吟片刻，觉得孩子实在可怜，忍不住下马走进屋中。

屋内中央躺着一个奄奄一息的儿童，郭使君看见他肚子鼓胀，胳膊细弱，头上毛发枯黄成穗，十分凄惨，于是摇摇头离开了。在回去的路上，郭使君在冥思苦想，如何才能找到一个适用于孩童的杀虫药呢？正巧，马车经过一家芝麻油店，芝麻油的香气钻入到车内。闻到芝麻油香气的他忽然想到了自己小时候的经历。在他的童年时光中，也曾得过一种寄生虫病，当时有一位医生给他吃了一种很香的药就好了，他至今还记得那种植物叫作病痱子。他在郊外四处寻找，果然找到了记忆中的那种果实。郭使君用官服捧着药，急匆匆赶回病人家中，亲自动手炒制。孩童已滴水不进许久了，但是闻到炒使君子的香气，神奇的醒过来想要尝药。没过多久，孩童解出许多臭秽污物，里面可见散在的寄生虫，全家人都十分感激郭使君的救命之恩。就这样，郭使君的救人事迹广泛流传于民间，而这个神奇的药物也被称作为"使君子"。

《药性歌括四百味》中记载："使君曰温，消痱消浊，泻痢诸虫，总能除却。"使君子气味芳香宜人，富含油脂，适合儿童服用。现代研究表明，其不仅具有杀灭蛔虫、蛲虫等寄生虫的作用，也能润肠通便，帮助排出肠道积滞。需要注意的是，使君子虽然可口，但是需要注意用法用量，以免造成毒副作用。小儿每一岁服用 1～1.5 粒，每日总服用量不超过 20 粒。只要掌握好这一点，家里宝宝再也不用担心打虫药伤身体了。

167. 赤石脂

赤石脂，也是一种红色的矿物药。它有各种形态，但很少成块状，最大的特点是光滑如脂。赤石脂质地细腻，易砸碎，断面平滑，吸水性强，用舌头舔之就会黏在舌上。有泥土气，味淡。以色红，光滑细腻，易碎，舌舔之黏性强、嚼之无沙粒感者为佳。

赤石脂见于《神农本草经》中，书中将赤石脂、青石脂、黄石脂、白石脂、黑石脂，统称之为"五色石脂"。现代研究认为它属硅酸盐类矿物，主要成分为水化硅酸铝，且含相当多的氧化铁、镁、钙等。由于它所含的氧化铁、氧化锰的含量不同，故颜色有白、灰、青、绿、黄红、褐等，这也是它被称为"五色石脂"的真正原因。

色青者为青石脂，又名青符，"久服补髓益气，不饥延年"。色黄者为黄石脂，亦名黄符，"久服轻身延年"。色黑者为黑石脂，亦名黑符，又叫石黑，"久服益气，不饥延年"之功。色白者为白石脂，亦名白符，"久服安心不饥，轻身延年"。色赤者为赤石脂，亦名赤符，"久服补髓好颜色，益智不饥，轻身延年"。所以，五色石脂又有"五色符"之名称，被列为《神农本草经》中"上品"之药，也是指无毒的药，可以久服。但真正常用的还是赤石脂与白石脂，诚如南北朝医家陶弘景所说："今俗惟用赤石白石二脂，余三色石脂无正用。"

赤石脂是一味收涩固脱，善治久泻久痢的矿物药，这是历代医家所公认的。正如《药性歌括四百味》中记载："赤石脂温，保固肠胃，溃疡生肌，涩精泻痢。"宋代名医寇宗奭说："赤石脂，今四方皆有，以舌试之，粘著者为佳。"古人认为赤石脂的功效主要是来自于它的两个特性。第一个是它显著的黏性和滑如脂，取其黏接胶固之性，因此有"保固肠胃，溃疡生肌，涩精泻痢"之记载。第二个是赤石脂色红入血，质重镇，因此可用于下血赤白、脓血等。

近代医家又有创新。中国中医科学院广安门医院已故名医韦文贵擅长用赤石脂治疗角膜病，苏州地区人民医院（现苏州市第四人民医院）名老中医吴怀棠用赤石脂治胃病，颇有疗效。

另外，古代炼丹家经常用石脂来固封炼丹的炉或鼎，因为它黏性很强，加之细腻，因此能够做到密封不漏气。可谓是充分发挥它的功用！

168. 青 黛

近年，关于化妆品对身体有害的一些说法不绝于耳，几乎没有人会把它们与治病联系到一起。但青黛不仅仅是一种天然的化妆染料，还是一种可以"平肝木"（削弱过于亢盛的肝阳）的中药。

《本草纲目》称青黛源自波斯，使用的是外国的蓝靛花，既不可得，那就用中国靛花。马蓝、蓼蓝、菘蓝等的茎叶经过加工得到干燥粉末、团块或颗粒就是青黛，它们在古代常被用于印染、画眉等，"青出于蓝"也由来于此。

青色，在五行之中对应的脏腑为肝，肝属少阳（阳气初生），与春季相应，青黛的生长与成熟也与天地少阳之气有密切的联系。《药性歌括四百味》也说："青黛味咸，能平肝木，惊痫疳痢，兼除热毒。"

清代本草著作《本草述钩元》曾提出疑问：天下有那么多茎叶是青色的植物，为什么只有青黛能作为药物入肝经、平肝木呢？结合传统文化和对自然的观察，《本草述钩元》也给出了答案：马蓝、蓼蓝、菘蓝这些植物多在初春（2—3月）开始生长，5—6月成熟，所以，青黛的生长全程仰赖春季升发、条达（像树木那样条达舒畅，充满生机）的少阳之气，而春季在五行中对应肝脏。此外，马蓝等植物常生长于潮湿地方，因此说它们"取精于水，长养于火（生于阴水、长于少阳）"，与肝脏"体阴用阳"（指肝藏血，血为阴，故肝自身性质为阴；肝主疏泄，主动主升，故肝的功用表现为阳）也有异曲同工之妙。

中药的命名与功效的联系并不草率，其中蕴含着博大深厚的古代哲学道理。或许了解青黛以后，我们对《红楼梦》中多愁善感（过度则与肝气郁结有关）的林"黛"玉也会有更丰富的理解吧。

169. 五倍子

五倍子在民间俗称"百虫仓"，是被虫子寄生后结出的野果，它是漆树科植物盐肤木青麸杨或红麸杨叶上的虫瘿。看起来像野果，但是和真正的野果并不一样。掰开五倍子之后会看到很多蚜虫。中药五倍子主要是由五倍子蚜寄生而形成。

五倍子味酸、涩，性寒。归肺、大肠、肾经。具有敛肺降火，涩肠止泻，敛汗，止血，收湿敛疮之功效。常用于肺虚久咳，肺热痰嗽，久泻久痢，自汗盗汗，消渴，便血痔血，外伤出血，痈肿疮毒，皮肤湿烂。其治疗泻痢的功效与归经大肠密不可分。肺主呼气，肾主纳气，肺为气之主，肾为气之根，五倍子归肺肾二经，可以治疗肺虚久咳，"久"强调的是患病日久已经伤及肾脏。味酸、涩，收敛作用突出，可以收敛止汗止泻止咳。五倍子其收敛的作用与其性味密不可分，中医学理论中，"辛散、酸收、甘缓、苦坚、咸软"，根据性味及归经用药是中医学用药的特征。《药性歌括四百味》中记载："五倍苦酸，疗齿疳䘌，痔痈疮脓，兼除风热。"五倍子味苦酸，外用有收敛、杀虫的作用，可以治疗牙龈发痒、溃烂出血及痔疮、痈疽湿疮溃烂流脓、久不收口等。

五倍子还可以做成百药煎，名为百药但是其中却并未包含百种药材。百药煎系五倍子加茶叶或乌梅、白矾或桔梗、甘草等经过发酵制成，呈灰褐色，略有香气。味酸甘，性平，无毒，入心、肺、胃三经。百药煎的功效与五倍子相比如何呢？李时珍："百药煎，功与五倍子不异。"这种利用发酵来制作药物的方法非常独特，像半夏曲、神曲都是利用这种方法制作的中药。

五倍子在外科中应用非常多，发挥其治疗"痔痈疮脓"的作用。配伍其他药物制成洗剂，对顽固性肛门湿疹有很好的作用：五倍子、蛇床子各30克，紫草、土槿皮、白藓皮、石榴皮各15克，黄柏、赤石脂各10克，生甘草6克。将上药置入纱布袋中，扎紧袋口，放入锅中，加水5000毫升，煎成3000毫升后，取出纱布袋，将药汁倾入浴盆中，趁热熏洗，每天早晚各一次。轻者连洗1个星期，重者需1～2个月。当然大家如有身体不适应需及时去医院就诊，由医生开具符合自己病情的处方进行治疗，肛周疾病一直是非常常见的，大家切不可讳疾忌医，以免错过最佳治疗时机。

现今，在临床开方内服时，五倍子出现的频率并不是很高，但是其在外科确有着独树一帜的作用。

170.芒　硝

芒硝是一味矿物药，主要成分是含有晶体水的硫酸钠。芒硝的硝在古代的文献中，不是石头旁的硝字，而是三点水旁的消字。古人认为芒硝的结晶体是针状的，其型如麦芒的芒，消是因为它的水溶性很强，放在水中就会消掉、化掉，遇水消失，所以叫"芒消"；后来因为它属于矿物药，就把"消"字换成了"硝"。芒硝失掉晶体水后变成粉末状态，便成了医院和药房中常备的玄明粉，其药性较芒硝也有所减弱。如果把芒硝放在西瓜里，让它重新溶解在西瓜里，再失去结晶水，在西瓜的表皮就会形成我们平时所熟知的西瓜霜。

芒硝是重要的泻下药，具有通便、清火、消肿等作用。《药性歌括四百味》记载："玄明粉辛，能蠲宿垢，化积消痰，诸热可疗。"据现代研究，当服用芒硝（玄明粉）后，会使得肠道内产生大量液体，即肠道内分泌了更多的肠道黏液，故有润滑大肠的作用，促使大便排出，排除宿便；芒硝药性是咸、苦、寒，而盐类对肠黏膜也有化学刺激作用，在不损害肠黏膜的情况下对实热导致大肠便结的症状有较好的作用。在遇到便秘的时候，尤其便秘时间较长，口服困难的时候，也可使用芒硝调醋，外敷于肚脐处，可在不伤肠胃的情况下促进肠道蠕动，通泻大便。中医学理论中认为宿便，体内的"顽痰"皆属于"宿垢"，怪不得古人要说芒硝"能蠲宿垢"呢。

另外，因为它有非常好的润燥软坚作用，加之它本身的清热消肿功能，在中医学理论中，"积"是因病邪聚集人体内某处而成，所以有热邪聚集导致的咽喉肿痛，口舌生疮（即口腔、舌头上溃疡）都可以用芒硝来化解。

值得注意的是，使用芒硝时应注意用量，服用过多会导致上吐下泻，严重时甚至可能危及生命。

171. 通　草

通草是五加科植物通脱木的表面白色或淡黄色的干燥茎髓。秋季割取茎，截成段，趁鲜取出髓部，理直，晒干后入药。又被叫作"大通草""白通草""方通"。在我国主要分布于广西、四川、贵州、云南等地。

《药性歌括四百味》中记载："通草味甘，善治膀胱，消痈散肿，能医乳房。"现代研究发现，通草具有解热、抗炎、利尿、通乳的效果。通草还可以配伍薏苡仁、白蔻仁、苦杏仁组成三仁汤，治疗头痛、怕冷但穿衣无法缓解、身体沉重疼痛，肢体倦怠，胸闷不饥，午后身体发热的湿温病症。需要注意的是，由于通草的重量非常轻，故煎服的用量一般是3～5克。另外，孕妇一定要在医生的指导下才能用通草。

通草的名字中带有"通"字，就可以更好地记住它可以通过简单的食疗方行通乳作用。下面介绍的通草鲫鱼催乳汤的食疗方简单易行，准备好原料：活鲫鱼1条，通草6克。具体方法：先把鲫鱼洗净、去鳞、去内脏，然后加入通草一同煮成鲫鱼汤。食用时吃鱼喝汤，每天喝2次，连喝3～5天，汤可以做淡一些。

电视剧《延禧攻略》里面女性的头饰重要组成部分——绒花，

其实是由通草等制成的通草花。民间艺人将通草的内茎趁湿时取出，处理后切成纸片状后准备进一步加工。因为它纹理细软洁白、有可塑性，所以能被制成清新淡雅的通草绒花。在清乾隆时期，乾隆心爱的第一任皇后富察皇后力行恭俭，为做表率，富察皇后用通草绒花取代珠玉做头饰，故通草绒花一时风靡宫廷和民间。这一点也很好地被《延禧宫略》展现。通草绒花曾为扬州市的非物质文化遗产。近年来，艺术家们对于通草花的设计屡出精品。经民间艺人艺术加工而成的通草花，质地柔和，色调秀雅，可与真花媲美。仅头戴花就有凤仙花、双藤莲、春桃、杨柳、七菊、杂要之类。可见通草花不仅广泛应用于临床，也可以作为各种精美的艺术品。

172. 何首乌

何首乌，为蓼科植物何首乌的块根。栽后 3～4 年在春、秋采挖，洗净，切去两端，大者对半剖开，或切厚片，晒干、烘干或煮后晒干。因在外科疾病中常用于消肿毒，故其又名"红内消"。《本草备要》称其"强筋骨，乌髭发，故名首乌"，又因为藤蔓在夜间交合相联，所以它还被称为"夜合""交藤"。《药性歌括四百味》载："何首乌甘，种子添精，黑发悦颜，强身延纪。"作为拥有延年益寿特长的养生界巨星，何首乌不仅有诗人"粉丝"为向友人安利它而作下长诗"疯狂打 call"，细数它"渐久觉肤革，鲜润如凝脂。既已须发换，白者无一丝"的优秀表现，还有人为了让它的优秀广为人知而提笔着墨。

唐朝李翱记载有这样一个故事：何首乌者，顺州南河县人，祖名能嗣，能嗣原名田儿，生来不能有子，嗜酒，至 58 岁尚未婚配。

一日因酒醉夜归时卧于田野，醒来时见有藤两株，相距三尺余，苗蔓相交，良久才解开，解了又交如此数次。田儿惊异，于是次日早晨挖出其根，带回村中竟无人认识，只能晒干搁置。一位同乡玩笑说：此藤相交又分开必有灵异，恐怕是神药，你既然老而无子，何不服用试？田儿听之有理，将此药研末，空腹酒服一钱(约3克)。服后身强体壮，精力充沛。后加到二钱，旧病皆愈，白发转黑，貌如少年，10年之内生下数名男孩。为了纪念此事田儿改名为能嗣，又为儿子起名延秀，而延秀为其子起名首乌。三代人均高寿且人丁兴旺，自此后"何首乌"之名便在民间流传开来。

虽然何首乌的滋补功效为医家所称道，但有不少百姓并不了解何首乌是一味"生熟异治"的药材。据《中华人民共和国药典》相关记载，挖出晒干直接入药的生首乌多用于治疗溃烂肿块、风疹瘙痒及肠燥便秘等疾病。而经过"九蒸九曝"的制何首乌，其泻下能力减弱，可以补肝肾益精血，用于眩晕耳鸣、须发早白、腰膝酸软等症状。

随着科技手段的进步，何首乌看似神秘的面纱被慢慢摘下，同时它不那么完美的一面也显露了出来：何首乌的肝肾毒性被证实。那么，何首乌究竟还能不能使用呢？答案是肯定的。何首乌作为卫生部批准的可应用于临床的合法药材，严谨的炮制，精确的用量，和医生对疾病与药材的把握，都是它得以在未来的日子里继续"发光发热"的保障。

173. 五味子

中药有五味：酸、苦、甘、辛、咸。那么有没有这样一味药，各种味道都占全了呢？答案是有。它叫五味子。单从名字就知道它是五味俱全。当然，如果亲自尝过五味子煎汤的味道，肯定会觉得只有一种味道——酸。

其实五味子最主要的味道是酸的，但是还有些微的其他味道，只不过煎汤主要是煎出果肉的味道，核里的味道一般是尝不到的。《药性歌括四百味》中记载："五味酸温，生津止渴，久嗽虚劳，肺肾枯竭。"关于五味子，还有一个苦娃种五味子的传说。

很早以前，长白山脚下有一个不知名的村庄。有个青年叫苦娃，自幼父母双亡，靠给一姓刁的员外放牛做杂活度日。这个刁员外根本不把苦娃当人待，给他吃的是气味难闻的猪狗食，穿的是破烂不堪的补丁衣，就这样苦娃还常挨饿受冻，稍有疏忽，便是一顿毒打。几年下来，苦娃积累了一身的病，骨瘦如柴不成人样。而刁员外却对苦娃的病置若罔闻，不但不给苦娃治病，还每日逼他硬挺着干活。眼看着苦娃的身体越来越差，每到夜深人静时，他想起了过世的亲人，不禁痛哭流涕。只有默默地求告观音菩萨保佑自己。

一天，刁员外看苦娃的病越来越重，连走路都没有了力气，就派人把他送出了家门，将苦娃扔在很远的树林子边的草地上，筋疲力尽、气息奄奄的苦娃昏昏沉沉地昏睡过去。这时有一只喜鹊从远处飞来，衔着几粒种子，撒在苦娃身边的草地上，等苦娃一觉醒来，见周围长出了几株小树，蔓藤相连郁郁葱葱，一串串红里透黑散发清香的果子挂满枝条。苦娃正饿得难以忍受，见到果子喜出望外，便随手摘了一串塞进了嘴里，觉得甘、酸、辛、苦、咸五味俱全，非常爽口，他越吃越想吃，一口气儿吃了半个时辰，直感到精神焕发，气顺心畅，一身的疾病顿时全无。苦娃的病竟然被这些野果子治好了。自此，苦娃就在深山老林里开荒种地，娶妻生子，过上了舒心的日子。

每年的这一天他都不忘到这里祭拜这些神果树。后来，这些爬蔓的树所结之果越来越多，其籽落地发芽长出新藤，新藤再结新果。数年之后"五味之果"长满了长白山脚下的千山万壑，穷人们不管患了什么病，只要吃了五味果就百病消除。因这种果子具有"五种味道"，人们就将它取名叫"五味子"。

174. 菟丝子

菟丝子，是旋花科植物菟丝子的干燥成熟种子。生于田边，通常寄生于豆科、菊科等多种植物上。分布于全国各地。我们经常在野外看到一些植物上爬满细细的黄丝，那就是菟丝。

关于菟丝的来历，有一个有趣的故事。相传很早以前，有个养兔成癖的财主，专顾一个长工给他养兔，并规定：死掉一只兔，得扣掉四分之一工钱。一天，一只兔子的腰部受了重伤。他怕财主看到，便偷偷地将这只伤兔藏在黄豆地里。后来，他意外地发现这只伤兔并没有死。他把这怪事告诉了父亲，父亲吩咐他定要将此事探个究竟。那长工按照父亲的吩咐，又将一只受了腰伤的兔子放进黄豆里。他跟随着伤兔仔细观察，发现伤兔很喜欢吃一种缠在豆秸上的野生黄丝藤。不久，伤兔的伤竟渐渐痊愈了。那长工把观察到的情况告诉了父亲，父子俩断定：黄丝藤可以治好许多腰伤的病人。他想，黄丝藤治好的是兔子，其形状又如细丝，于是便将它取名为"兔丝子"。由于黄丝藤（菟丝子）是味草药，后人便在"兔"字上加上草字头，这样就成了"菟丝子"，并一直沿用到现在。

菟丝子名称由来还有另一种说法。古人传说兔子生小兔子是从口里吐出来的，而菟丝子用水浸泡或煎煮后会突出种子中的小芽，状如吐丝，古人认为这和兔子"吐"生是相似的，因此取名叫"（兔或吐）菟丝子"。

关于菟丝子的功用，人们还编了一个谜语："澄黄丝儿草上缠，亦非金属亦非棉，能补肝肾强筋骨，此是何药猜猜看？"

《药性歌括四百味》中的记载："菟丝甘平，梦遗滑精，腰痛膝冷，添髓壮筋。"功效也与谜语中的相似。菟丝子是种子，补肝肾，治腰痛，可与杜仲、山药配伍；治阳痿遗精，可与枸杞子、覆盆子、车前子同用，如中成药五子衍宗丸。菟丝子至今也是临床常用药，用于不孕不育、腰膝酸软的治疗。前面我们说到菟丝这个植物是寄生的，古代也有医家认为菟丝子可用于不孕、安胎，就是根据取象比类的思想，取其能够寄生的象，就像胎儿能稳稳地寄生于母体一样。在临床中，也确实发现菟丝子治疗这些疾病疗效显著。

175. 牛　膝

冯梦龙的《广笑府》记载着一则谐谑天成、涉笔成趣的寓言故事。说一位药铺老板因故外出让小儿打理生意，有买家来买"牛膝"和"鸡爪黄连"。儿子愚笨不识药物，便割下自家耕牛的一条腿，又斩了农鸡两只脚，卖给买药人。老板回来后听闻此事，连连大笑："客人要是来买知母、贝母，你岂不是连母亲都要抬出去卖了？"

鸡爪黄连非鸡爪，这牛膝也并非出自牛身上。"牛膝"实则是苋科牛膝属植物牛膝的根，除东北外全国广泛分布，其中河南产的怀牛膝，品质最佳。冬季牛膝茎叶枯萎时将其采挖，除去须根和泥沙，捆成小把，晒至干皱后，切齐顶端，晒干，便可入药。

牛膝有什么特殊的形态呢？功效又是如何呢？这又要从另一个故事说起：据传，河南有位医术高超的郎中，能分辨一种经过炮制可补肝肾、强筋骨的药草，他靠着这种药草治好了许多气虚血亏的痨伤病人。郎中年纪逐渐大了，想把这独到的草药及用药经验传给心地纯良之辈，便招来他门下的四个徒弟："我如今年老多病，你们都学会了本事，各自谋生去吧。"其他的徒弟讪讪离去，只有最小的徒弟诚恳地将郎中请进他家，又实心实意地供养他。郎中看在眼里，记在心里。临终前，他把小徒弟叫到面前，指着贴身的小包袱："这里面的药草是个宝，用它制成药，能补肝肾、强筋骨，药到病除。我现在就传给你吧！"郎中传下的药草形状很特别，茎上有棱节，很像牛的膝头。小徒弟就给它取了个名字，叫作"牛膝"。此后，他靠着郎中传下的秘方，成为一个有名的郎中，医人无数。

《药性歌括四百味》中记载："牛膝味苦，除湿痹痿，腰膝酸疼，小便淋沥。"牛膝具有补肝肾、强筋骨、活血通经、利尿通淋等功效，可以用于痛经，跌仆伤痛，腰膝酸痛，筋骨无力，水肿，小便不利等多种病症，功效良多。此外，牛膝浸酒也是一副调理身体的奇效良方，正所谓"牛膝药灵斟美酝，兔毫盏净啜芳芽"，饮此牛膝酒，一者可强身健体，二者可滋补肝肾，三者可调理月经病，绝对称得上是一石三鸟。

176. 巴戟天

巴戟天是一种根类药物，因为它看起来就像缠绕的鸡肠，所以又叫"鸡肠风"。民间常说"北有人参，南有巴戟天"，巴戟天与砂仁、槟榔、益智仁并称为四大南药，其中巴戟天更是位列四大南药之首。那么作为南药之首，还可以与人参相提并论的巴戟天，到底有些什么功效呢？

说到巴戟天，不得不提到的就是它可以大补虚损。巴戟天补肾壮阳，在中医学看来，肾阳是一身阳气之根，身体各个脏腑出现问题后都会累及肾阳，肾阳一旦衰弱，人体阳气就不足了。而巴戟天就可以从根本上补阳气，达到大补虚损的功效。

巴戟天在乾隆皇帝益寿延年的道路上发挥了重要作用。大家都知道，做皇帝是一个非常辛苦的职业，常深夜批改奏章，早上起得又早，所以在这种过度操劳下，皇帝的平均寿命比普通百姓还短。但是乾隆皇帝活到了89岁，这在当时可是高寿了，据说乾隆皇帝在83岁时看起来就像60岁。可谓养生有道，后来人们在御医留下的医案中发现，乾隆皇帝日常养生汤中常常有巴戟天这一味药，所以它补益元气的功效就可见一斑了。

肾阳不足就会出现阳痿不育、精滑梦遗、月经不调、宫冷不孕等生殖系统问题，巴戟天补肾阳，治疗这些疾病非常对症。除此以外，肾和骨关系密切，中医称其"肾主骨"，肾在腰的位置，"腰为肾之府"。所以，肾出现问题，就会导致骨痿、腰膝酸软。巴戟天对这些疾病也有很好的疗效。老百姓对于这样一种养生的药物自然是十分关心，所以，民间也会用它泡酒服用、擦拭或者用它炖鸡来达到强筋健骨日常养生的目的。

《药性歌括四百味》中记载："巴戟辛甘，大补虚损，精滑梦遗，强筋固本。"可见，巴戟天大补肾阳这一功效，对人体起到了顾护根本的作用。

177. 仙　茅

人们自古喜欢把顶级强者称为"仙"，比如"酒仙""诗仙""剑仙"等。总之，名字里带"仙"的都是很厉害的角色。而有一种植物，生于山野之中，名字也带了"仙"字，同样非常的了不起，它就是"仙茅"。

仙茅又称独脚仙茅、婆罗门参、冷饭草等，为石蒜科仙茅属植物仙茅的干燥根茎。生于山坡、丘陵草丛中及灌木丛边。秋冬采挖，除去根头及须根，洗净，晒干，或蒸后晒干。虽然仙茅的分布范围很广，在我国的浙江、湖南、福建、江西、广东、四川、广西、贵州、重庆等地均有分布，但是数量却很稀少。

那么仙茅究竟何以为"仙"呢？其实是因为它具有益精补髓，久服轻身延年之功。其叶似茅，故称为"仙茅"。仙茅又名"仙茅参""山党参"或"海南参"等，从别名就能看出人们对于它的功效作用评价极高，堪比滋补代表药物人参。《药性歌括四百味》记载道："仙茅味辛，腰足挛痹，虚损劳伤，阳道兴起。"意思是仙茅性味辛热，有小毒，具有补肾阳、祛风湿、强筋骨的功效。可用于治疗阳痿遗精，小便不禁，疲乏无力，腰膝酸软，筋骨疼痛，阳虚冷泻等症。

仙茅在我国用药历史较为久远，首见于唐代的《海药本草》。《海药本草》中的"海"字，释义为"海外""沿海"，书里也多记载的是南海郡县所产出的以及经由南海而传入的药物。而《海药本草》之所以能够收录仙茅，也暗示了仙茅并非起源于我国的"身世之谜"。据说唐明皇李隆基因沉迷于酒色而导致身体未老先衰。当时的御医无计可施，为此皇帝就派人四处求医问药。当时有一个婆罗门僧人知道了这件事情后，便进宫将一种叫作仙茅的药物献给了皇上。唐明皇服用后精力日渐充沛，于是将其视为宫廷禁方不得外传。后来，唐朝爆发了安史之乱，宫廷的秘方流散民间。因其功效卓著，人们常把它与人参相提并论，后来索性直呼它为婆罗门参。大约从那时起，人们开始使用仙茅。

我们祖先从对仙茅的一无所知，到了解它的性味归经与功能主治的过程也是仙茅融入传统饮食的过程。现在，仙茅不但具有很高的药用价值，还成了非常好的泡酒材料及药膳食材。

178. 川楝子

川楝子又名"金铃子""苦楝子""川楝实",为楝科植物川楝的干燥成熟果实,性寒,味苦,有小毒,入肝、小肠、膀胱经,主要成分为川楝素、生物碱等。具有舒肝行气、止痛、驱虫的功效,用于治疗胸胁胀痛,疝痛,虫积腹痛等症。《药性歌括四百味》中记载:"楝子苦寒,膀胱疝气,中湿伤寒,利水之剂。"

民间一直流传着一个与川楝子有关的传说。东汉广汉一座高山下,住着一户姓郭的人家,母子二人相依为命。母亲年老久病,终日双手抱胸,自觉胸腹胀闷疼痛不适。儿子郭玉为了给母亲治病,四处求医,变卖家中财产,仍然不见效。一天,有人告诉他说:"吾乃金铃子下凡,见你孝感天地特来帮助你,十五月圆之时,你去后山顶上会看见一只白兔,你跟着它跑定能获一神药,拿去给你母亲治病,她就会慢慢痊愈的。"儿子十分感激仙女的恩德,便跪下磕头道:"郭玉拜谢金铃仙子,吾定不负仙子的恩德,必一生行善。"于是,郭玉下决心要找到梦中仙女所说的神药,待到十五月圆之时,他背着竹筐上山了,果然遇到了一只白兔,白兔一边舞一边歌:"金铃山上有金果,金果能救你母亲,大好时机莫错过。"说完便跑了,小伙子便紧跟在白兔后面,到半山腰白兔停了下来,小伙子往前一看,果然发现了一种果子。郭玉立即摘果下山,煮水给他母亲每日服用,慢慢地他母亲的病真的好了。

从此以后,小伙子决定潜心学医,救治病人。每逢遇到有跟她母亲相同症状的病人,他就会上金铃山采摘那日的金果给病人熬药服下。后来郭玉将这个救人无数的金果叫作"金铃子"。

现代研究表明,川楝子中含有丰富的化学成分,具有驱虫、抗肉毒、抗肿瘤、抗病毒、抗菌消炎、抗氧化等诸多方面的作用。临床上将其与玄胡索配伍治疗肝郁化火所致诸痛证；与四逆散合用，治肝胃气痛；与玄胡索、香附、橘核、芒果核等同用，治疝气痛；以川楝子研末，加红糖，用黄酒冲服，每天1～2次，连服2～5次，用于治疗急性乳腺炎，通常有较好的效果。但脾胃虚寒的人应忌服。外用治疗头癣，将苦楝子烤黄研成细末，用熟猪油或凡士林调成50%油膏。涂油膏于头癣患者的患处，每天1次，连续10天为一疗程，有一定疗效。

179. 萆 薢

萆薢，是一种根茎药材，在秋、冬二季采挖，始载于《神农本草经》。从外观上可分为绵萆薢以及粉萆薢，粉萆薢有棕黑色或灰棕色的外皮，粉末为黄白色；绵萆薢外皮呈黄棕色至黄褐色，粉末为淡黄棕色。

《本草纲目》上讲"萆薢乃治白浊要药"。那什么叫"白浊"呢？它是指小便混浊，白如米泔。在生活中这个症状确实也常见，有一个著名的方子"萆薢分清饮"就可以治疗小便混浊的白浊、膏淋，从它的名字上就不难看出其中最重要的药物就是萆薢，功效是"分清"，就是把浑浊小便中的浑浊之物分出来，让它重新变回清澈。这个方子最早记载于《杨氏家藏方》，是由宋朝杨倓所撰写。据说有一天有一个病人找他看病，说自己周身不适，不知是什么原因，小便不爽，尿液白色浑浊。杨倓看后思索了一会儿就写下萆薢分清饮的组方，即益智、川萆薢、石菖蒲、乌药，病人服下几剂后尿液就正常了，身体也轻快了许多，遂来杨倓家登门拜谢。

除了可以治疗膏淋、白浊之外，它还可以治疗妇女湿盛带下。

现代研究表明，萆薢对尿路感染的致病菌如大肠杆菌和变形杆菌具有较强的抗菌作用，这也为萆薢的这些功效提供了有力的依据。

萆薢还可以祛风湿、止痹痛，是治疗风湿痹痛的佳品，比如《圣济总录》中的萆薢丸就是治疗风湿痹痛的。现代研究表明萆薢可以降低尿酸水平，有治疗痛风的作用。

由此可见，萆薢作为治疗白浊的要药，还可以祛风止痛，这些功效在《药性歌括四百味》中都有记载："萆薢甘苦，风寒湿痹，腰背冷痛，添精益气。"

180. 续　断

续断，顾名思义，便是能够"续上折断之处"，正如《药性歌括四百味》中记载的"续断味辛，接骨续筋，跌仆折损，且固遗精。"续断具有补肝肾、强筋骨、续折伤、止崩漏的功效。

续断在治疗跌打损伤方面有着卓越的效果，在医疗技术不发达的古代可以称之为救人于水火中的良药。古人还为续断编写了善良而美好的传说，增添了独特的人文色彩。

相传在很久以前，有个四处游历的郎中，终日走街串巷为他人治病。

一天郎中经过一个小山村，看到村口大树下坐着一个满面愁容的人，郎中便问他缘由。

原来这人家中的小儿子调皮，在山中玩耍时不幸跌落山崖，摔断了双腿，家中请了大夫医治，没想到请的大夫竟是山霸，山霸只知敛财，并没有潜心提高医术。山霸卖给他们很多药，但他小儿子的病却不见起色，现在已经昏死过去了。

郎中表明了身份，让他带自己去看他小儿子。摸完脉，郎中对那男人说："不必担心，还有救！"接着从腰间挂着的葫芦里取出了两粒药丸，笑着说，"此乃还魂丹，快给他服下。"小儿子吃了这药，没过多久竟然睁开了眼睛，还能同他父亲说话了。

这还魂丹的事传到了山霸的耳朵里，山霸便打起了还魂丹的主意。山霸备上好酒好菜，把郎中请到家里，与郎中商量合伙制作还魂丹，再高价卖出去，并说飞黄腾达指日可待。郎中断然拒绝，并告诉山霸，他的医术是救人的，不是用来图财的。山霸恼羞成怒，认为郎中讽刺他以医术图财，就命人把郎中腿打断扔到了山里。

郎中醒来时发现自己身处野外双腿血肉模糊，幸亏那生命垂危的小男孩父亲上山砍柴的时候发现了郎中，并把他背回了自己家。

郎中让这位父亲帮他找一种长着羽毛样叶子，开着紫花的草，并熬成药汁给他和小男孩喝，过了2个月，在这家人的悉心照料下，郎中和他家小儿子竟然能下地走动了。郎中告诉这位父亲，说以后有人跌打损伤，就可以用这药治疗，这药名叫"续断"。

就这样善良的郎中还有那位父亲让续断成了人尽皆知的骨伤要药，帮助了一位又一位饱受跌打损伤之苦的人，并且一直沿用至今。

续断非常重要的功效，便是补肝肾。因其可以补肝肾，临床常用于肝肾亏虚所致的腰背酸痛。常有老年人说："我腰痛得像断了一样！"这时，便可以用此药以接续其即将"断裂"之腰背。

181. 龙 骨

中药龙骨即哺乳动物的化石，一般为象、三趾马、犀、鹿、牛等的骨骼化石，《神农本草经》中将其列为上品。象类动物的化石叫五花龙骨，体轻、脆、分层，有蓝、灰、红、棕色花纹；还有其他兽类的化石叫土龙股，色白，吸汗性强。一般五花龙骨的药性要优于土龙骨。

现代研究发现龙骨含有多种矿物质，还含有甘氨酸、胱氨酸、蛋氨酸、异亮氨酸、亮氨酸、酪氨酸、苯丙氨酸等多种氨基酸。龙骨内含有的矿物质具有强吸水性，这也是中药"涩"性的重要体现，因此古人认为龙骨有着收敛固涩的作用，对腹泻、白带过多、便血等体内液体流失过多的疾病有着奇妙的功效。早在《神农本草经》中，就认为龙骨能治疗泻痢、便血、惊痫、白带过多等疾病。《药性歌括四百味》中也提到："龙骨味甘，梦遗精泄，崩带肠痈，惊痫风热。"

龙骨作为一种矿物药材，质地较重，根据中医取象比类的理论，质地重的药材，有着"镇静"的作用，能够镇住慌乱的心神，有着安神之功。如东汉时期医家张仲景创制的桂枝龙骨牡蛎汤（由桂枝、龙骨、牡蛎、芍药、生姜、大枣、甘草组成），用以治疗心悸、神昏等神经衰弱的症状。

在龙骨中，还蕴含着一个重大的发现。据说清代光绪年间，河南安阳有一个理发匠，身患疮疖而无钱买药医治，就用捡来的骨片碾成粉，敷在疮上，不久脓水被吸干，伤口也就痊愈了。他请教过大夫，大夫说这甲骨片就是中药龙骨，于是他四处收集这种骨片，卖给药铺。后来，一个叫王懿荣的官员患了疟疾，也按医生的处方从药店中抓来了龙骨等药物。当查验药物时，他发现在这些龙骨上有刀痕，仔细一看，是一些像文字的符号，与殷商青铜器上的铭文竟然十分相似。原来这些甲骨是商代占卜所用的骨片，上面的文字即是甲骨文，是殷商时期的文字。于是，这些刻字的甲骨身价倍增，成为研究历史的重要线索。

182. 血余炭

　　血余炭，是用人发制成的炭化物，中医学认为"发为血之余"，头发的荣枯反映了气血的盛衰，把人发做成的炭称为"血余炭"或"血余"。血余炭表面有许多细孔，具有烧焦羽毛味，味苦，以体轻、色黑、光亮者为佳。还记得小时候一声声"收头发""收长头发"的吆喝吗？这些从各种渠道收来的头发部分就进入饮片厂，成了制作血余炭的原料。

　　血余炭的制作过程较为烦琐：首先取头发，除去杂质及染色的头发后，用碱水洗去油垢，再用清水漂净，接着晒干，最后焖煅成炭并放凉。焖煅是指药物在高温缺氧条件下煅烧成炭的一种炮制方法，也就是说煅烧的过程是要尽量隔绝空气的。

　　在家里制作血余炭可以简化流程，只要保证不是染色的头发和头发的洁净即可。在紧急情况下，比如突然流鼻血需要快速止血的时候，可以把清理好的一小撮头发放在不易燃的容器里点燃，稍凉后把血余炭塞入鼻孔以止血，等血止住后再清理鼻孔即可。掌握这一招后，新手爸妈就不用在宝宝流鼻血时惊慌失措，六神无主了。

　　《药性歌括四百味》记载："人之头发，补阴甚捷，吐衄血晕，风惊痫热。"血余炭味苦，性平，入肝、胃经。炭化物味苦涩，多具有"涩味（药味非指本味）"，涩能收敛故能止血，但更妙的是血余炭还能化瘀，具有止血不留瘀的特点，可用于治疗多种出血证，如吐血、衄血（鼻出血）、尿血、便血等。血属阴，血余炭虽不具有补血的功效但能止血，减少血液流失而"补阴"。此外，它还具有良好的镇静解热的作用，可以治疗小儿惊风等。

　　人发入药虽然听上去不可思议，但2000多年来的临床应用证明它确有如此疗效，现代研究也表明，血余炭能够凝血止血、抗菌抗炎、促进疮面愈合、毛发生长。科学起源于观察，中药也是如此，有个别药物是因为迷信或者目前还未能发现背后的作用机制而存在争议，但血余炭确有实实在在的疗效，不容置疑。

183. 鹿　茸

历史上有"指鹿为马""鹿死谁手""平原逐鹿"等以鹿为核心的典故，这些寓意政治之争的成语，较透彻地诠释了鹿的神秘性和所承载的分量。鹿茸是鹿科动物梅花鹿或马鹿的雄鹿未骨化密生茸毛的幼角，前者称为"花鹿茸"，后者称为"马鹿茸"，多产于吉林、辽宁、黑龙江、四川等地，因梅花鹿为国家一级野生保护动物，马鹿为国家二级野生保护动物，现药用鹿茸主要从人工饲养中获取。

鹿茸是血肉有情之品，与人参、阿胶并称为我国民间滋补"三大宝"。雄鹿的嫩角在没有长成硬骨时，带茸毛、含血液，叫作鹿茸。关于鹿茸名字的由来，有一个有趣的故事。有性格各不相同的兄弟三人相约去狩猎，老三勇敢地走在前面，老二胆小走在中间，老大怕死跟在后边。走着走着，树林里发出异常的响动，老三观察到出现了一头鹿，于是拿起弓箭朝鹿的头部射去。把鹿打死了，该怎么分呢？狡黠的老二说："我不上不下，不前不后，不头不尾，应该分鹿身子。"老大连摆手说："不行，打猎还分什么我大你小，谁打着哪里就分哪里，打着什么分什么。"忠厚的老三无奈争不过他们，只好提着一个没有肉的鹿头回家了。到家后的老三难办极了，鹿头上一点肉也没有，怎么分给家人呢？他想出一个办法：去借了一口大锅，然后把鹿头放入倒满水的锅里煮，由于鹿头太小，鹿角也就没有砍掉，于是熬成了一锅骨头汤。奇怪的是，喝了鹿头汤的人，个个觉得全身发热，手脚有了使不完的劲。老三反复试了几次带鹿角的鹿头汤，证明鹿角确实有滋补身子的功效。因为嫩鹿角上长有很多茸毛，大家就把这种补药叫作鹿茸。

据《药性歌括四百味》记载："鹿茸甘温，益气补阳，泄精尿血，崩带堪尝。"鹿茸归肝、肾经，药力峻猛，其既峻补肾阳、大补精血，又强筋健骨、调理冲任，是用于补虚保健、延年益寿、补血养颜、强身健体的名贵药材。鹿茸可用于治疗男科的阳痿、早泄、不育及妇女宫寒不孕、带下过多、崩漏（妇女不在经期阴道突然出血，其量大者称为崩，淋漓不断称为漏，两者合称崩漏）等；还可以治疗精血亏虚导致的筋骨无力、神疲羸瘦、眩晕耳鸣、腰膝酸软以及小儿的囟门不合等久病虚损之症。但需要注意的是鹿茸温热峻烈，因此阴虚阳亢、实热、痰火内盛、血热出血及外感热病者忌服。且使用鹿茸时应从小剂量开始，逐渐加量，以免伤阴动血。

184. 鹿角胶

鹿角胶，是鹿科动物梅花鹿或马鹿的角熬煎浓缩而成的胶状物。

鹿在传统文化中是"寿"和"禄"的象征。上古时期，鹿因其角随太阳的运动、季节的更替定期生长与脱落，因而被视为太阳的使者，对于鹿的这种特性，古人崇拜其非凡的生发能力，后来出现神仙之说，鹿角的再生能力被逐渐演化出长生不老的含义。"三星高照图"中老寿星骑在鹿上，后有童子相随，上有蝙蝠高飞。"鹿"与"禄"同音，象征财富，蝙蝠中的"蝠"字与"福"同音。"三星"即福、禄、寿三星。

大家可能对东北三宝之一的鹿茸比较耳熟，那么中药里的鹿茸、鹿角、鹿角胶、鹿角霜又有什么区别呢?

鹿茸是鹿科动物梅花鹿或马鹿中雄性鹿密生茸毛尚未骨化的幼角,一般切片泡酒或研末吞服、入丸散使用。鹿角是其骨化的角或锯去鹿茸后翌年春季脱落的角基。鹿角一般制取成鹿角胶或鹿角霜去使用。将鹿角置锅中反复煎煮至胶质析出,角质酥脆易碎为止。将其中的胶液过滤、浓缩、合并制成鹿角胶。熬制鹿角胶后剩余的骨渣即为鹿角霜。

它们作用大致相同,但各有长处。鹿茸是春季初生的角,暖阳东升,大地回春,故升发能力最强,带有茸毛和鹿血,因此中医学认为它最能补益人体的阳气和精血,适用于全身怕冷、精神疲惫、腰膝酸软、耳鸣耳聋、各种出血等虚劳性疾病。已经骨化的鹿角阳气由盛转衰,精血转化为坚韧和坚硬的筋骨,适合用来强筋健骨、活血消肿。鹿角胶是鹿角熬制出来的精华所在,功效好于鹿角,也方便服用,一般烊化使用,即将鹿角胶碾碎放到刚刚煎好的药液里,趁热搅拌融化后服用。鹿角霜为渣滓,性质干涩,可以燥湿、收敛固涩,用于阳气不足的小便频数、腹泻、白带过多、遗精等效果较好。在《药性歌括四百味》中就有"鹿角胶温,吐衄虚羸,跌仆伤损,崩带安胎"的记载。

鹿茸、鹿角胶较为贵重,但是贵药不等于好药。它们的性质偏于温热补益,不适合平常人和体格壮实的人群服用,如若不然,可能会招致祸害。

185. 海狗肾

提起张居正,估计大家都不陌生,他是明代万历年间有名的首辅大臣,是中国古代十大名相之一。史书记载张居正死于过量的海狗肾，而这海狗肾是万历皇帝赏赐的，并且明确要求张居正必须服用。在封建王朝社会，皇帝想让臣子死，有赐毒药的，有赐三尺白绫的，还有直接赐自裁的，但是被赐海狗肾而死的，张居正算是古往今来的第一人了。

那么海狗肾到底是何方神圣呢？它是不是一种剧毒之品呢？海狗肾又名腽肭脐（wà nà qí），是海狗干燥的阴茎及睾丸。海狗生在海洋里，像海豹那样以鱼类或乌贼类食物为主，体肥壮。中医学有以形补形之说，但并非完全绝对。至于海狗肾可以壮人元阳，确为历代医家所认可。因现在海狗肾的来源越来越少了，所以临床上常用黄狗肾、黑狗肾代替。

那么海狗肾到底有何功效呢？《药性歌括四百味》记载："腽肭脐热，补益元阳，固精起痿，疝癖劳伤。"中医学认为，诸虚百损，皆属于肾。就是说，五脏亏虚，到最后一定是肾虚。海狗肾具有温肾壮阳，填精补髓的功效。它能通过壮肾中元阳达到治疗虚损重症的目的。因此，海狗肾常用于阳虚祛寒，阳痿遗精，早泄，腰膝痿软，心腹疼痛等症。

海狗肾可以泡酒，取海狗肾30克，白酒500克，将海狗肾切细，洗净，放入纱布袋中，收紧口，置于酒罐，然后倒入白酒，盖好浸泡7天。每天服3次，每次9～12克。可以补元气，益精髓。因为海狗肾补肾阳效果很好，所以很多人把海狗肾当作壮阳药。壮阳药就像一匹烈马，驾驭得好，有缰绳，那就能为己所用；驾驭得不好，就会被踩在脚下。所以万事万物都要有度，给自己留有余地。

186. 紫河车

紫河车又称"胞衣""胎衣"，也就是平时说的胎盘。紫河车由人体排出，是血肉有情之品，非金石草木药可比，由父母精血相合而成，李时珍《本草纲目》云："天地之先，阴阳之祖，乾坤之始，胚胎将兆，九九数足，胎儿则乘而载之。"母体娩出时为红色，稍放置即转紫色，因此，入药时称为"紫河车"。

据说，中国历史上最早将人体胎盘作为保健养生用物的当推秦始皇，公元前219年，秦始皇沿渤海湾东行，巡视京都海疆，寻找长生不老之药。方士敬献胎盘后，秦始皇极其推崇此长生不老药。自此之后，王朝更替，但胎盘却一直作为皇室养生之上品而延续。清宫太医私传，慈禧太后在中年以后就长年服食足月头胎男婴胎盘，以养容颜。在美国女画家卡尔为慈禧所画的肖像中，慈禧虽时年过半百，却面容娇媚，风韵迷人，俨然一位中年贵妇，其养生美容之道中，胎盘的作用可见一斑。不止中国，在西方宫廷也有服用胎盘的记载，法国路易十六的王妃以及传说中的美女玛莉·爱德华，都服用过人体胎盘。

唐代医家陈藏器所编著《本草拾遗》载此药可以治疗气虚不足之证，如妇女体虚，面色偏暗，腹内有各种疾病而日渐消瘦憔悴的人。《药性歌括四百味》记载："紫河车甘，疗诸虚损，劳瘵骨蒸，滋培根本。"中医学认为，胎盘性味甘、咸、温，入肺、心、肾经，有补肾益精、益气养血之功。这个药的特点是，有双重滋补作用，可治一切男女虚损劳疾，气血双补，既壮阳也滋阴。主治宫冷不孕、阳痿遗精、精血亏虚、虚劳羸弱、抗衰老；肺肾两虚，久咳虚喘；产后如乳少，面色萎黄等。

现代医学研究认为，胎盘含丰富的蛋白质、多种激素、酶、氨基酸等，对产后缺乳、肺结核、支气管哮喘、贫血等有良效，研末口服或灌肠可预防麻疹或减轻症状，对门静脉性肝硬化腹水及血吸虫性晚期肝硬化腹水也有一定的疗效。紫河车也可作为产后大补食材，如合格紫河车1个，烘干，碾为细末，每次4克，每天1次用猪蹄汤送服，可用于防治产后缺乳等。

需要注意的是，胎盘是母体相连，如果孕妇本身有一些血液疾病，如艾滋病、乙肝等，或者胎盘在处理过程当中受到细菌污染，食用后就会被感染一些疾病。另外，有实邪，阴虚火旺者不宜食用紫河车。

187. 檀 香

檀香因它的香气而广为人知，在国人的心目中占有重要地位。自古以来，历代皇朝宫殿里的家具多用老檀香木制作，皇帝的书房以及卧室不断烧檀香，以显华贵。檀香还是皇家祭祀礼仪中的必备物品，民间也有烧檀香以招财避邪的习俗。

檀香来源于檀香科植物檀香树，药用价值与经济价值都很高，因此被称为"黄金之树"。檀香一身是宝，当作为药材时，主要取心材；提炼精油时主要取它的根部以及主干的碎材；树枝为制作香料的主要原料；种子也可作为油漆或肥皂等的原料。同时，檀香在作为药材时也不可小觑，历朝历代都将檀香作为优质药材，在《本草纲目》中，檀香的等级为上品。

檀香功效被发现的过程也十分有趣。相传，战国时期的神医长桑君有一天外出行医，留下弟子扁鹊一人在家。早上，有两位年轻人搀着老母来看病，说老人腹疼难忍，水米不进。扁鹊扶着老太太在木椅上坐下后给她把脉。认为老太太属脾胃不适，胃脘疼痛，便开一药方，嘱煎饮即可。

他们揣着药往回走，路遇一伙人在伐木。伐木人见他们提着一包东西，非要他们解开探个究竟。争抢中一包药全撒在厚厚的锯末上，伐木人赶紧从锯末中把药捡起并重新包好。长桑君回来后，扁鹊把老太太的症状、脉象和所开药方告诉了长桑君，长桑君闻后说，还应追加檀香作为首药。

扁鹊急忙包好檀香，正想出门送药，却见早上带老母来看病的两位小伙子前来登门致谢，称老母的病已愈。长桑君和扁鹊大惑不解，小伙子便将路遇伐木人的事一一道出。原来伐木人所伐的正是檀香树，他们在锯末上捡药时把檀香也捡进了药里，故老太太能药到病除。自此檀香的开胃止痛功效便被流传开来。

檀香在汉代的《名医别录》中被首次记载，并应用于中医临床。《药性歌括四百味》中记载檀香"味辛，开胃进食，霍乱腹痛，中恶秽气。"檀香性温味辛，归脾、胃、心、肺经，行气温中、开胃止痛，用于寒凝气滞、胸膈不舒、胸痹心痛、脘腹疼痛、呕吐食少等病症。临床常用于治疗由气滞而致的胸腹疼痛，包括胃寒引起的痉挛性疼痛、小腹虚寒疝痛以及心绞痛等。此外，檀香独特的香气给人祥和、平静的感觉，也有安抚神经、调节情绪、提神静心等功效，可缓解忧郁、失眠、焦虑、神经紧张及各种压力引起的症状，使人身心愉悦。

188. 安息香

安息香，是一味进口药，是安息香科植物安息香树的干燥树脂。它的名字是以古国"安息国"来命名的。

安息国（帕提亚帝国），可能位于现在亚洲西部的伊朗地区，记载见于《史记·大宛列传》《汉书·西域传》等。据说武帝时张骞的使团成员和后来东汉班超的使团成员甘英曾到达过安息国。汉和帝时，甘英奉西域都护班超之命出使大秦，也就是罗马帝国。甘英到达安息国后来到波斯湾，想进一步往西出使大秦。然而安息国和大秦关系几经交恶并且安息国位于汉朝和大秦的中间，担心两国直接交往后对自己不利，另外，安息国当时位于大秦与汉朝之间的丝绸之路上，作为中间商垄断货物往来，赚取极为暴利的差价。因此，欺骗甘英说西行渡海极其困难，顺风向条件下也要3个月，若是遇到迟风，需要1～2年，所以要想渡海要备足3年的粮食物资。而且恐吓甘英说大海中有让人思土恋慕的东西，经常会有人死亡。甘英闻此就没有继续前往，但是甘英等外交家为后来丝绸之路国家间的进一步交流往来做出的重大贡献是不可否认的。在当时汉朝上层就能享受到"殊方异物，四面而至"的进口货，加强了国家之间的物品流通。也正是由于以张骞、甘英为代表的开拓者、探险家的跋涉，许多良药得以来到中原，安息香便是其中之一。

安息香药用见于《唐本草》，也就是说至迟唐代时它已作为药物使用。《药性歌括四百味》中称："安息香辛，驱除秽恶，开窍通关，死胎能落。"大家闻到香喷喷的饭菜后，大多会垂涎三尺，胃口倍增。闻到香水或者花香也会有一种心神愉悦的感觉。安息香，闻之芳香辛散，沁人心脾。

中医学认为很多芳香类的药物可以醒心神、悦脾胃。就安息香来说，它能够醒神开窍，适用于神志昏迷的病症。安宫牛黄丸、紫雪散、至宝丹是中医界鼎鼎有名的"凉开三宝"，还有温开之名方苏合香丸中都有安息香的身影（苏合香丸中的苏合香、木香也是来自外国，据考证可能由大秦出产；荜茇可能出自波斯国；诃子、檀香、丁香、沉香可能来自东南亚、南亚国家；乳香更是远道而来，可能出自非洲的埃塞俄比亚和索马里地区）。

同时，中医学认为芳香类的药物能够驱除秽浊。古人有端午时节在门口悬挂艾草、菖蒲和佩戴香囊辟秽的习俗。现代实验证明芳香类药物可能通过以下三方面途径起到辟秽的作用：一是芳香类药物多挥发油，被鼻黏膜迅速吸收后，具有扩张鼻黏膜血管，增强鼻腔黏膜防御功能，以减少人体感染疾病的机会；二是因为有些微生物生存需要特定的环境，只要环境改变，微生物就难以存活了，所以芳香类药物在人体周围形成高浓度的微环境，可净化空气、杀毒抑菌；三是可以通过驱逐携带恶性疟原虫的蚊虫等"山岚瘴疟"来防病治病，所谓的"山岚瘴疟"其实就是具有传染疾病或者致病的微生物，古人限于没有精密仪器无法看到是什么，只能统称为此。所以，含有安息香的苏合香丸、安息香丸可以治疗感受时行瘴疠之气、时行瘟疫。

此外，芳香类药物具有辛香走窜的效果，具体讲就是有加快气血流通的作用。中医学认为不通则痛，即气血不通畅，壅滞则痛。因此，安息香还可以行气活血止痛。

189. 苏合香

熏香自古以来就是我国的传统，故而香料也十分丰富，在众多香料中，苏合香作为一种外来香料，备受推崇。苏合香产于异域，经丝绸之路辗转来到我国，但其产地扑朔迷离，不能确定。

苏合香是苏合香树所分泌的树脂，一听这个名字，合香，就是聚诸香之气而成。在《本经逢原》就有说："苏合香，聚诸香之气而成，能透诸窍脏，辟一切不正之气。"可见，苏合香不仅应用于古人的日常生活，在中药上也发挥了独特的价值。

苏合香可以辟一切不正之气，那这里的"不正之气"指什么呢？人体的气都是流通的，但是如果遇到一些病理因素，让气停滞不通了，就变成了不正之气。气不通了不仅是气的运行本身受到影响，血的运行也会受到影响，气血不能向上转运到头脑，人就会出现突然昏倒，牙关紧闭，面白肢冷的症状。这就急需处理了，苏合香就是这样一种可以打通不正之气的良药，用它来进行急救，中医称为开窍醒神。

时疫之气也属于不正之气，时疫之气现代看来就是急性传染性疾病，比如流感、霍乱、SARS、禽流感等，宋人洪迈在《夷坚志》中记述的一个大疫之时治巫除疫的故事，里面就写到陈俞用苏合香丸治疗瘟疫取得很好的疗效。

除此以外，《名医别录》中提到苏合香可以"主辟恶……温疟，蛊毒，痫痓，去三虫，除邪。"《药性歌括四百味》也记载道："苏合香甘，祛痰辟秽，蛊毒痫痓，梦魇能去。"可以看出，苏合香对于多梦、惊痫等也是很有效的。

现代研究表明苏合香对心脑血管疾病比如急性中风、冠心病等，都有不错的疗效。

190. 熊　胆

"不因圣药无熊胆，每为神山有凤毛。"熊胆可谓是古代诸多中药中动物类的名贵药材，是熊科动物黑熊或棕熊胆囊内的干燥胆汁。古人讲"一克熊胆一克金"，熊胆的稀贵程度可见一斑。熊胆缘何如此价值连城，它的真正功效又是如何的呢？

翻开历史的卷帙，古人早已给出了回答。《新修本草》中就有"熊胆，味苦，寒，无毒"的记载。《药性歌括四百味》中记载："熊胆味苦，热蒸黄疸，恶疮虫痔，五痔惊厥。"熊胆可以治疗黄疸、疮疡痈疽、痔疮肿痛等病症。其性味苦寒，寒能去热，苦能泻火，这就和生活中经常吃苦瓜去火是一个道理。熊胆清热解毒之效颇佳，所以对上述多因热邪引起的疾病，常有比较好的疗效。另外熊胆入肝、胆、心经，还可治目赤肿痛、目生障翳、惊厥等症。

关于熊胆入药，民间一直有一个传说。很久以前，山上住着一个十分好色的黑熊精，经常趁着傍晚来小镇上偷看女人洗澡。村民们对它是恨之入骨，但又敢怒不敢言。没想到熊精变本加厉，愈加肆无忌惮，竟敢在光天化日之下强抢民女。如来佛祖知道后出手将熊精的法力封印在它的胆囊里。法力被封印了的熊精视力变得极差，成了"熊瞎子"，再也不能偷看他人洗澡。一些人为了得到黑熊的法力，不惜捕杀它取得熊胆。虽然，人类并没有如愿得到法力，却意外发现了熊胆能够治疗痈肿疮疡、痔疮肿痛、肝热目赤肿痛、惊风抽搐、癫痫等疾症。是故，黑熊被捕猎的命运并未改变。

由于大量的捕杀，黑熊数量急剧减少，在辨证施药的情况下，熊胆已经可以被许多中药取代使用。必须用熊胆时，也要在取之于黑熊的时候，最大程度的减轻它的痛苦。现多以活熊导管引流的熊胆汁干燥后入药，称为"熊胆粉"，用法相同。

熊胆有腥苦味，口服易引起呕吐，故宜用胶囊剂。外用则适量，调涂于患处。

191.朱　砂

朱砂是一种含硫化汞的辰砂矿石，其中含有水银，因此是具有毒性的矿石类中药。采挖后的辰砂，不能直接入药，必须经过一系列炮制后方可入药，如用磁铁将矿石中的杂质吸净，然后用水淘去杂质和泥沙。最终能入药的朱砂是一种朱红色的极细粉末，质地轻盈，用手指撮捻也无颗粒状。

朱砂作为一种红色的颜料，已有悠久的历史，古人将此颜料涂嵌在甲骨文的刻痕中以示醒目；皇帝更是用沾有朱砂的红色颜料在奏章上批示，以彰显其权力。朱砂入药，至今也有上千年的历史。在我们熟知的牛黄清心丸、安宫牛黄丸等中成药中，就含有朱砂。因朱砂性味甘寒且入心经，多数治疗与心神相关的疾病，故《药性歌括四百味》称其："朱砂味甘，镇心养神，祛邪解毒，定魄安魂。"

此外，民间还有朱砂可辟邪的说法，主要是因为朱砂可以治疗部分脑病。据说，古时在蕲州很多人患有癫狂病，可当时医生治疗这种病效果并不好，反而是方士一治一个准。于是，人们都转向方士寻求帮助，更加助长了当时"信巫不信医"的风气。

孙思邈的两个徒弟黄忠厚和赵月梅看到当地的情形就大感奇怪，两人不相信方士真的能用方术治疗癫狂，决定一探究竟。

一日孙思邈被蕲州刺史邀请赴宴，黄忠厚和赵月梅在一个偏僻的小店租了间房，两人扮作夫妻。赵月梅打扮成妇人模样，急急忙忙地到处寻求方士，哭诉说是她家夫君得了癫狂病，发作起来很是要命。不多久便被赵月梅找到一个方士，将其带到家中一看，由黄忠厚扮演的夫君躺倒在地上不停抽动，披头散发，嘴里还说着胡话："我乃玉皇大帝的小婿，岳父派我携领天兵天将来到人间斩妖除魔！"说着便要往方士身上扑去，赵月梅连忙将其按住，恳求方士救救她的夫君。

方士一看果然是得了癫狂病，就装模作样地点起火把，撒上松香，又拿来一碗水与一张画好的符纸放在桌上。准备完后，方士举起了一根桃木棒在手里上上下下地胡乱比画，嘴里还神神叨叨地念着什么，说罢便要将符放进水中。

说时迟那时快，黄忠厚挣脱了赵月梅扑向那方士，拳打脚踢地将方士赶出门外，嘴里还说着"玉皇大帝""斩妖除魔"一类的话语。方士狼狈地被赶出来，看着紧闭的大门，朝地上啐了下，骂骂咧咧地离开了。

屋内，不再装疯的黄忠厚和赵月梅仔细研究方士留下来的东西。两人各喝了口水，细细品尝，确实是普通的水，并无什么特殊，再看那符纸也没什么新奇的，更是疑惑了，便决定将问题交由师父。

这时孙思邈赴宴归来，见两名徒弟匆匆忙忙地跑来，将刚刚发生的事解释了一通，把那碗水和符纸呈到孙思邈面前。孙思邈先是捯了一口水，再仔细查看那符纸，盯着那上面的朱砂，说："莫非玄机在这？"三人互相对视一眼，决定一试。

第2天，两徒弟带来一位患有癫狂病的人，孙思邈取了些许朱砂放入水中令其服下，没过几天，病情果然好转。由此，他们发现方士能够治疗癫狂不过是那符纸上朱砂的作用罢了。

朱砂虽然能够清心镇惊安神，治疗多种心神疾病，但需要注意的是，朱砂有毒，不宜大量服用。

192. 硫　黄

硫黄，为自然元素类矿物硫族自然硫，分布于内蒙古、陕西、四川、河南等地。外用解毒杀虫疗疮；内服补火助阳通便。外治用于疥癣、秃疮、阴疽恶疮；内服用于阳痿足冷、虚喘冷哮、虚寒便秘。硫黄自古以来就以"明星"的角色活跃于人们的生产生活当中。

众所周知，火药是中国古代四大发明之一，而硫黄就是火药的主要成分之一，南宋著名文学家洪迈在《夷坚志》中记载："烟云五色者，以焰硝硫黄所为，如戏场弄狮象口中所吐气。"可见，火药也在马戏的杂技演出以及木偶戏中使用，使人们的生活更加多姿多彩。

在人们的健康生活方面，硫黄也起着非常重要的作用。自古以来，道家方术之士就有炼丹养生之术，硫黄就是丹药之中不可或缺的一剂"世传烧炼点化之术"。相传宋代著名文臣夏竦性情豪爽，天赋异禀，但他有身冷体寒的毛病，睡觉时身体寒凉，犹如逝者，醒来需要让人温暖许久才能动弹，他有每天早晨服用仙茅、钟乳、硫黄的习惯，他的小厮因不懂硫黄的药性，偷食后生疽而亡。正如《药性歌括四百味》中所载："硫黄性热，扫除疥疮，壮阳逐冷，寒邪敢当。"

硫黄在中药加工中具有非常重要的作用。硫黄燃烧产生二氧化硫具强烈刺激性气味，密度比空气大，有毒。附子、白芍、人参等中药在加工、贮藏过程中用硫黄熏蒸可防止中药虫蛀、发霉，其本质是二氧化硫以其刺激性和毒性抑制生命的活动和繁殖，能缓解中药质量变异现象的发生和发展。市场中硫黄熏蒸常多用于颜色比较浅的中药，有不良商家片面地追求中药的外观色泽，过度熏硫处理中药，使其褪色，甚至用于掩护发霉、褐变等质量变异现象，使硫黄错误的应用于中药生产中，进而危害人们的健康。因此硫黄的应用既有利也有弊，我们要正确的利用，让它更好地服务于人们的健康和生活。

193. 冰 片

据说唐玄宗天宝末年，交趾国（越南）向唐朝进贡龙脑香，宫中称之为瑞龙脑，其香气能达十余步之远，玄宗只赐予杨贵妃十枚。玄宗夏天时曾与亲王对弈，让贺怀智弹奏琵琶，杨贵妃站在一旁观战。落子数枚后，眼看玄宗将要输棋，杨贵妃将怀中的狗放到座位上，狗爬上棋盘，搅乱棋子，玄宗大悦。彼时，微风将杨贵妃的领巾吹到贺怀智的头巾上，待贵妃转身后，领巾才落了下来。贺怀智回家后，闻到自己的头巾有奇香，便将头巾珍藏在锦囊之中。安史之乱后，玄宗作为太上皇返回宫中，不停地追思已逝的杨贵妃，贺怀智便将珍藏的头巾进献给他，并一一奏明往事。玄宗打开锦囊，哭着说道："这是瑞龙脑的香气啊！"

龙脑为龙脑香科植物龙脑香树的树脂加工品，其还有一个更熟悉的名字——冰片。龙脑香树主要生长在东南亚、南亚的热带雨林之中，因此是个典型的进口货，大约在魏晋南北朝时期通过海上丝绸之路传入我国。龙脑先是作为香料，在唐代的时候被纳入药物的范畴，至今仍是常用的中药材，日常生活中也常用到。在老百姓熟知的安宫牛黄丸、速效救心丸、复方丹参滴丸、珍珠明目液、马应龙麝香痔疮膏等成药中，龙脑香都是主要成分。

龙脑早已深深植于中国的传统文化之中，渗透在古人祛病疗疾、祝祷祈福、养神养生、日常饮食、人际交往等诸多方面，成为不可割舍的一部分。古人很早就掌握了龙脑药用功效，那么龙脑作为药物都可以治疗什么疾病呢？《药性歌括四百味》中记载："龙脑味辛，目痛窍闭，狂躁妄语，真为良剂。"大家都知道安宫牛黄丸是家中老人必备的救命药，老人突发中风、昏厥需要赶快来一颗救急。中医学把这种突发的中风、昏厥叫作闭证。而龙脑便是开窍醒神的一味绝佳妙药！尤其是针对全身发热，神昏谵语的热闭屡试不厌。

关于龙脑还有不少诗词留存，比如《马嵬》诗之一："龙脑移香凤辇留，可能千古永悠悠。夜台若使香魂在，应作烟花出陇头。"又有李清照《醉花阴》："薄雾浓云愁永昼，瑞脑消金兽。"瑞脑即龙脑。龙脑香悠悠，千百年来不仅以其清香流传，其作为药物的功效也广为人知。

现在我们使用的冰片分机制冰片与艾片两类。机制冰片以松节油、樟脑等为原料经化学方法合成；艾片为菊科艾纳香属植物大风艾的鲜叶经蒸气蒸馏、冷却所得的结晶，又称艾粉或结片。

194. 芦　荟

"伊人常养莳，岂止供观瞻"（刘洪秉《芦荟赞》），芦荟不仅是花卉，也是一味药材，使用芦荟的时间可以追溯到6000年前的非洲。随着文字的发展以及人们不断的经验总结，公元前2200年的苏美尔人的泥板中第一次记录了芦荟强大的治愈能力。第一次关于芦荟药用价值的详细描述是约在公元前1550年埃及的埃贝尔草纸上。在公元前700—公元前800年，芦荟沿着丝绸之路传到中国。芦荟的种类多达420种，能够作为药用的芦荟主要来源于百合科植物库拉索芦荟和好望角芦荟，前者习称"老芦荟"，后者习称"新芦荟"。库拉索芦荟原产非洲北部地区，目前南美洲的西印度群岛广泛栽培，我国亦有栽培。斑纹芦荟在我国福建、台湾、广东、广西壮族自治区、四川、云南等地均有栽培。好望角芦荟分布于非洲南部地区。

　　我国关于芦荟的药用记载始见于隋末唐初甄权所著的《药性论》中。如今，芦荟在外用方面广为人知，其故事可以从唐代著名诗人刘禹锡说起。刘禹锡在他所著的医书《传信方》中记载了自己患有湿疹后用芦荟治疗并痊愈的过程。最初患湿疹的时候年纪尚轻，首先在脖子前后长，后蔓延上了左耳，形成了湿疮。使用斑蝥、狗胆、桃根等药材非但没有使湿疹消退，反而更加瘙痒难耐。偶然到了楚州，他去买药的时候，店家告诉他可以用芦荟（当时写作"卢会"）一两，研成粉末，再加炙甘草的粉末半两，用温水清洗患处，再用干布将水擦拭干净后，将混合均匀的两味药材一起涂抹到患处。刘禹锡照做后果然见效神速，他用六个字评价这一方法为"立干便瘥，神效"。芦荟在现代医学中主要用于痤疮，黄褐斑，皮肤皲裂症，以及过敏性皮炎等，使用鲜芦荟或鲜芦荟煎煮得到的汁液，配伍其他药材在皮肤患处共同使用。如今，芦荟的外用功效更多地被开发为美容产品，特别是在法国、韩国和日本，运用含有芦荟提取物制得的产品更是琳琅满目。

　　如今，芦荟仍保持了以叶的汁液浓缩干燥物而入药。芦荟的药用功能远不止外用消疮。据《药性歌括四百味》记载："芦荟气寒，杀虫消疳，癫痫惊搐，服之立安。"芦荟具有苦寒之性，主入肝，心，脾经。寒能除热，苦能泻热燥湿，杀虫，同时具有苦与寒两种性味，在除热杀虫方面具有一定优势。还具有凉肝明目，镇心除烦的功效。现代主要用于泻下通便，清肝泻火，杀虫疗疳，惊痫抽搐；外用治疗癣疮。值得注意的是，芦荟为妊娠禁忌药，怀孕期间不可服用。

195.乳　香

乳香是外来药物的代表性品种之一，早在秦汉之际已有传入。乳香入药见于《名医别录》。在国外，有"沙漠的珍珠""白色黄金"等称呼，十分珍贵。它不仅气味芳香，在医药上也起着重要作用，是大自然对人类的馈赠。

《药性歌括四百味》中记载："乳香辛苦，疗诸恶疮，生肌止痛，心腹尤良。"

乳香可以"疗诸恶疮"，名家张锡纯认为："乳香、没药同为疮家之要药，可治一切疮疡肿疼，或其疮硬不疼。"现代研究表明它有抗炎、抗菌、促进伤口愈合的功效。古今以来，常用本品辅助疮疡溃破久不收口，内服外用均可。它极好的抗炎、抗溃疡功效，对于消化道溃疡来说也是一种良药。

除此以外，乳香还具有止痛效果，这一功效在现代药理学研究中也得到了证实，用来治疗关节痛和关节炎再合适不过了。

因为乳香独特的芳香以及良好的功效，使得它在精油的制作方面也占据重要的地位。早在古埃及就有乳香精油的记载，考古学家在埃及法老图坦卡蒙的陵墓里发现了一个密封陶罐，里面装着超过3000年却依然散发着香气的软膏，经分析其主要成分就是乳香，并且在法老的随葬品中还有莎草纸，其中记载着乳香如何治疗各种疾病。

乳香作为熏香香料，还可以起到防蚊的作用。阿拉伯女性喜欢将衣服洗干净后在晾衣服的架子下点上装有乳香的香炉，如此以驱赶蚊子，预防西尼罗河病毒疟疾以及登革热等由蚊子传播的疾病。

虽然乳香不论是在日常生活上还是药用上都备受欢迎，但它也是有不良反应的。乳香对胃肠道有较强的刺激性，可引起呕吐、腹痛、腹泻等。此外，还可引起过敏反应，表现为胃脘不适、乏力、发热、卧寐不安、皮肤潮红、红疹瘙痒、烦躁不安、耳部红肿等。所以，无论什么药物，都需要合理应用。

196.没　药

没有听说过这味药的小伙伴第一次看到没药的名字时，可能会一脸疑惑：这是什么药呢？为什么叫这个名字呢？其实，没药的"没"读音是"mò"，又可写作"末"，既不是"没有药"的意思，也不是指它可以像变色龙一样能"隐身消失"，而是阿拉伯语"Murr（苦）"的一种近似译音。

《圣经》把没药称作"上品的香料"，在《马太福音》中没药更是神圣之物，与黄金、乳香共同献给孩童时期的耶稣，当时的人们制作木乃伊时常用没药作为防腐剂。可能看到这里大家更糊涂了，这样的东西真的能做药材吗？关于这个"画风清奇"的药材，可以从下面的故事更了解它的性质。

相传在古代，有一位传教士从印度远渡重洋来到中国，一边传教一边为贫苦百姓治疗病痛。有一天，传教士看到一户清贫人家都在痛哭，上前询问才得知缘由。原来是这家的小孩上山割草时不小心掉到了半山腰，受伤不轻，动弹不得。而他的父亲为了营救孩子，将绳索一端绑在树上，另一端绑在自己身上，爬到半山腰后，再把孩子背到背上拉着绳索往山顶爬。由于两个人的体重加起来不轻，绳索在一块凸起的锋利石壁上不断摩擦，在父子俩快要到山顶时突然断裂。待家人赶来将他们救上来时，父子俩已经奄奄一息了，就连请来的郎中在看过伤势后都摇摇头就走了。

传教士听了家人的讲述，又看了看伤者的眼睛，再摸摸他们的颈侧。随后从身上的袋子里摸出一些不规则颗粒状、似琥珀般透明的、如胶状的东西，并吩咐这家人每天用它熬水给患者服下3次。几天后，昏睡的父子俩竟然醒来，伤口的浮肿也逐渐消退。周围的邻居奔走相告，说传教士身上有能让重伤的人起死回生的神药。此地县太爷知道了，就把传教士叫来向他询问神药。传教士写下"没药"二字。县太爷奇道："你没用药？难道你用的是什么法术？莫不是捉弄于我！"传教士却说用的药材就是没（末）药，并把那琥珀色颗粒拿出，县太爷这才相信确实有这样一味名字古怪的药材，从此"没药"的神奇疗效便在民间流传开来。

没药原产于东非的埃塞俄比亚、索马里以及西亚的阿拉伯地区，是橄榄科没药属植物没药树或其他同属植物皮部渗出的油胶树脂。《药性歌括四百味》记载的"没药苦平，治疮止痛，跌打损伤，破血通用"，概括了没药活血止痛，消肿生肌的作用。正是因为这样的功效，如故事里父子俩的跌仆损伤，抑或是风湿痹痛、疮疡肿痛等病症，合理使用没药一般都能取得不错的疗效。而乳香与没药同功，乳香活血，没药散血，所以这两味药每每相兼而用，在许多方剂中齐心协力，产生更好的效果。

197. 水　银

如果大家使用过水银温度计，都会知道我们在使用的时候会特别小心，就怕万一把温度计给磕破了，水银漏出来，那可吓人了，得赶紧撒上硫黄粉把它吸收了，要不然一会儿水银蒸发了，人吸进去就会中毒。

水银，也叫汞。因形状如水，颜色似银，所以得名水银。它被称为流动的金属，是唯一一种在常温下呈液态的金属。古拉丁语中，汞的意思为"水状的银子"，在元素周期表中被简写为Hg。据记载，秦始皇陵的基室当中有一幅巨大的秦国地图，地图上的河流都由水银构成。然而进入现代以来，秦始皇陵所在的土丘从未曾被发掘过，因此无法验证这种说法是真是假，也无法确定墓室到目前为止是否完好无损，又或者是否曾在古代被盗掘过。不过，遥测显示土丘内部有一个巨大的墓室，同时土壤的含汞量也异常高。

古代的水银多数是通过烧炼朱砂得到的，古人认为来源于朱砂的水银质量比较好，可用于炼丹，西方人则是用水银来炼金，也因此，导致很多人汞中毒。

虽然我们现在对水银避之不及，但是无论中外，都有很长一段时间把水银当作药物来使用。水银治疗在古代西方曾经属于万能治疗方法，甚至在17世纪，很多梅毒患者都接受过水银治疗。

在我国，现存最早的本草著作《神农本草经》中就已经有水银的记载："味辛，寒。主疗痎痂疮，白秃，杀皮肤中虱，堕胎，除热，杀金、银、铜、锡毒。"可见水银的发现和应用非常早。《药性歌括四百味》中记载："水银性寒，治疗杀虫，断绝胎孕，催生立通。"可见到了明代，人们一直延续着《神农本草经》对水银功效的认识。

水银是在中外历史上都扮演过非常重要角色的药物，但是它始终披着一层薄纱，让人觉得很神秘。水银属于药性强烈的药物，使用需要极为谨慎。

198. 砒　霜

　　在古装宫斗剧中占据一席之地的毒药"鹤顶红"，想必大家都有所耳闻。《水浒传》中，武大郎的妻子潘金莲用来杀夫的毒药也是它。鹤顶红其实并不是从丹顶鹤头上取下来的，而是一种红色的石头——红信石。红信石提纯后，就变成了鹤顶红的2.0剧毒版本：砒霜（三氧化二砷）。

　　砒霜对皮肤、黏膜有强烈腐蚀作用，急性中毒可导致恶心呕吐、腹痛、呼吸麻痹，口服5～50毫克即可中毒，20～200毫克即可致死。宫斗剧中的用量看起来是远远超过这个量的，也因此有了"肝肠寸断"的效果。由于其药性大热，中医古籍所记载的解毒法多为绿豆、生大黄、青黛等清热解毒药。现代医学治疗砷中毒使用及早催吐，洗胃，口服氢氧化铁、硫酸钠导泻等手段。

　　《药性歌括四百味》中记载："砒霜大毒，风痰可吐，截疟除哮，能消沉痼。"《玉楸药解》谓之："辛热大毒。"砒霜虽有毒，但也在临床上发挥着重大的作用。例如白血病的一种——急性早幼粒细胞白血病，曾是儿童白血病中最为凶险的类型，发病急、预后差，使许多年轻的病患不幸夭折。然而，医生们在中医验方中发现，这类患者服下含有砒霜的药物后，病情竟然奇迹般地好转了。经过严谨的临床试验，如今三氧化二砷已经成为急性早幼粒细胞白血病的特效药之一，并在一些肿瘤治疗中也得到了应用，治愈了一大批患儿。

　　砒霜不仅大辛大热，还是一种拔毒化腐生肌药。其腐蚀作用，可与其他药物一起用于外科疮疡的处理。例如，在《太平圣惠方》中记载了砒霜膏、砒霜散，分别用来治缠绵不愈、久溃不敛的疮病和癣病。《本草纲目》中也记录了砒霜能除腐肉，合理应用有利于去除腐坏部分及创面愈合。

此外，清末医案中也曾有砒霜杀虫的记载。传说施今墨晚年时，弟子带一病人来诊。施今墨远远听见病人的脚步声便知是种怪病，唤弟子进来跟诊学习，诊脉后处方一两砒霜。病人服下砒霜后，不久解出一盆虫子而病愈。无独有偶，也曾传闻张骧云用处方二两砒霜打虫。可见，砒霜虽大毒、平时应用较少，但毒性用得当可"以毒攻毒"，值得研究。

199. 雄　黄

　　提到雄黄大家第一个想到的故事应该是白娘子和许仙的爱情故事，一杯雄黄酒让白素贞现了原形，背后的逻辑是蛇畏雄黄。那么到底什么是雄黄呢？这样的认识从何而来，又是否有依据呢？我们常有一种模糊的认知，认为中药就是草，其实不然，中药还有很多矿物、动物等其他类型。不管是什么类型，能治病就是好药。雄黄就是一种典型的矿物药。它是一种含砷的化合物，主含二硫化二砷。作为中药最早被记载于《神农本草经》中。由此可知，早在东汉时期，人们就已经对雄黄的药性有了一定了解，除了认为它有一些神奇的杀鬼驱邪的作用外，还知此物可疗疮杀虫。历史上关于雄黄的记载，大多对其标明"大温、毒"。长期以来，医者都认为雄黄有毒。雄黄作为一种有毒的矿物药，因其"以毒攻毒"的疗效而闻名。

　　那么，这有毒的雄黄究竟有什么神奇的疗效呢？《药性歌括四百味》中记载："雄黄苦辛，辟邪解毒，更治蛇虺，喉风息肉。""蛇虺"也就是蛇类，"辟邪解毒"就是蛇畏雄黄的原因了，指的是外用雄黄对疮痈肿痛有消肿止痛作用。蛇虫咬伤以后，出现红肿痒痛，用雄黄制剂来外搽，对于消肿止痛止痒都有效果。

内服雄黄，可以攻内部的毒，现有很多成方制剂都含有雄黄，其中不乏牛黄解毒丸、安宫牛黄丸等名方，运用范围较广。值得一提的是，现代研究发现，雄黄对于癌症有很好的疗效，目前已经通过研究验证并运用于临床，且科学家们开始研制雄黄类的抗癌制剂。古人的智慧不可谓不精妙！

温馨提醒一下，夏天蛇虫较多，若被蛇咬伤，不能确定其毒性和品种，一定要第一时间送至医院综合性治疗，可不要耽误了病情。

200. 珍　珠

珍珠又称"真珠"，不仅是高级的装饰品，还具有很高的药用价值，是治疗和滋补二合一的佳品。《本草纲目》真珠条曰："于臼中捣细重筛，更研两万下，方可服。"《药性歌括四百味》中记载："珍珠气寒，镇惊除痫，开聋磨翳，止渴坠痰。"

关于珍珠，民间有一个动人的传说。相传东海里有颗夜明珠，夜间光芒四射，照得海上犹如白天，渔民因此可以在夜间出海捕鱼。有一天，海怪想侵吞夜明珠，一位青年渔民为保护夜明珠与海怪进行了殊死搏斗，身负重伤，后来得到龙王女儿相救，龙女还和青年结下百年之好。可是，这一消息被当地的一个恶霸知道了，他想夺龙女为妾，就害死了龙女的丈夫。悲痛之余，龙女重返龙宫。以后，每当丈夫的忌日，龙女仰望陆上墓地，两眼泪汪汪，这泪水就成了珍珠。唐代大诗人李商隐著名的诗句"沧海月明珠有泪，蓝田日暖玉生烟"也引用了这段哀婉的传说。

从科学的角度来讲，珍珠是海滨的蛤、牡蛎、珍珠贝以及淡水中的蚌等贝类受外界条件刺激所产生的分泌物。《神农本草经疏》中记载："寒，无毒。主手足皮肤逆胪，镇心，绵裹塞耳主聋，傅面令人润泽好颜色，粉点目中浮翳障膜。"传说在宋仁宗时期，一位张姓贵妃有失眠、心悸、虚火的症状，宫廷内多位御医医治都没有效果。一位王姓太医问诊后，再三思考，让贵妃每天服珍珠粉一分（约合0.3克）。多年后，贵妃不但心悸、失眠症状消除，而且到了中年容颜不改当初，娇嫩如故。现代研究表明，珍珠含有钙质、10多种氨基酸和铝、铜、铁、镁、锌、锰、硅、钛、锶等微量元素，这些都是人体不可缺少的营养成分。珍珠粉对气喘、高血压、肝炎及自主神经失调等多种现代疾病也有一定的疗效。

中药中还有珍珠母这味药材，是贝类的干燥外壳，与珍珠有着相似的功效：安定养神、清肝明目等。珍珠母镇静安神的功效较为出色，对失眠和焦虑有明显的治疗效果。

201. 牛　黄

牛黄在我国可是有着响当当的名气。安宫牛黄丸、牛黄上清丸，这些中成药中均含有牛黄。但大家不一定知道牛黄是什么，从哪里来。其实，牛黄是牛的胆囊、胆管或肝管中的结石。所以，一般有牛黄的牛会体形消瘦，病怏怏的。牛黄的发现和入药，相传和名医扁鹊有关。

一天，名医扁鹊正从药匣中取出煅好的青礞石准备研末为邻居杨宝治疗中风偏瘫。这时，门外传来一阵喧闹声，原来，杨家养了十几年的一头黄牛，近几天日渐消瘦，不食草料，以致不能耕田，故杨宝的儿子杨小林雇人把牛宰了。谁知牛胆里长了一块石头，扁鹊对此颇感兴趣，就把这块石头留下，随手与青礞石放在一起。此时，杨宝的病又急性发作，扁鹊一边扎针急救，一边吩咐杨小林："快，去我家把桌上的青礞石拿来。"杨小林飞跑拿来药，扁鹊也没顾上细看，就把它研成末，取五分给杨宝灌下。不一会儿，病人停止了抽搐，气息平稳，神志清楚。扁鹊回到自己屋里，发现青礞石仍在桌上，而放在一起的牛结石没了，一问才知道，杨小林拿错了药。"难道这牛结石也有化痰开窍的作用吗？"扁鹊反复思考。第2天，他有意用牛结石代替青礞石使用，3天后，杨宝的病大有好转，不仅停止了抽搐，偏瘫的肢体亦能活动。杨宝感谢万分，问用了什么药。扁鹊稍加思索说："此结石长在牛身上，凝于肝胆而成黄，就叫它'牛黄'吧。"从此，牛黄作为一味清心豁痰的名贵中药，沿袭使用至今。

《药性歌括四百味》中记载："牛黄味甘，大治风痰，定魂安魄，惊痫灵丹。"牛黄的疗效毋庸置疑，但因为牛黄价格昂贵，所以市场上出现不少假的牛黄，因此在买时要仔细鉴别。对牛黄鉴定时可将牛黄涂于指甲上，呈现黄色，能染黄指甲且经久不褪，这种现象称挂甲；牛黄涂于指甲上有清凉的感觉，并感觉能透过指甲，这种称为透甲。当然，对于牛黄的鉴别远不止这两种方式。现在的牛黄大多为人工牛黄，价格便宜，也更容易获得。牛黄性寒凉，适合热证使用，不适合日常保健。所以，虽然是味好药，也要辨证使用才可以。

202. 琥 珀

琥珀的应用历史十分悠久，早在2000年前便被人们用来制作装饰品，至今在饰品行业仍占据龙头地位，被人们所喜爱。琥珀原称为"虎魄",相传是老虎的魂魄所形成的。关于琥珀,有一则故事,南北朝时期的名医陶弘景,经过反复观察,在山上松树林处发现一松树杆上的松脂有蚂蚁正在作垂死挣扎,陶弘景大悟,明白了前人"松脂沦入地,千年所化而成"的论断。随着科技的进步,人们逐渐清晰地认识到琥珀是由碳、氢、氧组成的有机物,是植物树脂经过石化后形成的产物。

当然,并非所有的琥珀都可以作为药用,入药琥珀主要采用古松科松属植物的树脂埋藏地下经久形成的琥珀。我国主产于广西、云南、辽宁、河南。因埋藏的年代久远,一些琥珀会分布在不同的土层。其中,除了从煤层中挖掘出的称为"煤珀"或"黑琥珀"之外,其他土层中挖掘出的均称为"琥珀"。以色红、明亮、块整齐、质松脆、易碎者为佳。然而市场上存在较多伪品或以松香代替琥珀进行售卖。琥珀与伪品明显的区别在于燃烧时的状态以及燃烧后产生的气味,琥珀易燃,稍冒黑烟,刚熄灭时冒白烟,微有松香气,而伪品燃烧时冒浓烟,有浓郁的松香气,并且琥珀用刀削下时呈粉末状,而松香为碎块,不成粉末。

也有一则孙思邈与琥珀相关的故事。一次他在外行医时,恰巧碰到一位因难产而死的孕妇出殡。他看到棺材缝里渗出几滴鲜血,便大喊此人可救,人们难以置信,他解释说,人若死了血是不会流动的,你看她正在流血,怎么会死呢?于是死者的丈夫打开棺椁,孙思邈先以红花烟熏死者鼻孔后以琥珀粉灌服。一会儿,孕妇苏醒过来,按照孙思邈的药方继续服药后,顺利生下孩子。琥珀也就成了大家口中的神药。《药性歌括四百味》记载:"琥珀味甘,安魂定魄,破郁消瘕,利水通涩。"琥珀性味甘淡,镇惊利窍是其药用功效优势。因此,对于心神不安、惊悸怔忡、健忘、失眠以及膀胱湿热发为热淋、血淋或癃闭者,均可使用;琥珀兼能活血化瘀,可治外伤瘀血、妇女经闭、癥瘕腹痛等症。

唐代著名诗人韦应物《咏琥珀》云:"曾为老茯神,本是寒松液。蚊蚋落其中,千年犹可觌(dí)。"透过琥珀我们可以窥到中药的神奇，这种沉睡地下的精灵也一直在帮助我们驱走病魔，护佑人类。

203. 血　竭

血竭是棕榈科植物麒麟竭果实渗出的树脂经加工制成的中药，主要分布于印度尼西亚的爪哇、苏门答腊和婆罗洲等处，在我国的广东省、台湾省均有分布，又被叫作"麒麟血""麒麟竭""骐竭"。《药性歌括四百味》中记载："血竭味咸，跌仆损伤，恶毒疮痈，破血有谁。"简要概括了血竭对于跌打损伤、外科疮疡肿毒的疗效。血竭是一味名贵的中药，医家称其为"活血圣药"，在过去只有达官显贵才能用上血竭。一般是研末使用，1～2克，入丸剂，外用研末或入膏药用。

有一则关于血竭的有趣的小故事。大约1500年前，来自西亚大食国（阿拉伯帝国）的使者经丝绸之路，来到华夏古都长安，他将神奇的麒麟竭等贵重药材作为纳贡呈献给大唐天子。

大食使者向大唐天子讲述了获得血竭的来历：大食人以守猎放牧为生，天天往返于悬崖峭壁与原始森林中。人畜摔伤的事件经常发生。一天，一头牛一脚踩空，掉下了山崖，血流不止。情急之下，牧人看见被牛压折了的树杆中流出了血红的树液，伤牛将这树液舔敷在伤口上，便止住了血。过了没多久，伤牛竟奇迹般地翻身站了起来。牧人连忙去山谷里，用血红的树液敷在自己被树枝划伤的手脚上，顿时血不流了，疼痛也消失了。牧人带回了凝结在树干上已经干燥了的血红的树脂，人们便把这血红的树液当作天赐的神药，称之为"麒麟竭"。

204. 阳起石

　　阳起石源于硅酸盐类矿物阳起石或阳起石石棉，主产于湖北、河南和山西。阳起石入药，首载于东汉的《神农本草经》，书中称其为"白石"，可能是因为阳起石具有丝绢样光泽，外观是白色、浅灰白色或浅绿色的。

　　李时珍对阳起石的产地和生产做过考证，他在《本草纲目》中写道："齐州惟一土山，石出其中，彼人谓之阳起山。其山常有温暖气，虽盛冬大雪遍境，独此山无积白，盖石气熏蒸使然也。"这就是说阳起石产于古齐州阳起山，而且因为阳起石性温"熏蒸"，所以即使气候严寒，山上也没有积雪。

　　他接着又说："山惟一穴，官中常禁闭。至初冬则州发丁夫，遣人监取。岁月积久，其穴益深，镵凿他石，得之甚艰。以色白肌理莹明若狼牙者为上。亦有夹他石作块者，不堪。每岁采择上供之余，州中货之，不尔无由得也。"说明阳起石的开采是受官方严格管控的，开采过程也较为艰难，要获取高质量的阳起石绝非易事，且阳起石是当地向朝廷进献的贡品之一，普通人是难以得到的。

　　阳起石能作为贡品，不仅因为它较难开采而为难得，还因为它的功效。《药性歌括四百味》中记载："阳起石甘，肾气乏绝，阳痿不起，其效甚捷。"这里的"甘"与它的本味无关，而是与阳起石具有温肾壮阳的功效有关，因为中医学认为甘味药多具有补益作用，如人参。

　　中医学认为肾藏精，主生长、发育和生殖，腰与肾相对应，所以肾阳虚衰，常见腰膝冷痹，男子可见阳痿遗精，女子可见宫冷不孕，月经的周期、经期、经量发生严重失常，腹有结块等，而这些都可以用阳起石来治疗。现代研究表明其温肾壮阳的作用可能与它富含微量元素有关。

需要注意的是，本药阴虚火旺者禁服，而且石棉被公认为一类致癌物。所以，来源不同的阳起石中可能混有致癌物质，购买时要多加小心。

阳起石一般用黄酒煅淬后，研成细末煎服，所得粉末失去了光泽，呈青褐色。煅淬是中药炮制手法之一，过程和铸剑类似，即药品煅烧至红透后，立即投入特定的液体辅料中骤然冷却。

205. 石 韦

石韦，又叫"石皮""石兰""石剑""石背柳"等，属附生蕨类植物，常附生在林中树干或岩石上。在我国大部分地区都可见其身影，分布十分广泛。关于石韦的来历，还有个与《史记》作者司马迁相关的小故事。

相传，司马迁早年替李陵辩护，不料李陵兵变匈奴后，司马迁惨受宫刑。司马迁早年在宫廷当官，表面是记录帝王的生活起居以及朝政大事，实为帝王之"傀儡"。帝王只许司马迁写颂其功勋而勿提其过错，可司马迁经常不思变通，多次得罪帝王。后来李陵叛变，帝王对司马迁施以毒刑。

事后，司马迁隐居山林，开始撰写史书。有一天，司马迁突然感觉小便涩痛不爽，低头一看尿中居然带血。司马迁不敢和家人说，便自己翻阅医籍，得知自己得的是"淋证"，便一个人上山采药，在路过一条小溪时，司马迁看到溪流石头旁边长了不少原始而简单的蕨类植物，远远看上去就好像是长在石头表皮上，他知道，这就是他要寻找的中药。而在司马迁之前，有人把鞣制过的皮子称作"韦"，石韦的名字也就因此而来。

电视上经常会看到治疗尿频、尿急、尿痛的药物广告，再加上尿道灼热、尿色红赤、浑浊或夹带砂石等，中医将这些症状统称为"淋证"。

《药性歌括四百味》中记载："石韦味甘，通利膀胱，遗尿或淋，发背疮疡。"石韦苦寒，归肺、膀胱经，以叶入药，有利尿通淋，凉血止血，清肺止咳的功效，可以治疗泌尿系感染导致的小便短赤，淋漓涩痛。

206. 萹 蓄

"萹蓄"一词《尔雅》释义为："竹，萹蓄"。《本草图经》详细的描写了这种植物的形状："苗似瞿麦，叶细绿如竹，赤茎如钗股，节间花出甚细，微青黄色，根如蒿根。"描绘出了萹蓄叶细绿如竹，多节，节间开淡红色或白色小花的形象。这种植物在全国各地都很常见，《本草经集注》甚至说它"处处有，布地生"。

作为这样一种常见的植物，在药用上有什么价值呢？《药性歌括四百味》中记载："萹蓄味甘，疗瘙疥痔，小儿蛔虫，女人阴蚀。"这体现了其利水通淋、杀虫止痒的功效。

相信很多人小时候都吃过磷酸哌嗪宝塔糖打蛔虫，但是古代人们没有宝塔糖，他们就用草药萹蓄来打蛔虫。著名医家陶弘景就有一则用萹蓄治疗小儿蛔虫的故事。有一次陶弘景读到《神农本草经》中记载："（萹蓄）主浸淫，疗瘙疥痔，杀三虫。"就开始思索萹蓄到底有没有这个功效，于是等待一个机会去证明。有一次，一位父亲带孩子来看病，这个小孩面黄肌瘦，脐周作痛，食欲不振，晚上还会磨牙，陶弘景思索片刻后认为是小儿蛔虫之症，于是就开出了萹蓄这一味药熬汤给他服下，连续喝了3天之后，小孩的病果然好了，此后，陶弘景也更加坚定了萹蓄有"杀三虫"的功效。所以小孩出现蛔虫症状后，可以用萹蓄和醋加水煎服，能取得较好疗效。

除了治疗蛔虫之外，把萹蓄煎汤外洗，还可以用于皮肤湿疹、阴痒等症。由萹蓄和木通、车前子等8种药物配伍而成的八正散，还可以治疗湿热下注、热淋涩痛。

现代有研究表明萹蓄对真菌有抑制作用，这就可以对其利尿通淋、杀虫止痒的功效做出一定科学解释了。临床显示，其对于2型糖尿病合并泌尿道感染患者的治疗与目前常用的抗生素治疗疗效相当。

207.莲　须

莲多年生水生草本，花单生于花梗顶端，花梗与叶柄等长或稍长，也散生小刺；花带有淡淡的芳香，花瓣颜色为红色、粉红色或白色；花瓣呈椭圆形或倒卵形；雄蕊多数，花药条形，花丝细长，那么莲须，就是睡莲科植物莲的雄蕊，为传统中药，又名"莲蕊须""佛座须""金樱草"等，一般在夏季花盛开时，采取雄蕊晒干而成。干燥雄蕊呈线状，花药多数扭转呈螺旋状，黄色或浅棕黄色，内有多数黄色花粉，花丝呈丝状而略扁，稍弯曲，棕黄色或棕褐色。质地较轻，气微香，闻起来有淡淡的莲花香味，药味属甘，微涩，以干燥、完整、色淡黄、质软者为佳。《药性歌括四百味》中记载："莲须味甘，益肾乌须，涩精固髓，悦颜补虚。"

临床中主要用莲须补肾养精的功能以治疗肾虚引起的男子遗

精，女子白带异常、尿频、尿急等。不要小看了治疗男性遗精滑精的这个作用，精子对于男性来说是宝贵的，只有有效地治疗遗精滑精，才能大量地储存精子以避免优质精子的流失，确保生育后代的健康。

除此之外，莲须还有养颜美容、乌发的功效。这是为什么呢？中医学认为"以形补形"，莲须是莲花的雄蕊，与莲花的生殖有关，生殖与肾关系密切。所以，服用莲花可以补充肾精（肾中的精华）。人体衰老导致头发变白，与肾精亏虚有一定关系，所以，服用莲须，可以改善肾精亏虚引起的衰老、白发等。同时，因其清心益肾的作用，可治疗吐血、崩漏、便血、干渴、便秘等症。对于孕妇的好处特别多，孕期需要养胎，肾气有一定的消耗，而它具有补肾的作用，可以使孕妇生产时有力气，生产过程会比较顺利。怀孕6个月时用白莲须，有清胎毒的功效，比较常见的使用方法就是白莲须10克、鸡蛋1个，然后加冰糖和盐各适量，水500毫升，水开后用慢火煲15～20分钟，每周喝1～3次。

208. 石榴皮

石榴皮为石榴科植物石榴的干燥果皮。我国南北都有栽培，以江苏、河南等地较多，有止泻、止血、驱虫之功效，具有很高的药用价值。《药性歌括四百味》中记载："石榴皮酸，能禁精漏，止痢涩肠，染须尤妙。"

元代著名医学家朱丹溪有一则与石榴皮相关的故事：一年夏天，骄阳如火，朱丹溪的一位挚友突然腹痛难忍，每天腹泻5～6

次，虚汗不止。朱丹溪诊断后给他开了 1 剂中药，服药 3 天也不见好转。朱丹溪在号脉后坚持自己的诊断没有错误，又开了 3 剂，但这位挚友还是腹痛不止。

朱丹溪从医生涯中还未遇到过这样的事情，便一时愁眉不展。这时，他的学生戴思恭正好登门拜访。对病人进行了诊断，看了老师的药方后，戴思恭对患者说："老师的药方无可挑剔，不过我认为这个药方里应该再加上三钱石榴皮，看一下效果。"他照着戴思恭说的方法又抓了 3 剂，结果第 2 天腹泻就止住了。

几天后，挚友又去拜访朱丹溪。朱丹溪见他面色红润，已经不复之前面色蜡黄的样子，没有丝毫病态。朱丹溪惊异地问："你怎么恢复得这么快？"挚友掏出了药方，高兴地说："是你的学生在药方中加了石榴皮。"朱丹溪疑惑地看了药方，然后恍然大悟："这味石榴皮加得妙，果然青出于蓝而胜于蓝。"

石榴皮确实可以止泻吗？答案是肯定的，古今中外对石榴皮的止泻功能都有相应的记录。《本草纲目》认为，石榴皮药味属于酸，药性温，止下痢（急性胃肠炎的一种）。现代医学也证实，石榴皮的抑菌和收敛功效明显，可以使肠黏膜收敛，因而可以用于治疗腹泻、痢疾等疾病。

此外，古人没有现在的染发膏、染发剂，他们就用石榴皮来染须发。因为石榴皮大多数是绿里带红，上面还带有星星点点的黑斑。据说三国时，刘备来甘露寺招亲，为了让太后满意这个未来的乘龙快婿，乔玄送上乌须药为刘备染发，这个乌须药就是用石榴皮制成的。此外，我们还可以使用石榴皮来缓解脱发问题，具体做法是把石榴皮放在热水中煮 10 分钟，等到清水开始变得浓稠的时候，把石榴皮捞起舍弃，用煮好的水晾温后洗头，坚持一段时间，白发和脱发都会得到有效缓解。

209. 竹 茹

竹茹就是竹子茎秆的干燥中间层。取新鲜竹子茎秆，去掉外皮，将稍带绿色的中间层刮成丝条，或者削成薄片，捆扎成束，在阴处风干便制成了竹茹。做成中药时，成不规则的丝状或薄带状，卷曲成团或长条形薄片，宽 0.5～0.7 厘米，厚 0.3～0.5 厘米，气微、味淡。以身干、色绿、丝细均匀、质柔软、有弹性者为佳。越是外面的青皮，药效越好，里层药效则会逐渐消减。

竹茹药性微寒，药味属"甘"，有清热化痰，除烦止呕的功效，可以说是除"痰"的"小能手"，可用于治疗痰热咳嗽、烦热呕吐、惊悸失眠、中风痰迷（中风往往都会出现昏迷，中医学认为是由于"痰"邪蒙住了神志导致）、舌强不语（舌头僵硬，不能说话，常见于中风后遗症）、胃热呕吐、妊娠恶阻（妊娠呕吐特别剧烈）、胎动不安等问题。相传，张仲景某天在长沙南门口私访时，路过一户农民人家，农民热情地邀请张仲景在他家就餐。席间，农民把只在过年才舍得吃的鸡鸭鱼肉端上了菜桌，摆的满满当当，以示尊敬。正在大家吃得正高兴的时候，农民的妻子却突然呕吐。张仲景放下碗筷，踱步走向妇人，让妇人坐在座位上为她把脉、查舌。随后，叫随从拿出毛笔和纸，写下了竹茹、人参、陈皮、生姜等诸药方，这就是张仲景《金匮要略》中的著名经方"橘皮竹茹汤"的第一次使用。几天后，药到病除，妇人的病逐渐得以好转。

《药性歌括四百味》中记载："竹茹止呕，能除寒热，胃热呕哕，不寐安歇。"竹茹性偏寒，因而对于热性的呕吐效果较好，比如常喝酒抽烟的人，饮食不当导致的呕吐，就可用竹茹来止呕。中医讲胃不和则卧不安，当胃肠出现问题时，容易影响心神而出现睡眠不安。此时就可以用竹茹，如著名的方剂温胆汤，就是通过和胃利胆来治疗心烦不眠的。

由于竹茹性偏寒，因此寒性疾病，如寒痰咳嗽、胃寒呕逆及脾虚泄泻者禁服。

210. 竹　沥

竹子是国宝大熊猫最喜欢的食物，竹子的汁水味道甘甜，入口清凉，能够祛除又黄又黏的痰液，是一个治疗疑难病症的宝贝。现在生产竹沥的工艺与古法相比，已经有了很大的差异，这就导致成品药物的功效有所减弱。

其实，古法制作新鲜竹沥很简单：只需要把一根新鲜的长竹以竹节为界分成几段，然后将这些竹段放置在用砖石搭起小火架上，最后点上猛火烘烤竹段就可以了。不一会儿，新鲜的汁液就会从竹段的两头流出，只需要拿碗接住不断滴落的新鲜汁水，就能得到一碗清澈、甜美的鲜竹沥水了。

俗话说"百病皆因痰作祟"，很多疑难杂症都与"痰"（一种由于各种原因导致体内正常水液浓缩而生成的黏性物质）有关，而竹沥就是治疗痰热（热性的痰）病症的一味好药。很多医案都记载过与痰热有关的疑难怪病，而用于治疗的方药很大一部分都有竹沥参与其中，《本草歌括》也将竹沥的疗效描述为"效如开锁"。

竹沥用来治疗痰热病始于一个传说：有一位善良的老妇人，平时总是笑呵呵的，可不知什么原因，从某天开始她便总有咳不完的痰，那痰又黄又黏。老妇人也总是感觉憋闷、不畅快，胸腔好像被什么东西塞得满满的，每天坐也不是站也不是，心烦意乱。

八仙之一的韩湘子游历经过老人的住处，念在老人平时积德行善，不忍看她受此痰火的折磨，于是便化身成一个郎中，在老人的灶台为其用竹子烤了一盏水，双手捧给老人。老人喝下后，顿觉胸中清爽舒畅，心里不烦了，也不再咳痰。

竹沥因其甘甜的口感，也被用作食疗。食疗本草著作《食鉴本草》就记载了一款竹沥粥的做法：将半碗竹沥水加入煮小米的水中，再用家里日常的做法煮粥即可。如果你的家人平时有咳吐黄色黏痰的表现，就可以服用这款粥。但需要注意的是，脾胃虚寒（脾胃阳气虚衰，阴寒内盛，不喜欢冰冷饮食）的人一定要加入1～2勺姜汁来保护脾胃，以免胃痛。

211. 灯心草

《儒林外史》中的守财奴严监生临死之前因为吝惜油灯里多点了一根灯芯而不肯断气，而那灯盏里浸油后可用于照明的灯芯就是灯心草，又称"灯草""龙须草""水葱"等，主产于江苏、四川、云南、贵州等地。时至今日，这些地区的乡下民间依旧保留着用灯心草燃灯祭祀的习俗。

灯心草多生于水旁、田边等潮湿处，野生或栽培。医学上讲的中药材灯心草，则是灯心草科灯心草属植物灯心草的干燥茎髓。每逢夏末至秋季采收，割取茎，取出茎髓，剪段，晒干，以备生用或制用。

智慧的中华民族人民在千年之前便开始将灯心草作为药材应用。相传，古时候灯心塘有位妇女陈氏，是乡里有名的郎中之女，她从小跟着父亲耳濡目染，习得不少医学知识。父母双亡后，她便开始为村民们排忧解难。话说有对夫妻喜添一女，白白胖胖，甚是可爱，被夫妻二人视为掌上明珠。可是出生不久后，小女儿突然不吮奶，不哭也不动，转而双目紧闭，口角流水，心跳微弱，面色苍白，不省人事，请了很多大夫都无能为力。眼看小女儿气息奄奄，夫妻俩心急如焚，村里人赶来看望，说陈氏能治好小孩的病，叫他们赶快去请。陈氏知道后，马上带几条白色细长柔软的草药，朝小孩家赶去。陈氏边诊边问病情，诊完后，她找来一个浴盆，倒入热水，把采来的新鲜药物搓碎搅拌，然后帮患儿洗头、擦身。接着便是烫点，她拆下一段白色草药放在油里蘸蘸，又移到火里烧红，再贴到小孩身上烫，先是额头两点，最后手掌心两点，总共烫了十四点，不一会，烫点红起来，成为痂。然而小孩却依旧无响也无动。可陈氏笃定过几天患儿的病就会好，并嘱咐其父母悉心照顾，说完就告辞了。不久，小孩的病竟奇迹般好起来了。后来，不知哪个顽皮鬼拾起弃落的白色草药，拿回家尝试点灯，没想到灯光明亮。于是灯心草这个名字不胫而走，从此就叫开了。

《药性歌括四百味》记载："灯草味甘，运利小便，癃闭成淋，湿肿为最。"灯心草味甘、淡，性微寒，具有清心火，利小便的功效。如果小便时不痛快，总是有灼热涩痛，小便没有排净之感；或者总是有心热烦躁，心烦失眠，口舌生疮之症。这个时候，我们的灯心草就可以派上用场。灯心草煅烧后，研末吹向喉，还可治喉痹。不过小便失禁者忌用，恐其服后小便更多。

212. 艾　叶

"软草平莎过雨新，轻沙走马路无尘。何时收拾耦耕身，日暖桑麻光似泼，风来蒿艾气如薰，使君元是此中人。"（苏轼《浣溪沙》）5月雨后的乡间，草叶和路面都被雨水洗刷干净，草软路净，空气清新，忙完农活的人们抬头望去，阳光泼洒在收放庄家的麻袋上，微风送来阵阵蒿草、艾叶的味道，令人沉醉。

通过这首诗，可以感受到艾叶这种神奇草药的魅力。艾叶，又叫"艾蒿""炙草""家艾""艾蓬""香艾""黄草"，是一种与中国人的生活密切相关的植物。

我国在端午节有悬艾叶的习俗。民谚说："清明插柳，端午插艾。"每到端午节之际，人们把插艾和菖蒲作为重要活动之一，家家洒扫庭除，以菖蒲、艾条插于门楣，悬于堂中以辟邪秽、防蚊虫。在南方一些地方会用菖蒲、艾叶、榴花、蒜头、龙船花等，做成人或者虎的形状，称为"艾人""艾虎"；还有一些地方用艾叶制成花环、佩饰，美丽芬芳，用以驱瘴。

艾叶也是一种很好的食物，在中国长江流域传统食品中，就有一种以艾叶为原料的糍粑——青团。在广东东江流域，当地人在冬季和春季采摘鲜嫩的艾叶叶子和芽，作蔬菜食用。赣州客家人更有每逢立春时分采集艾叶做成艾米果的习俗。此外，人们还用艾叶制作其他多种吃食，如艾叶茶、艾叶汤、艾叶粥、艾蒿馍馍、艾蒿糍粑糕、艾蒿肉丸等，芳香开胃的同时，又能增强机体抗病能力。

艾叶对女性来说，有着更为重要的功效。在《药性歌括四百味》中记载："艾叶温平，温经散寒，漏血安胎，心痛即安。"艾叶性味辛、苦、温，归肝、脾、肾经，有调经止血、安胎止崩、散寒除湿之效。在治疗月经不调、崩漏出血、痛经、宫冷不孕、胎动不安等妇科疾病及虚寒性疾病方面独树一帜，是常用的温经散寒药。

213. 柽　柳

新疆羊肉串甲天下，而南疆的红柳羊肉串甲新疆。当红柳为大江南北的老饕们啧啧称赞时，它的同属科兄弟柽柳却没它那样名气响亮。其实柽柳也和红柳一样"上得厅堂下得厨房"，它们都是生长在荒漠、河滩或盐碱地等恶劣环境中的顽强植物，是防风固沙、改造盐碱地、绿化环境的一把好手，可以从沙漠中长出生命的枝条。

不同的是，柽柳的"下得厨房"在于其独特的药用价值。柽柳产于中国各地，它的柳枝柔细，姿态婆娑，花开红灿。夏季花未开时，割取细嫩枝叶，可入中药。柽柳又名"观音柳"，这个好听的别名之下还有一段逸趣传闻。据说柽柳的前身是玉皇大帝殿前的植物，某天因为不小心刮破了玉皇大帝的衣服，就被玉皇大帝降罪到人间的沙漠去防风固沙，造福一方，借此赎罪，因此柽柳的花语是赎罪，又叫观音柳。如果你想道歉的话，赎罪的柽柳也是不错的选择，不一定非要用负荆请罪中的荆条哦。

《药性歌括四百味》称柽柳可"透疹解毒，熏洗最宜，亦可内服"。人体皮肤发痒或者起疮疡，与心、肺、胃密切相关。中医讲肺主管人体的皮肤毛孔，胃主管人体的肌肉，若是肺、胃热毒太炽盛了，肌肉就会发斑疹。而柽柳辛散透发，正入心、肺、胃三经，因此具有发表透疹，祛风除湿之效。也可以理解为，柽柳具有让皮肤毛孔打开，把人体的湿气、热毒、寒邪等排出去的能力。因此，柽柳是治疗麻疹初起、疹出不畅或疹毒内陷的良药。同时，因柽柳的辛散之性，还对风湿痹证、肢节疼痛等非常有效果。如果把柽柳煎汤，并用此水沐浴或者擦洗可以缓解风疹瘙痒。柽柳还可以内服，用量不宜过大。需注意的是，如果是麻疹已经透发出来的患者就不适宜使用本品了。

214. 胆　矾

传统中药里有一味药是蓝色的晶体，十分好看，甚至让人不太相信它会是能够服用的中药，这味药就是胆矾，也叫"石胆""蓝矾"等。

天然的胆矾是硫酸盐类矿物胆矾的晶体，呈不规则块状，大小不一，一般是在铜矿中挖取，全年均可开采，以块大、颜色深蓝、质地脆、半透明者为佳，采集后经过研磨或者煅烧后即可使用。现在也有人工合成品。

那胆矾的功用到底是什么呢？《药性歌括四百味》解释："胆矾酸寒，涌吐风痰，癫痫喉痹，烂眼牙疳。"胆矾四气属寒，五味属酸、涩、辛，有强烈的涌吐作用。何为涌吐？中医治病有八法，其中吐法是直接排除病邪的一种方法，能使停蓄在咽喉、胸膈、胃脘间的痰涎、宿食、毒物等从口而出。当痰涎壅盛，蒙蔽清窍而引起癫痫抽搐、惊风发狂时，可取胆矾研为末，用温醋汤调和后服下，痰涎吐出即愈。误食毒物时，也可以用温水将它熔化后服用，进行催吐。另外，胆矾有治疗眼病的功效，可用于风湿热邪导致眼睛发红溃烂、又痛又痒的病症。胆矾也可以外用，有解毒、蚀疮去腐的功效，可以治疗金属器械所致创口、牙疳、各种疮痈肿毒等。

关于胆矾涌吐的功效，还有一个传奇故事。话说杨贵妃来到崂山出家，因为修道清苦，又经历了惊吓、劳累，导致涌吐痰涎，喉不能音，病倒在华楼宫。崂山脚下有一个青年，一天在打柴时救了一只被恶狗追赶的狐狸。后来狐狸为报答青年，叼来一个布袋，里面全是蓝色的亮晶晶的石头。并且开口说话告诉他此石能治娘娘的怪病。青年知是狐狸报恩，第2天就将石头送给娘娘服用。果真，娘娘顿时吐出一堆痰涎浊物，之后便能开口说话了，病体痊愈，心中大喜，将贴身婢女赐予青年做妻子。这种蓝色能治病的石头就是中药胆矾。

中药在《神农本草经》中分为上中下三个品级，一般无毒副作用且有益于人体的才是上品，而胆矾是有毒的，却被列为上品，这是为什么呢？其实这与古代的医疗条件不发达有一定的关系，胆矾催吐、解毒、祛腐的作用可以说在紧急时能够救人于危难，在当时是能够救命的药，因此归为上品。不过随着科技的日新月异，现在已有更安全更有效的方法来应对急症，故中药胆矾的应用渐渐少了。最后还是要提醒大家，切莫自行使用胆矾，以免中毒。

215. 番泻叶

提到番泻叶，大家都很熟悉，薄薄的几片叶子，竟能解决大便不通之苦，真是广大便秘患者的福音。还有很多女性朋友常用它来减肥降脂，老人们常用它来利尿消肿，如今的一些保健品中也常富含番泻叶。番泻叶在生活中应用虽广，但仍需仔细了解其功效主治才能正确发挥它的作用。

番泻叶的"番"字，指外国或外族，也就是说番泻叶的原产地其实并不在中国，应是由国外引进而来。番泻叶分为狭叶番泻叶和尖叶番泻叶。前者主要产自于东非洲的近海、周围的岛屿上，以及阿拉伯南部和印度西北部；后者主要分布在热带非洲的尼罗河流域，由亚历山大港输出，极富历史特色，如今我们国内引进种植的番泻叶就是这种。番泻叶通常于9月采收，晒干，生用。《药性歌括四百味》记载："番泻叶寒，食积可攻，肿胀皆逐，便秘能通。"意思是说番泻叶性味甘、苦、寒，既能泻下导滞，又能清导实热，故能够治疗大便干结。另外还可消食除胀，对有食积腹胀、腹痛的便秘患者更加适宜。番泻叶除了能够通便，还能够利水消肿，在人们出现小便不利或身体浮肿等症时，都能够使用番泻叶来辅助治疗，往往疗效很好。

番泻叶为什么如此受欢迎呢？首先是现代人生活节奏加快，饮食习惯发生了变化，经常吃一些油腻、辛辣刺激的食物，加上压力越来越大，便秘已经成为现代人十分常见的困扰，因此对于能够治疗便秘的药物需求自然也是越来越大。其次，番泻叶与其他中药不同，它服用起来非常方便，用开水冲泡即可，可随时饮用，故而成为了许多便秘患者，尤其是老年患者的首选通便药物。

不少人认为番泻叶属于天然药物，比化学药物安全可靠，常在家庭中备有此物。其实，番泻叶可以助人一泄为快，确是好事。但并不适合作为常用通便药来使用。如大量或长期服用番泻叶，会引起肠道炎性充血，并使肠道内的水分急剧下降，造成肠内干燥少液，不但不能治愈便秘，反而会加重病情。长期服用番泻叶还可造成结肠黑变病，甚至肠癌，因此一定要注意用量。且在冲泡时汤水不宜过浓，缓缓饮用。每天用量在 1.5～5 克，便秘严重者可在医生指导下适当增加用量，一旦通便即应减量或停用，不宜多服和久服。此外，并不是所有人都适合服用番泻叶，凡体质虚弱的老年人、妇女哺乳期、月经期、孕期的便秘患者都不宜服用。

216. 寒水石

据说，在我国湖北有个"长寿村"，长寿村的地下蕴藏着一种药用石头，村里的人们通常把整块的这种石头打磨成枕头状，给家里的长辈用，老人们只要枕上石头一段时间，都会酣然入睡，白天感到头清目明，精力旺盛。这种神奇的石头就是寒水石。

寒水石又称"白水石""盐精石""凝水石"，是硫酸盐类矿物芒硝的天然晶体。主产于山西、河北等地。全年可采，采挖后，去净泥沙、杂石，研碎生用，或煅用。《药性歌括四百味》称寒水石"能清大热，兼利小便，又能凉血"。意思是说寒水石有清除体内病理性热邪的本领，能通利小便，也能使燥热的血液冷却下来。如果非常燥热，烦乱口渴，口舌生疮，甚至起了一些热性的疮肿，那寒水石就能派上用场了。

　　相较于草木和动物，矿物入药的种类较少，却亦有其奇特之处。相传，有一支商队在沙漠行进途中，数人因缺水中暑。于是领队便令商队停下来整顿，留下几个队员照顾病人，自己则带着剩下的人寻找水源。他们寻遍方圆几里也不见水源。回到营地后眼看同伴们的病情越来越重，于是，稍作休息，又决定连夜寻找水源。几个人不知疲惫，心心念念只求能找到救命之水。功夫不负有心人，精疲力竭之时，终于在一处遍布黄白色半透明晶石的地方找到了水源，此水喝起来甘甜清凉，甚觉寒凉，饮后顿感神清气爽。领队等人喝足后便用器皿盛水，赶回营地。奄奄一息的中暑队员喝了水后片刻即愈，生龙活虎，都觉得此水只喝一点便能解渴，比以往的水都要管用。直到他们回到城中与一位郎中朋友提及此事，郎中觉得奇怪，便仔细查看他们的水壶，发现壶底有半透明细碎晶石，研究过后认为此晶石有清热解暑之功，因其见于寒凉水石之地，便取名"寒水石"，为后人所用。

　　寒水石和石膏一样同属矿物药，也能清人体之实热。不过在使用寒水石时要注意，先将其打碎、提前煎煮半小时以上，再与其他药物一起煎煮，这样它的有效成分才能被充分利用。且因其性寒，脾胃虚寒者忌用。

217. 银柴胡

　　一天，小医生跟随师父出诊，看见师父在处方中为一位黑黑瘦瘦的女病人开出"银柴胡"这味药。小医生迅速地在脑海中搜寻了一遍，他记得师父讲过柴胡的主治：往来寒热（一会冷一会热）、口苦口干、心烦、呕吐、眩晕、舌上有白苔……他越想越觉得与这个病人对不上：病人告诉师父，她觉得骨头缝里发热，像蒸笼里的蒸气一样。这种病为什么用柴胡呢？

门诊结束，小医生不由得与师父说出了自己的疑惑。

师父笑笑，说："晚上回去多翻翻《药性歌括四百味》吧。早在宋代就有把银柴胡误认为是银州产的柴胡，它有柴胡之名，确无柴胡之实，是完全不同的两味药。饮片中的柴胡是伞型科植物柴胡的干燥根，而银柴胡则是石竹科植物银柴胡的根。二者在形态和功效上都有十分大的差距，不能混同。总体来说，银柴胡是一个退虚热的药物，整体较为清润，以甘味为主，柴胡是一种解表药，有升散的作用。

小医生似懂非懂，他连忙记下师父的话，回到家细细地翻了医书，并做了笔记。

《药性歌括四百味》记载："银柴胡寒，虚热能清，又兼凉血，善治骨蒸。"银柴胡主要作用在肝胃两经，味甘、微寒，善于养阴清热，对阴虚导致的蒸蒸发热症状效力最佳。这类病人发热的特点是自觉从骨头往外蒸热，伴有手脚心热、眼干口渴、尿少而黄、身体消瘦等症状，其脉摸起来比寻常人细而快、舌象红而嫩，舌苔很少。此时，医生们多配伍黄连、青蒿、秦艽、生地、知母、鳖甲、玄参等药物，与银柴胡一起滋阴清热。

银柴胡对小儿疳积的阴虚发热也有效。疳积多由小儿饮食不节损伤脾胃引起，迁延日久，脾胃日渐虚弱，患儿消化功能异常、营养不能吸收。表现为干枯赢瘦、头发稀疏枯黄，身体皮肤干燥发黄等虚象；同时也可见爱咬指甲、睡觉磨牙、常感口渴、眼周分泌物多等热象；腹部也常常是圆鼓鼓的，表现出食积的征象。具体在使用的时候，根据脏腑所表现出来的症状又细分为肝疳和脾疳。银柴胡更适合于肝疳，比如小儿的烦躁不安，烦躁易怒，针对肝经症状，比如瘀积上目。

此外，阴虚还常引起"内风"，即由于阴血不能涵养皮肤经络，导致一些类似风邪的皮疹、流涕等症状，常见于过敏类疾病，如过敏性鼻炎等。中医大家祝谌予曾为此发明"过敏煎"，用银柴胡、乌梅、五味子收涩滋阴，防风祛风止痒，对过敏性疾病有很好的疗效。

"原来是这样，真是学无止境啊！"小医生感叹道。

218. 丝瓜络

丝瓜是深受大家喜欢的蔬菜，丝瓜老化晒干后，会得到一种药材——丝瓜络，又名"天萝筋""丝瓜网""丝瓜壳""丝瓜瓤""天罗线""丝瓜筋"等，既可以煮水外用，也能内服保健。《药性歌括四百味》道："丝瓜络甘，通络行经，解毒凉血，疮肿可平。"丝瓜络味甘、凉，常用于经络痹阻的辅助治疗。中医学认为"不通则痛，通则不痛""通可去滞"。当人体经络阻滞，如痹阻于关节见到的膝关节痛，或痹阻于胸胁肋部的肋间胀痛、乳房胀痛，或妇女任脉不通所见的痛经等，均可辨证后加用丝瓜络，以"行经通络止痛"。

另外，《现代实用中药》记载丝瓜络可以"通乳汁，发痘疮。治痈疽不敛、肠出血、赤痢、子宫出血、睾丸炎肿、痔疮流血等"。

丝瓜络治病有不少验方：针对产后乳少或乳汁不通者，有食疗方"丝瓜鲫鱼汤"可通络下乳，材料有丝瓜络30克，鲫鱼500克；做法先将鲫鱼去鳞杂洗净，与丝瓜络同入锅中，再加清水800毫升煮至400毫升，适量调味即可，鱼汤每天服2次，每次 200 毫升；鲫鱼肉可取出做饭餐服食。另外，用丝瓜络 30 克煎水，加黄酒温服能治妇女腰痛。治疗急性乳腺炎，可以用丝瓜络、全瓜蒌各 30 克，水煎后加适量红糖趁热饮服，每天 1 剂。

219. 秦 皮

秦皮，从名字上可以看出，它是一种皮类药材，是灌木的干燥枝皮或干皮。它来源于几种不同的白蜡树。究其物种，实际上是木犀科梣（chén）属植物。"秦"与"梣"读音上的相似，不禁让人想起我国某些地区"ch""q"不分的方言特点。

李时珍认为"秦皮"正是"梣皮"读音的误传，并在《本草纲目》中解释了"梣"的来源："其木小而岑高。"岑本指高而小的山，引申用于形容"高"，该句义为梣属植物因生长迅速而得名。

秦皮是世界荧光史的最早主角。其水浸液的见光面呈现出碧蓝色的荧光，东汉末年，高诱注《淮南子》曰："梣木……剥取其皮，以水浸之，正青，用洗眼，愈人目中膚翳。"这是世界上有关荧光的最早记载。唐代《新修本草》记录其鉴别方法"取皮水渍便碧色，书纸看皆青色者是"，则是世界上应用荧光来鉴别药物的最早记载。明代《本草品汇精要》称之为"青莹"，自古以来用作秦皮真伪鉴别的要点。

《药性歌括四百味》云："秦皮苦寒，明目涩肠，清火燥湿，热痢功良。"秦皮清火主要是清肝火，能够清肝明目，所以在目赤肿痛的时候，会配合使用清热明目的药，用它煎汤，或者外用洗眼。另外，秦皮常和黄连、黄芩、白头翁一起配伍使用治疗湿热痢疾。东汉末年，战乱频繁，疫病大行，粮药匮乏，张仲景就发现附近常见的白蜡树皮能够燥湿止泻，于是在村民中推广此法，剥取白蜡树的树皮煎水喝，大部分痢疾患者得以痊愈。

220.紫花地丁

紫花地丁其名是因它有一个很直的根，比较深，类似蒲公英（黄花地丁）根的特征，开的花是紫色，所以叫紫花地丁。它是一种常见的清热解毒、治疗疮痈的药。紫花地丁又被称作"野堇菜""光瓣堇菜"等，是堇菜科多年生宿根草本，全草都可以入药。紫花地丁主要分布在中国、日本、朝鲜及俄罗斯远东地区。其生命力顽强，在我国分布的省份主要有江苏、浙江、安徽、福建、河南等。

关于紫花地丁，有这样一个小故事。相传，古时候有两位叫花子常在一起沿街讨饭，日久天长以后，两人的感情逐渐深厚，便结拜为兄弟。这对乞丐兄弟白天一起讨饭，晚上一起住在破庙里面，有一天，其中一位乞丐手指突发疔疮，红肿发亮。另一位乞丐看到自己结拜兄弟疼痛难忍，心急如焚，他带着弟弟去寻医。但是老板看乞丐没钱，就拒绝了他们。

兄弟俩无奈离开，到了傍晚，他们来到一片山地，满天霞光照在山坡上，哥哥看到有一种紫草花在眼前非常亮眼，他无意识地顺手掐了几朵放在嘴里嚼嚼，觉得有点苦，就吐在手心里。这时候弟弟的手指愈发地火烧火燎，哥哥顺手将刚刚吐出来的花瓣敷在弟弟的手指上。过了一会儿，弟弟感到手指凉丝丝的非常舒服，又过了一个时辰，弟弟的手指竟不痛了。他们欣喜若狂，又采一些带回庙中捣烂糊在手指上，并用紫花草熬水喝了下去，结果到了第2天，肿痛消了很多。过了2天后，疔疮竟奇迹般全都好了。后来乞丐就根据这种草形态像一根铁钉，顶头开几朵紫花的形象取名为紫花地丁。

《药性歌括四百味》中记载："紫花地丁，性寒解毒，痈肿疔疮，外敷内服。"不仅精简地概括了紫花地丁能治各种"实热"之邪造成的热证，而且指出了紫花地丁入药内服外用皆可。现代研究发现紫花地丁具有抗炎、抑菌、抗病毒、抗凝血、调节免疫、抗氧化等作用。

221. 败酱草

败酱草因它的气味而得名。南齐陶弘景说它"气如败豆酱"，故名"败酱"。

虽然气味难闻，但是它却是一种可以吃的菜，在不同地域还有"苦斋""苦菜""苦抓""四季菜""胭脂麻"等名，吃苦菜是没有食物时的无奈之举，在安徽六安大别山区就称它为"红军菜"，当年红军可没少吃它。但是现在人们倒是发现了它独特的吃法以及功效，败酱草也就成了许多人喜爱的食物。浙江地区称之为"萌菜"，当地人会在春天的时候将它的嫩芽采下，放入开水当中，加入盐去除苦味，然后直接捞起来凉拌食用。这种吃法没有了苦味，反而是有一股清香，在民间有"苦寒解暑"的说法，所以在盛夏时期吃它最合适不过了。除此以外，炖汤、干吃也是可以的。

败酱草入药也是有重要价值的，《药性歌括四百味》中记载："败酱微寒，善治肠痈，解毒行瘀，止痛排脓。"败酱草有清热解毒、活血止痛的功效，常用来治疗热毒疮痈和瘀滞腹痛。败酱草清热解毒的作用比较强，在农村，一些懂得医道的老人会采败酱草煎汤来治疗急性肠炎腹泻。现代药理学研究表明，它可以作为急性感染常用药，治疗一些炎症。而且，败酱草用于各种疮毒痈肿，内外皆可。对痔疮肿痛以及化脓性皮炎都有极好的疗效。痈是由细菌感染形成，初起局部光软无头，但很快结块，表皮焮红肿胀、疼痛，逐渐扩大高肿而硬，触之灼热。现代药理研究发现，败酱草对诸多可以引起化脓感染的细菌如金黄色葡萄球菌、绿脓杆菌等均有抑制作用。

人类的智慧让这种又苦又臭的菜变成美食，演变出各式各样的吃法，它不仅是美食，也是良药。不仅可以清解暑热。同时也是治疗热毒疮痈的良药。

222. 大血藤

有一种豆科植物，它的茎切片以后，会有放射性的车轮状的花纹，因都是红色的，颜色如血，所以称为"大血藤"，又名"红藤"。有记载称其："根外紫红……浸酒一宿，红艳如血。"

《本草纲目》记载其："善杀虫，利小便。"《药性歌括四百味》中记载："红藤苦平，消肿解毒，肠痈乳痈，疗效迅速。"

红藤的清热解毒作用，主要用于疮痈，一切疮痈都可以使用。但是相对而言，更多是用于肠痈，它是中药治疗肠痈的要药。肠痈是发生在肠道的痈，可包括今之急慢性阑尾炎、阑尾周围脓肿等，肠痈的发生是和血有关的。在大肠局部出现的痈脓，不但有热毒壅盛，而且有瘀血阻滞，那么治疗的关键就不仅要清热解毒，还需要把瘀血去掉，也就需要活血了。

除此之外，大血藤还可以作为一个活血化瘀、活血止痛的药物，用于瘀血疼痛证，比如跌打损伤，瘀血肿痛；用于妇科当中的月经不调，由于瘀血引起的痛经，经闭，都可以配伍使用大血藤。

此外，红藤还具有杀虫的功效。相传明代有个叫赵子山的村夫，喜狩猎，又嗜酒成癖，于是每每啖食生肉饮酒，日久患了绦虫病，常闹腹痛，有时排便还解出寸白虫（绦虫）。求医治疗，医生令其先戒酒少肉，但他难下决心，因而病也就迟迟未能医治。一次，他上山狩猎，并携酒在身，结果中午贪杯醉倒，直睡到日落西山，醒来见天色已晚，就索性住在一座破庙里，接着自斟自饮起来，尽兴了，倒地就睡。

半夜醒来，口渴得厉害，便起身找水喝，但久寻不见，在明亮的月光下，突然发现了一个马棚，走进去见里面有只大瓮，瓮里有水，且清澈映月，于是便连连掬饮起来，只觉水甘如饴，清凉爽口。次日早晨起来，一时内急，竟解出许多死了的寸白虫，肚里仿佛舒畅多了。他很奇怪，是什么驱除了自己肚里的虫？莫非是夜里喝的水。于是去马棚里看，发现瓮里的水呈暗红色，是寺庙里的仆僧编织草鞋所用红藤浸过的水。

回家后一段时间，他发现自己腹痛、大便排虫的毛病没有了。后来他和大夫讲了此事，大夫告诉他："红藤驱虫是有记载的，你的病就是饮用了红藤浸过的水治好的，若从此彻底戒酒，戒食生肉，便可。否则还会旧病复发。"

223. 鸦胆子

鸦胆子这味药来源于苦木科小乔木，是它的成熟果实。果实有一个硬壳，硬壳里面才是种仁。有的书上把这个药叫作苦参子，但是它并不是苦参的种子。说起这味中药，和近代著名医家张锡纯还有一点关系。

张锡纯是近代中西医汇通的代表人物。不过，直到他开始专职行医之前，一直是以执教为生，甚至一度是县中唯一可教代数和几何学的教员。有一次，张锡纯的教员朋友在沧州乡里讲学，中秋时节不幸得了痢疾。这病来势汹汹，泻出许多鲜血；虽然肚子痛得不行，但真等火急火燎找到了茅厕，却又不能爽快地排出来，每每有未净之感。治了大半个月，还是没什么效果。

张锡纯恰好这时去拜访他。三两句问清楚症状，一摸脉象洪实，典型的热痢。张锡纯在治疗痢疾上对这味药已应用得很有心得了，留下这药方就出远门了。药方写道：取百来粒苦参子，去皮，分2次服下。

万万没想到，附近的药房里，都说没听过苦参子。朋友找不到张锡纯，又眼见着病越来越重，只好请人千里迢迢从张锡纯老家抓了这味药。药确实十分有效，按方吃了2次，果然止住了痢疾。

张锡纯后来听说了这番周折，解释道："是我粗心，没说清楚。苦参子就是鸭蛋子。"鸭蛋子就是鸦胆子，便宜常见，朋友当地药房家家都有。它是苦木科植物鸦胆子的果实。张锡纯故乡地区把苦木叫作苦参，也就称呼鸦胆子为"苦参子"。

鸦胆子毒性也大，内服对胃肠也有腐蚀性，需要用龙眼肉包裹着吞下去。一般多外用，把它捣烂后用来敷于患处，可以使局部赘疣坏死脱落。正如《药性歌括四百味》记载："鸦胆子苦，治痢杀虫，疟疾能止，赘疣有功。"

224. 白鲜皮

在我国辽宁、河北、四川、江苏等地分布着一种叫作白鲜的芸香科多年生草本植物，白鲜的花朵呈淡紫色或白色，总花序可及全身的一半以上，有"山牡丹"之称。不过，诗有云："阶前村妪春黄米，门外溪童卖白鲜。"溪童卖的并非白鲜硕美的花朵，而是它的根。白是它的颜色，外表面灰白色或淡灰黄色，内表面类白色，鲜指的是它的气味，全株有特异的刺激味，所以称为白鲜皮。

　　每逢春秋二季，人们便开始采挖白鲜的根，将其洗净，除去细根及外表糙皮，纵向剖开，抽去木心，切片，晒干，所制成的便是白鲜皮，是治疗各类皮肤疾病的常用药物，因为它能够清热、解毒、燥湿，一般外用，局部洗，治疗热毒引起的皮肤病。《药性歌括四百味》称其："疥癣疮毒，痹痛发黄，湿热可逐。"就是说白鲜皮有清热解毒，除湿祛风的功效，它能用于湿热疮毒、风疹疥癣、皮肤瘙痒、黄水淋漓、风湿热痹、尿赤等病症。古人认为物从其类，同形相趋，同气相求，试图通过法象理论找出一种用药规律，如有"皮以治皮、节以治骨，子能明目"以及"蔓藤舒筋脉，枝条达四肢"等多种说法。所以，古籍中有大量植物皮类中药治疗皮肤疾病的记载。在中药发展的历史长河中，取类比象的思想为解释药物性能及归纳临床用药规律做出了贡献，在中药现代化的研究进程中，一方面要利用法象药理的积极作用，另一方面要对其消极的一面加以澄清。

225. 土茯苓

　　第一次见到土茯苓是在爷爷的泡脚桶里，当时十分好奇，土茯苓和茯苓名字中都包含茯苓，怎么看起来完全不同呢？爷爷为什么用它来泡脚呢？学习土茯苓和茯苓的功效后认识到他们完全是不一样的。茯苓不是树木，也不是草本植物，而是多孔菌科真菌茯苓的干燥菌核。市面上大多见到的是白颜色的"茯苓块"。而土茯苓则是百合科菝葜属植物光叶菝葜的干燥根茎，是一种藤本植物。不同的植物科决定了植物不同的外形特点，同时说明了土茯苓与茯苓用途上的不同。土茯苓能清热解毒，治疗各种疮痈，内痈和外痈都可以用它治疗。

　　土茯苓大多生长在山坡树林下，山谷阴处。在我国的四川、湖南、湖北、江苏、广东产量丰富。然而据李时珍考证，明代以前就有本品，不过还没有土茯苓这个名字，多作"充粮"。现在也有"仙遗粮""冷饭团"的名字。土茯苓中含有大量的淀粉颗粒，因此能够充饥也就不足为奇了。随着后世土茯苓的不断应用，人们逐渐认识到其在利湿解毒方面的特殊功效。据《药性歌括四百味》记载："土茯苓平，梅毒宜服，既能利湿，又可解毒。"主要用于治疗梅毒，淋浊，筋骨挛痛，脚气，疔疮，痈肿，瘰疬，梅毒及汞中毒所致的肢体拘挛，筋骨疼痛，具有除湿利关节的功效。这也就解释了为什么爷爷会用它来泡脚了。

　　一字之差，相去千里。药材也因功能的不同而各有所长。土茯苓是大地的精灵，相传救活了治水的大禹，同时也滋养了中华民族上下五千年的生命。正可谓：茯苓本是菌核生，土字开头便成藤，梅毒湿邪无踪影，滋养中华代代盛。

226.马　勃

　　马勃是一种真菌类药物，为灰包科真菌脱皮马勃、大马勃或紫色马勃的干燥子实体，其营养成分十分丰富，是一种"大蘑菇"，因其"形状犹如马粪球"，故名"马勃"。

《药性歌括四百味》中记载："马勃味辛，散热清金，咽痛咳嗽，吐衄失音。"

马勃具有清肺利咽、清热解毒的功效，其作用非常平和，在治疗咽喉肿痛的时候一般用于轻症，或者作为辅助药物，配伍其他一些清热利咽的药物来治疗失声、急喉痹、咽喉肿痛之症。可以将马勃加入蜂蜜制成如梧桐子般大小的丸子，便是马勃丸，它可以治疗肺热咳嗽。现代研究表明马勃对呼吸道及肺部的多种病菌感染有抑制作用，并能保持支气管黏膜，降低呼吸中枢的兴奋性，有助于抑制咳嗽反射。这些都为它清肺利咽的功效提供了证据。

除此以外，马勃还有很好的止血功效，可以内服、外用。将马勃撕成片状，消毒以后，放在出血部位，局部加压包扎起来，就可以达到止血效果。如果谁的鼻子流血，就可以在棉花上撒上马勃粉塞进鼻孔，不一会儿血就止住了。它的这个功效应用在消化道出血的外科治疗上也是很有优势的，通过纤维胃镜定位喷洒马勃粉治疗上消化道出血的患者，也取得了满意的止血效果。

227. 板蓝根

"奇芳非自诩，功照杏林恩。龙使传佳药，良工辟毒瘟。"作为常用的防治风热感冒、流感的药物，板蓝根一直是普通家庭的常备药物之一。板蓝根，属于十字花科植物菘蓝的干燥根，具有清热解毒、凉血利咽的功效，以解温毒、热毒、火毒，治疗温热病见长。《药性歌括四百味》中记载："板蓝根寒，清热解毒，凉血利咽，大头瘟毒。"现代研究也表明它有一定抗病毒的作用。这里说的大头瘟病，就是颜面突然肿胀，即我们现在所说的痄腮，古文献把它称为大头瘟。

当然，板蓝根还有一个鲜为人知的别名，叫"龙根"，而关于龙根的来历，据说和东海龙王、南海龙王有些渊源。

话说东海龙王和南海龙王在从天宫返回龙宫的路上，看见人间尸横遍野。经打听，原来是瘟疫流行造成的。如果不控制，便会蔓延到海里，两位龙王着急了，连忙商量对策，并派南海龙王的儿子青金龙和东海龙王的孙子紫银龙到人间祛除瘟疫。

青金龙和紫银龙辞别老龙王，扮作郎中模样来到人间。叔侄俩先到药王菩萨那里取了神药种子，遍地撒播，又教人们细心管理药苗。不久，药苗发育苗壮，长得像湖边芦苇一样茂盛，叔侄俩教人们用这种药苗的根煎成水给患者服用。

这种神药果然真有奇效，患者一个个迅速康复。于是，人间无论男女老少都把青金龙和紫银龙奉若神灵，待若上宾。叔侄俩深受感动，决定永留人间，专心防治瘟疫。然后携手没入海边的神药丛里，变成了两种特别苗壮的药苗，人们知道这药苗是龙王的龙子龙孙变的，便把它叫作"龙根"。后世医家们著书把它称为"板蓝根"。

228. 佩　兰

"梅兰竹菊"四君子各有其清雅宜人的格调，兰草的地上部分就叫作佩兰，又名"佩兰叶""鲜佩兰"，可生用或鲜用入药。在屈原写的"纫秋兰以为佩"中，秋兰可能指的就是佩兰，当时的人们就把它固定在衣服前胸部位，《楚辞》中常借以歌颂君子高尚的德行。其中，据《药性歌括四百味》记载："佩兰辛平，芳香辟秽，祛暑和中，化湿开胃。"佩兰入脾、胃经，有芳香化湿、解暑化浊之功。

佩兰最善去湿。"湿"不等同于水，它的性质重浊，可在头面五官、四肢关节、胃肠脏腑中，使人头上像裹了毛巾一样、腿像灌了铅一样沉重，总是昏昏沉沉地睡不醒，吃了东西后消化吸收也不顺畅。

佩兰可用于治疗感受暑湿、湿温时，头晕无力、恶心呕吐、不思饮食、舌苔厚腻的症状。民间常说的"苦夏"，一部分就是这种症状。此时，用佩兰、荷叶、藿香、鲜竹叶等煎茶饮用，祛湿清热，常有很好的疗效。在《时病论》中就有类似配伍，用来治"五月霉湿"。江南地区夏季常比北方湿热之气更重，故佩兰是一味常用的中药。

此外，佩兰醒脾开胃，脾经湿热的患者也可用。此类患者常表现为口中甜腻，平素口水多而黏、口臭，或睡梦中流涎，恶心干呕等，舌苔也常是又白又厚的。《黄帝内经·素问》记载："津液在脾，故令人口甘也，此肥美之所发也……治之以兰，除陈气也。"这正说明佩兰的芳香能够化掉脾胃中的浊气、推陈出新，恢复脾胃正常的运化功能。

《本草纲目》记载："津液在脾，令人口甘，此肥美之所发也。其气上溢，转为消渴。"现今社会物质生活丰富、生活压力大，人们常不知不觉吃过多的食物以使自己放松，而经常情绪化进食、暴饮暴食会造成慢性食积。许多儿童也由于长辈的溺爱，被"投喂"了过多的炸物、甜点等肥甘厚味。这些无法及时代谢的营养成分变成负担，积聚在脾胃之内、化为湿浊，阻碍我们身体气机的正常运行，久而久之容易导致困倦乏力、皮肤变差，甚至发展为糖尿病、高血脂等代谢性疾病。此时，佩兰这类药物就是医生常用的帮手，对付肠胃中遗留的"垃圾"非常有效。

当然，佩兰只是暂时的"清道夫"，久服也可能有伤阴血的弊病。想要恢复脾胃功能、无湿气一身轻，需要平时在生活方式上多多注意，吃清淡而有营养的食物、避免暴饮暴食，多多运动，才可以保护身体。

229. 冬瓜子

　　冬瓜，又称"白瓜""枕瓜""东瓜""枕头瓜""大东瓜"等，系葫芦科蔓生肉质藤本植物，原产亚热带，全国各地均有栽培，一年四季有售（大棚栽培）。冬瓜是我们经常食用的一种蔬菜，不仅如此，冬瓜更是一味药材，冬瓜子、冬瓜皮、很早就有入药记载。在汉代，张仲景就有以冬瓜子组成的方剂。冬瓜味甘，性微寒，有清热利水、解毒消肿的功效，良药又可口，取药方便，药食兼优。《药性歌括四百味》中提到："冬瓜子寒，利湿清热，排脓消肿，化痰亦良。"

　　冬瓜子是常用中药，专治肺痈（即现代医学所称之肺脓疡），有清热解毒，排脓化痰之功。民间认为，冬瓜腐烂，惟子不损。即使冬瓜腐烂了，它的瓜子照样能发芽、生长，说明冬瓜子有抗腐解毒之功，在临床应用时，也确有排脓解毒之效。著名的古方《千金》苇茎汤用冬瓜子治肺痈之咳嗽微热，烦满等症状。在肠痈（即现代医学所称之急、慢性阑尾炎）的治疗中，冬瓜子也是一味不可缺少的清热解毒、排脓消肿之品。

　　冬瓜子味甘，性微寒，《本草经疏》认为冬瓜子"能开胃醒脾"，说明冬瓜子具有健脾益气、清热润肺、美容的功效。糖尿病患者伴有口渴，或小便多等症状的人群，可以用冬瓜子与麦冬、黄连一起煎水服用。若是妇女白带量多，则可以用冬瓜子熬粥喝，具有健脾利湿止带的功效。若用于美容，则冬瓜子可以与桃花、陈皮等一起研末服用或者熬粥服用。

冬瓜瓤，即冬瓜剖开后去籽留存的瓤，一般人们都丢弃，其实是一种美味干净之佳品，色白、质软、多汁，入口甘而清香，有香瓜味，有清热、止渴、利水、消肿之功，既能养阴生津，又能利湿消肿，是利水不伤阴，养阴不留湿的两全妙药。可以生吃，也可水煎服，生吃需注意清洁、消毒，即新鲜冬瓜洗净，取瓤即可食用。瓜瓤除食用外，也常作外用，《广西中药志》载"敷火药伤"，即水火烫伤可以外敷以清热肿，《本草纲目》中记载，用其煎汁外洗能使皮肤变白而去黑斑，不妨一试。

在日常生活中，我们还可以通过活用冬瓜皮进行药膳养生，如用薏苡仁 30 克，蒸熟，与甘草 9 克、鱼腥草 9 克、熟火腿肉 50 克、姜、葱、盐各适量，共同放入冬瓜盅内，大火隔水蒸 35 分钟后喝汤吃薏苡仁，能够祛湿解暑。同时，因冬瓜不含脂肪，富含丙醇二酸，活用冬瓜皮进行药膳养生，不仅能够促进身体消化，还能防止变胖，对于身体的塑形有较大的帮助。

230. 海金沙

海金沙，看名字像是从海里掏出来的金沙，那它到底是不是呢？其实它不是矿物药，是植物药，而且是植物药里面非常轻的药。它是海金沙科植物海金沙的干燥成熟孢子，这种孢子大多生长在海金沙草叶子的背面，海金沙草的叶子有很多褶皱，而孢子们就是藏在了这些褶皱里。待到秋天孢子成熟，但尚未脱落之时，人们便会趁机将藤叶采割回去，先将其于避风处晒干，然后用手进行搓揉及抖动。使孢子脱落下来，再用细筛筛去茎叶及杂质，最后所制造出来的成品，因其细小如沙，色黄如金，故称之为海金沙。海金沙手捻有光滑感，放在手中易由指缝滑落。撒于火上，即发出轻微爆鸣及明亮的火焰。正如药圣李时珍所言："海金沙，其色黄如细沙也，谓之海也，神异之也。"

海金沙是一个利尿通淋的专药。《本草品汇精要》曰："主通关窍，利水道。"《本草纲目》曰："治湿热肿满，小便热淋、膏淋、血淋、石淋、茎痛，解热毒气。"该条文献中的"淋"指的是以小便频数、淋漓涩痛、小腹拘急引痛为主症的疾病，相当于现代医学的急、慢性尿路感染，泌尿道结核，尿路结石，急、慢性前列腺炎，化学性膀胱炎，乳糜尿以及尿道综合征等，是治诸淋涩痛之要药。

《孙氏医案》记载了一则关于海金沙的古代医案故事：一病人，疼痛不已。开始诊断为湿痰凝滞经络导致，服药后更厉害，于是停药。改用炒芫花三分、海金沙一分，为末，开水调服。到了晚上腹泻1次，下稠痰半盘。下半夜，痛至面色发青，手冷如冰，继而晕死过去。用姜汤灌醒，问之，回答："刚才肚子很痛，然后肛门像火烧一样，大响一声，不知泻下了什么东西。"大家一看，竟然是条血色的泥鳅，在盆里还可以游动，毛骨悚然。

《药性歌括四百味》中记载："海金沙寒，淋病宜用，湿热可除，又善止痛。"海金沙药性为寒，主要用来治疗淋病，也可以除湿热止痛。需要注意的是海金沙体小而轻，入汤易漂浮，因此海金沙入药需包煎。

231. 金钱草

金钱草是报春花科植物过路黄的干燥全草。因其两片叶子是对生的，在《本草纲目拾遗》中称为"神仙对坐草"，金钱草还有"对座草""大金钱草""路边黄""遍地黄"等别名。金钱草主要分布于我国的中南、西南地区，大多生长在阴暗潮湿的环境中。《药性歌括四百味》中记载："金钱草咸，利尿软坚，通淋消肿，结石可痊。"金钱草所治疗的疾病谱非常广泛，同时金钱草也可以外用治疗化脓性炎症、烧烫伤。其实很多人在生活中已经看过金钱草了，因为在花卉市场的金钱草一般作为净化空气、装饰的人气绿植，算是我们的"老熟人"。

关于金钱草进入中药宝库还有一个小小的故事。在很久以前，有一对恩爱的小夫妻，虽然贫苦，但是和和美美。有一天，丈夫突发剧烈腹痛，不久后便去世了。妻子强忍悲痛请来医生，希望医生找到丈夫的死因。医生根据这位妻子对丈夫平常生活的描述，在病人腹部胆囊处取出一块石头。为了纪念她心爱的丈夫，妻子编了一个小网兜把石头放网兜里面，平常生活或者上山砍柴都带在身上。有一天，她再一次上山砍柴时，发现挂在脖子上的石头小了许多。她感到很疑惑，为了解开这个谜，她又去请教医生。医生听了她的描述，觉得有可能是她上山砍柴时，碰到了一种可以减小结石的草药。为了找出原因，医生和那位妻子一起上山，在她砍柴的地方把各种草都割下来，挨个用来包石头。发现果然有一种草包了石头后，石头竟然会缩小。医生就采摘了许多这种草准备用来治疗结石病。人们都说，这种草真非常珍贵甚至贵比金钱，就给它命名为金钱草。当然这个故事无法考证，有的书上说金钱草能够化结石，对此要正确理解，不能误解为这个金钱草的制剂服用了以后，肝胆的结石或者其他的结石就能完全被它化掉，溶解了，不是这个意思。根据目前的用药经验，服用金钱草剂量比较大，服用时间比较长，对一些肝胆结石，可能可以改变胆汁的酸碱度，或者改变里面的一些化学成分。会让已经有的肝胆结石，不容易在上面附着，也可能使长大的速度明显变缓，甚至停止长大。

232. 泽　漆

泽漆为大戟科草本植物泽漆的地上部分，别名"猫儿眼睛草""五朵云""一把伞"等。有一定的小毒，功效是利水消肿，化痰散结。

20世纪90年代的一个夏天，一名体型瘦削、几乎已经脱了相的农民敲开了中医院高医生的大门。十分扎眼的是，尽管她面色煞白，行走坐立有气无力，上衣空空荡荡，裤管却有点紧绷。原来，她已经有40多天不怎么吃得下饭了，只觉得肚子又胀又痛。双腿看起来粗壮，实际上手指一按一个浅坑，半天才能恢复原状，显然是有水肿。据她所说，已经在医院治了半个月，不但毫无收效，反而愈发严重起来，于是寄希望于中医能救她一命。通过问诊、查体、各项检查，怀疑是早期肝癌。可这是绝症，从何下手？

高医生决定放下这个诊断，从中医的"积症"入手，加以治疗。首先，按照益气养血的路子，治疗了2个星期，病患渐渐开始能多吃点东西，身上也有了力气。这时，医生取了整整1斤的鲜泽漆，煎出一大碗汤汁，嘱咐病人早晚各喝一半。

泽漆折断之后会流出白色的汁，就像生漆一样，接触到皮肤也和生漆一样具有刺激性，因此得名。《药性歌括四百味》记载："泽漆微寒，逐水捷效，退肿祛痰，兼消瘰疬。"果然，当晚患者腹部胀满愈发严重，而且疼痛不休，持续了半个小时，到了几乎让她害怕的时候，突然十分想去厕所，没想到泻下许多黑色腥臭味的粪便，粪里还有许多黏液，接着就感到周身前所未有的爽快。3天之后同法治疗，依然效果显著。1周之后，已经不再泻下污秽，患者也恢复了饮食、精神，于是改用干品泽漆入药，坚持服用数月，最终治愈。

泽漆作为民间草药，临床用于腹水、水肿、肺结核、颈淋巴结核，民间还用于治疗宫颈癌、食管癌。现代药理研究发现了泽漆的一些新的生物活性及其作用机制，是一味很有研究开发价值的药材。

233. 半边莲

相信大家所见到的花朵基本都是花瓣排列得十分对称，多是呈圆形的，而半边莲的花序却是非常特殊，只有一半，就像是一半的莲花，故而叫半边莲。它喜欢生长在潮湿的环境，如田埂、溪边等。

半边莲这个名字听起来十分雅致，传说是观音菩萨所留下的。相传菩萨离开普陀紫竹林到寿昌大慈岩去，当云游到兰溪砚山脚村时，突然听到有人哀嚎，于是观音菩萨就前去看了看，发现是一个孩子在母亲身边哭，他的母亲被毒蛇咬伤，这会儿已经昏迷了，创口上还流出了深色的血液。于是慈悲的观音菩萨就拿出一朵莲花擦拭孩子母亲的伤口，伤口竟然流出了许多黑色的毒血，不一会儿，这位母亲就清醒了。将这个病人治好之后，观音菩萨就把手中剩下的半边莲花丢在那里，过了一会儿，突然电闪雷鸣，大雨倾盆，雨后，这种半边的莲花竟然开满了路旁、池边，故而后来也有人叫它"天雷草"。半边莲是否真的可以治疗毒蛇咬伤呢？答案是肯定的。半边莲是著名的解蛇毒的药，如果在野外被蛇咬伤，就可以将半边莲采下并捣碎，敷在伤口上，如果带回家就可以煎汤服下，都可以起到很好的抗蛇毒的作用。

半边莲作为"观音留下的草药"，确实可以在被毒蛇咬伤时解燃眉之急，甚至有歌诀称"家有半边莲，可以伴蛇眠"。除了解毒之外，它也是一种常用的、疗效好的利尿药，正如《药性歌括四百味》中所说："半边莲辛，能解蛇毒，痰喘能平，腹水可逐。"半边莲除了可以清热解毒外，还可以利水消肿，是一种很好的利尿药，可以用来治疗腹水、水肿。除此以外，水停在胸肺就会导致咳痰喘息，在这种情况下运用半边莲排出体内多余的水分，对于治疗水饮停聚在胸肺造成的咳痰喘息也是十分有效的。

234. 海风藤

　　海风藤是胡椒科植物风藤的干燥藤茎，主产于我国广东、福建、台湾、浙江等地。《药性歌括四百味》中记载："海风藤辛，痹证宜用，除湿祛风，通络止痛。"临床上海风藤一般会配伍当归、羌活等药物治疗关节疾病；或者配伍三七、红花治疗跌打肿痛。海风藤的药用形式并不局限于汤药，还可以做成丸剂。民间也有用海风藤来泡药酒。

　　关于海风藤还有一个小小的传说。传闻宋太祖时候，有一个小县城，县里有一大户人家姓朱。朱家人乐善好施，闻名方圆几十里。一天，朱家小姐外出不幸遇上大风雨，回家后竟然出现双腿红肿疼痛，卧床几天不能下地，看了很多大夫也不见好转。这可急坏了朱老爷，马上全县贴榜，如果能治愈，将以重金酬谢。重赏之下，必有勇夫，一时间，非常多当地名医前来诊治，却没有一个能治好。这时候，被朱老爷收留的一位年轻人拿来了几捆草藤，说："我世代打鱼为生，经常会遇到风浪，也会得这个病，但是我发现只要把这些草藤煮水喝就没事了。"朱老爷半信半疑，但是为了救自己的女儿，也只能试试了。服下汤药后，朱小姐果然好了很多，很快就可以下地行走了。朱老爷喜出望外，询问这草药的名字，年轻人告诉他说："这药叫海风藤。"

235. 络石藤

　　络石藤，是夹竹桃科的木质藤本植物，药用部位是它带叶的茎和藤，它既是祛风湿药，又是舒筋活络药，还有一定的清热解毒作用。在古代，有一个书生，每年上京赶考的人群中都有他的身影，他已经考了很多次了，但都没有考上，现在年逾五十的他仍然不肯放弃。这一次，他又来参加考试了。在去京城的途中，他住宿在一家旅店。不料，天气突变，书生的风湿犯了，双腿非常痛，但是这次他没有带够盘缠，没有钱买药。情急之下，他打开窗户向外望去，在不远处的石头上，缠绕着一些草藤，活像是石头的"经络"。他忽然灵机一动，心想，这些草藤会不会有些作用呢？饱读诗书的他对本草也略懂一些，中药自古就有取类比象之说，这些草藤或许有疏通经络的功效。

　　于是，他弄了些草藤煎服并顺便带上了一些。没想到，服用了这些草藤煎汤后，腿没有那么疼了，不会影响考试。这一次，书生终于如愿以偿考上了。他衣锦还乡时，刚好又经过这个旅店，看到了曾经治好自己风湿的草藤，但是不知道它叫什么名字，他见草藤喜欢缠绕在石头上，于是顺便就叫它"络石藤"。书生不仅为草藤起了名字，还将它具有治疗风湿的功效告知家乡父老，造福一方。此后，妇孺皆知络石藤用于治疗风湿。

　　《药性歌括四百味》记载："络石微寒，经络能通，祛风止痛，凉血消痈。"络石藤还有治疗跌打损伤的作用，能够凉血消肿，当跌打损伤出现瘀血肿痛，可以配合桃仁、红花等活血化瘀的药使用。此外，络石藤味苦性寒，因此能清热凉血，利咽消肿，当热毒壅盛出现喉痹、痈肿时，可以单独煎水，慢慢地含在咽喉，有很好的疗效。

236. 桑 枝

　　"麦秀连云，桑枝重绿，史君佳政流传。"桑枝显露于史料记载最早可上达殷商，五千年的民族文化中，桑枝的繁茂往往指代着百姓的勤劳富足，而桑枝的稀疏则象征着人民的苦难艰辛。可以说，桑枝与我们中华民族有着不解之缘，而它的存在不仅与古人的生活此呼彼应，作为一味中药材，它也医治着人们身体上的痛痒。我国大部分地区均有桑枝的产出，桑枝是桑科植物桑树的嫩枝。人们通常于春末夏初将其采收、去叶、晒干，或趁鲜切片、晒干，随后入药。《药性歌括四百味》有云："桑枝苦平，通络祛风，盖痛拘挛，脚气有功。"古人认为"箕星之精，散而为桑"，桑主风，应东方风宿箕星，禀自然之气，而具有生生之机。桑枝可以驱除人体内的风、寒、湿邪气，可以治疗身体拘挛疼痛，中风半身不遂，水肿脚气，肩臂、关节酸痛麻木等病症。古人多事农桑，其艰辛不可多语，而桑枝，这位华夏人民忠实的"老伙伴"长于民而还于民，连同功效都专门关切、应对着人民的劳苦辛疾。

　　相传，古时候长江边上有户以养殖桑蚕为生的人家，家中只有一对老夫妻和一个体弱多病的儿子。夫妻俩养殖桑蚕已经有几十年了，长年的劳累使两人都患上了肩膀疼痛的毛病。日子虽过得拮据，两人却还会经常照顾周边的孤寡老人。一天，正赶在吃饭时，家门口蹲了一个蓬头垢面的乞丐，瘦弱得仿佛一阵风来就能被吹倒。夫妻俩心生怜悯，便将本来就不够吃的饭菜，全拨给了乞丐。又见到乞丐狼吞虎咽的样子，心里更不是滋味，便让这个乞丐留了下来，为他烧热水洗澡，添置新衣，甚至把自己的口粮省下来换些鱼肉给这个乞丐补身体。经过半个月的精心照顾，乞丐的身体总算逐渐地恢复了，他对老夫妻俩感谢道："多亏二位这些天来的精心照顾，才让我能够继续前行，以后有机会定会报答二位的救命之恩。"眼见乞丐执意要走，夫妻俩就把家里最后的那点钱财全部拿了出来给他做盘缠。乞丐把这些钱拿在手里，瞬间变成了一个蓬头卷须、黑脸巨眼，手中拿着一根铁拐并且还跛了一只右脚的人，他说："我乃八仙中的铁拐李，你们夫妻心地如此善良，让我好生感动。"说完便从一旁的桑树上折断一节桑枝下来，对夫妻俩说："两位平日劳作辛苦，肩膀疼痛许久，正好用桑枝煎水喝，定能痊愈。"随即又从背上的葫芦中拿出一颗药丸交给夫妻俩，说道："贵公子患病多年，服食这颗药丸即可痊愈。"说完便腾云驾雾而去，老夫妻俩按照铁拐李的吩咐用桑枝煎水喝，并将药丸喂给儿子服用，没过几天肩膀竟真的不痛了，儿子的病也痊愈了。

桑枝可以内服也可以外用，内服入煎剂或熬膏，外用则是煎水熏洗。此外，桑枝还可以做药膳，取桑枝 60 克，绿豆 30 克，鸡肉 250 克。将鸡肉、绿豆与洗净切段的桑枝清炖至肉烂，起锅前拌上盐、姜、葱等调味，便能收获一道益气补血，清利湿热的桑枝鸡。

237. 千年健

认识一味药，当然要先从他的名字开始。就比如这千年健，简单易懂，因为他能祛风延年，所以叫千年健，保人千年健康。说到延年，那自然和老年病密不可分，在风湿病治疗上有很大功效，同时可以补益肝肾，这里的肝肾不是解剖学意义上的肝肾，而是中医学以功能划分的脏器，简单来说就是有藏血藏精的作用，也是人年老之后最容易耗伤的两个脏器。

临床上千年健用于调补老年人风湿、筋骨无力等症，但是往往需要长时间服用。用现代的话说，就是其可以强筋骨，调节免疫系统，抵抗感染，抵抗衰老。

千年健的使用在明代之前其实并不多，是在明代《滇南本草》记载了其功效以后，应用才逐渐多了起来。

有一古方，方中千年健、远志肉、白茯神、当归身各等分为末，炼蜜丸，梧子大，每酒服50丸。这里面的各等分，并没有给出具体药量，而是用等分代替药量，没有做汤剂，而是做丸剂，因丸者缓也，补益作用的药往往不需要迅速，峻猛的发挥药效，丸剂就很好地解决了这个问题，让补益药作用效果更加持久，加之一般老年人都要服用很久，丸剂也便于保存和携带。

《药性歌括四百味》中记载："千年健温，除湿祛风，强筋健骨，痹痛能功。"多用于风湿病，祛风除湿，强健筋骨，补益肝肾，与老年人肝肾不足，正气虚弱易感受风寒湿气的特点相符合，特别适合老年人使用，在《本草纲目拾遗》中也有记载，可以与牛膝、枸杞子、萆薢等药用酒浸服。关于千年健的服用方法，又一处提到了酒服，其实是借助酒的温性达到温补的作用，促进药物吸收和发挥作用。

238. 松 节

人若长了结节需要诊查治疗。而有的树生了结节，却能成为一味利病良药。松节，不仅能入药，还有几分奇效。

松节是松科植物油松、马尾松或云南松枝干的结节或其生病后长出的瘤状物。松节质地坚硬，不易折断，断面呈刺状。其强大的药用价值背后是"平易近人"的采制方式：松节全年可采，多于采伐、木器厂加工时锯取，经过选择修整，晒干或阴干后，切片，便可生用。全国有松树分布地区均有产出。《药性歌括四百味》称松节可"燥湿祛风，筋骨酸痛"，就是说松节具有祛风除湿，通络止痛的功效。它能把人体的风湿邪气排出体外，还能疏通人体经络，缓解疼痛。

相传在东汉时期，庐山上有一片广袤的松树林，林中松树甚是粗壮高大，枝繁叶茂。其中有棵松树，高达数十丈，树干需要三个成年人才能合抱得下，被当地人称为"树王"。有一位了不得的道士就住在这棵树王下，他虽是年过半百，却依旧满头乌发、面色红润、身姿矫健，仿若正当壮年。这位道士常下山去宣扬道家思想，并无偿为周边百姓看病。有人实在好奇，便询问他养生之道。道士慨然答道："30年前我与师父四处讲道，风餐露宿，居无定所，布道至此，竟身患重疾，四肢疼痛，无法行走，几乎殒命。我师徒二人困于这松林之中，以松子充饥，以燃烧松枝取暖。师父用松枝上的结节煮水喂我喝，我的病竟渐渐地痊愈了。此后我师徒二人便在松林中结庐而居。由于山高林密，雾气重，久居于此容易患风湿痹痛等病，我们师徒二人便常年用松节煮水喝，至此身无大碍，而且愈显年轻。我师父一直活到百岁才仙逝而去，就得益于此。"

松长青，人长寿。松节祛风除湿，通络止痛的功效就这样递相沿袭。《本草纲目》称其"筋骨间风湿诸病宜之"。迄今为止，松节依旧被广泛应用于风寒湿痹，转筋挛急，跌打伤痛等病症。

239. 伸筋草

伸筋草又名"狮子草""石松"或"狮子尾"，是石松科植物的一类。为什么叫伸筋草呢？顾名思义，伸人体之筋的意思。若人体筋骨，为寒湿之气所伤，变得僵硬、紧张、麻木，甚至疼痛，就可以用它来松一松、抻一抻。

《药性歌括四百味》中记载："伸筋草温，祛风止痛，通络舒筋，痹痛宜用。"指出伸筋草性温具有祛风湿、舒筋和络之功，尤擅通行经络，主要用于治疗风寒湿痹之关节酸痛、屈伸不利、肌肤麻木等症及跌打损伤疼痛。

传说宋代有个官员叫李东杰，因秉性刚直、为官清廉，得罪了不少朝中大臣，被贬到一个偏远小县当县令。赴任后他看到衙门破败，衙役们无所事事，闲聊聚赌，而案卷堆积如山，令他十分痛心。于是李东杰下决心整吏治役，连续颁布了一系列严厉的政令，并审理积案、平反冤案。很快便收到成效，县域的治安环境好了，百姓安居乐业，经济也渐趋繁荣。一年夏天，县里遭遇大旱，农田产量大减，乞讨难民大增。李东杰心急如焚，他一面上书朝廷减免赋税，一面开仓放粮赈济灾民。可到了冬天却又逢暴雪连天，百姓生活再次陷入困境，不断有百姓饿死、冻死的消息报来。为减少悲剧发生，李东杰亲自带领各级官员把粮食和柴草送到每村每户家中。这个冬天，李东杰每日宵衣旰食，翻山越岭，蹚雪涉水，最终因劳累和风寒诱发了原有的风湿病。一次送粮途中，他突然双腿疼痛难忍，无法伸直行走，众人只得抬他去就医。大夫看了好一会儿，却面露难色地说："李大人，您的病拖延日久，又没得到及时医治，恐怕以后难以行走了。老朽也无能为力啊。"众人看到李大人为百姓如此操劳，累坏了双腿，纷纷落泪。就在此时，有个老药农走上前来，说道："大人的腿是因我们穷苦百姓才这样的。老夫世代在这山里采药，知道有一种药或许可以治疗大人的腿疾，不妨一试。"说完就从背篓里拿出一把草药出来，煎水给李大人喝。几天之后，李大人的腿疼果然减轻许多，能下床走路了。李东杰觉得很好奇，便问这草药叫什么名字。老药农说他们当地叫它"山猫儿"。李东杰觉得这名字不好听，也不能说明药性，便为之取名"伸筋草"。这就是伸筋草名字的由来。

老人的关节不灵活，不是变形了，也不是骨质增生了，而是韧带板结僵硬了，也就是常说的筋缩。常喝伸筋草，就可以缓解这症状。所以，伸筋草对于老人来说，是宝贝。

240. 首乌藤

首乌藤又称"夜交藤"，是中药何首乌的藤茎，何首乌的地上部分，在我国多地都有分布。在《从百草园到三味书屋》里，鲁迅先生对他的童年乐园"三味书屋"的描述中就包括首乌藤：何首乌藤和木莲藤缠绕着，木莲有莲房一般的果实，何首乌有臃肿的根。有人说，何首乌根是有像人形的，吃了便可以成仙，我于是常常拔它起来，牵连不断地拔起来，也曾因此弄坏了泥墙，却从来没有见过有一块根像人样。鲁迅先生在文中所描述的何首乌神秘又富有吸引力。那么在鲁迅先生的童年乐园里面的这个成员有哪些作用呢？

《药性歌括四百味》中记载："夜交藤平，失眠宜用，皮肤痒疮，肢体酸痛。"精练地概括了夜交藤具有安眠、通络止痛、止痒的功效。

第一个功效，治疗失眠。失眠的表现主要有 3 个方面：①入睡困难：就是指病人在优质的睡眠环境下仍然无法睡着，具体来说就是病人从上床、关灯到睡着，超过了 30 分钟，这就是入睡困难了；②睡眠维持困难：也就是从睡着到睡醒的过程中醒的次数超过 2 次；③睡眠感觉障碍：就是指患者明明睡着了，但是醒来却没有神清气爽的感觉，反而觉得很累。如果有上面这三种失眠的情况，就可以通过首乌藤配合其他药物来改善。

第二个功效，通络止痛。就是指首乌藤可以缓解关节疼痛或者其他原因造成身体疼痛。需要注意的是，一般藤茎类的药物都有这个效果，比如海风藤、络石藤等。

第三个功效，治疗皮肤痒疹。这也是首乌藤的拿手好戏。治疗皮肤各种痒症的时候，首乌藤一般外用而不是内服。比如有研究者用首乌藤煮水洗浴或者坐浴来治疗不同原因引起的瘙痒等均有良好的效果。以上就是首乌藤的主要作用。总之，首乌藤是一味价格低廉的安神、止痛、止痒药，临床上效果也很好。

241. 玳 瑁

玳瑁是甲壳类药物，被列入国家二级保护动物。它生活在岭南浅海中，可解诸毒，人们形容这是一种让毒物们都妒恨的功效，因此取表嫉妒的"媚"字，与"毒"一起，合为其名称"瑇瑁"。在历史上，还有过虫字旁的"蝳蝐"或者省略成"毒冒"的诸多写法，最终因其背甲公认有玉石一般的明媚而以玉字旁的写法流传至今，称为"玳瑁"。

然而，正是因为长着一身漂亮的背甲，玳瑁被人大肆捕杀，制成标本和工艺品进行交易。它很早就被用于制作装饰品，汉代乐府诗《孔雀东南飞》中刘兰芝为表仪容庄重，即有"足下蹑丝履，头上玳瑁光"之饰。玳瑁在北宋时首以背甲入药，与朱砂、琥珀等共制成"凉开三宝"之一的至宝丹，用于治疗神志不清、胡言乱语、浑身发热、烦躁不安的痰热内闭心包证。《药性歌括四百味》记载："玳瑁甘寒，平肝镇心，神错痉厥，热毒能清。"

北宋时，玳瑁被大肆捕杀的现象已现端倪。苏颂记载，当时的人常用杂色海龟甲制作器皿，玳瑁多因此被杀，尤其当有匠人创造出将其黄甲拍制入黑甲中以成一体的工艺后，更是为人趋之若鹜，以至于玳瑁入药虽以生用为佳，但未经加工者极为难得。

及至今日，玳瑁离灭绝只剩一步之遥。利用人工养殖很难实现，也未能像虎骨一样突破人工仿制的技术难关。1977年版的《中华人民共和国药典》最后一次收录了玳瑁，而后数版药典再无此药，间接反映了中医人保护玳瑁等珍稀动物，实现人与自然和谐共处的决心。

242. 石决明

鲍鱼，是一种很美味的食材，多汁香软，被誉为四大海味之一，无论是那入口的感觉，还是入口前的香气，都让人难以忘怀。为什么要说这种鼎鼎大名的珍馐食材呢？因为鲍鱼的外壳就是要给大家介绍的石决明。

鲍鱼生于深海，身上的壳是单侧的，贝壳上面还有一些小孔，我们一般说九孔石决明是比较优质的。

至于这个名字，很容易误解它是一个矿物药，实际上它是动物药，石指的是它的质地，像矿石一样，因为它的成分绝大多数是碳酸钙，决明指的是它的功效。为什么这么说呢？决明本身是一种植物，夏秋开花，原产热带，我国各地有栽培，他的种子叫决明子，是一味可以清肝热，治疗肝火上炎的药，可以代茶饮，有清肝明目、化浊降脂的功效。这种植物的决明又称为草决明。石决明在功效上，与草决明是有相似的地方，但石决明清肝热的范围更广，无论是肝本身火旺所引起的疾病，还是肝阴虚导致肝阳相对旺盛引起的和肝火旺相类似的疾病，都可以治疗。

总体而言，草决明性寒，多用于肝火上炎面目的病症。石决明性平，重镇，无论是实热上炎，还是虚火上炎都可以使用。

"石决明咸，眩晕目昏，惊风抽搐，劳热骨蒸。"这是《药性歌括四百味》对石决明的描述，说明了它可以清面目之热，也可以治疗肝热动风，最后一句劳热骨蒸可以说是最重要的区别于决明子的部分，他可以治疗阴虚火旺的虚证。

现在临床上治疗老年高血压常用的组方天麻钩藤饮里面就有石决明，重镇、平肝、息风、止痉。

243. 荔枝核

古诗云"日啖荔枝三百颗，不辞长作岭南人""一骑红尘妃子笑，无人知是荔枝来"。说起食用的荔枝大家都很熟悉，但是很不多人不知道荔枝核可以入药。其实，它是一味行气止痛的药，对疝气疼痛的治疗效果最好。至于它如何成为一味中药，还有个脍炙人口的故事。

相传有一天，唐代大诗人白居易正在家中修改诗稿，南方的诗友带一些刚成熟的荔枝来看望他，于是两人一边研究诗稿，一边品尝鲜美可口的荔枝，吃着吃着，白居易不由得诗兴大发，便去书房中，挥笔写下一首赞美荔枝的诗句："嚼疑天上味，嗅异世间香，润胜莲生水，鲜逾橘得霜。"

这时，他的妻子杨氏进来，看见桌子上摆着许多未丢弃的荔枝核，便随手包在一起，放在桌子的抽屉里，时间一长，就忘掉了。

1个月后，白居易因受凉得了疝气病，行动不便。杨氏到郎中家取药，郎中问明病情后，把预先包好的1包中药给了杨氏。杨氏回家打开郎中包好的中药一看，是几粒荔枝核。她忽然想起了自己存放的荔枝核，便问道"是不是拿错了？"于是打开另一纸包，一看也是荔枝核，两个包儿一个样。难不成郎中给的药就是荔枝核？考虑再三，杨氏又到郎中家询问，郎中说他给的药就是荔枝核，荔枝核是治疝气病的良药，他曾治愈过不少疝气病人。杨氏将信将疑熬了荔枝核水，让白居易服用。

果不其然，没过几天，白居易的疝气病就好了。之后，他逢人就说，见人便讲：荔枝核能治疝气病。再到后来，白居易搬到京城居住，将这一妙药告诉了一个御医，御医在编修《本草》时，留心收集了荔枝核，就这样，荔枝核成为一味治疝气疼痛之要药，世代流传下来。

《药性歌括四百味》谈道："荔枝核温，理气散寒，疝瘕腹痛，服之俱安。"荔枝核性温，味甘、微苦。入肝肾二经。功能散寒行滞，理气止痛。主治肝郁气滞的疝气痛、睾丸肿痛、胃痛、妇女月经不通、经中有血块或腹中刺痛。但对于没有寒湿滞气的人就不适合服用了。

"荔枝核蜜饮"是一道有关荔枝核的茶饮方，需要材料有荔枝核 30 克，蜂蜜 20 克。具体做法：先将荔枝核敲碎后放入砂锅，加水浸泡片刻，再煎煮 30 分钟，后去渣取汁，趁温热调入蜂蜜，拌和均匀，即可服用，早晚 2 次分服。这道茶饮能理气、利湿、止痛。针对各类慢性盆腔炎，下腹及小腹两侧疼痛，不舒，心情抑郁，带下量多等会有不错的效果。

244. 柿蒂、柿霜

鲁迅在《马上日记》里记录过这么一段趣事。

有位朋友从河南回来，给他带了一点特产，叫作"方糖"，是黄棕色的小圆薄片，吃起来又凉又细腻。晚些时候许广平瞧见，告诉他这是柿霜做成的，乃一味凉性的中药，倘若嘴角生疮，用它涂一涂就能痊愈。鲁迅引以为奇，可惜彼时已吃掉了一大半，于是忙将余下的收起，预备将来嘴角生疮时使用。

然而柿霜糖太过勾人，挨到半夜，鲁迅决定换一种思路看待这件事情：毕竟美食新鲜不可辜负，而嘴角生疮的日子不算太多。念及此，便将藏起的柿霜糖取出来，没忍住又吃掉大半。

转日一位客人前来，他料想对方不会吃掉太多点心，于是忍痛割爱，将这奇妙的柿霜糖拿出来献宝，不料对方正是个河南人，反倒向他普及了一番柿霜糖的分辨与用法。客人走后，他胡乱想着诸如请绍兴人喝黄酒、请北京人吃白菜一类的事情，手中捏个不停，突然摸到盘中一空，才发现柿霜糖就这样被他飞速消耗，一片都没能留住。

柿霜就是柿子削皮晒干捂制后，表面渗出的白霜。鲁迅所吃的荥阳柿霜糖由当地特产的水柿制成，如今已入选河南省非物质文化遗产。除柿霜外，柿子的干燥宿萼柿蒂也是一味良药，《药性歌括四百味》记载二者"柿蒂苦涩，呃逆能医，柿霜甘凉，燥咳可治。"若遇有人饭后反胃呕吐，只需将单一味干柿子三枚连蒂捣烂，以酒送服，即可痊愈。

245. 九香虫

九香虫不常闻名，它的俗称"臭大姐"可谓是人尽皆知，臭大姐的腹背具有臭腺，分泌出的臭气经久不散，所到之处人人闻之色变。然而，这种常见的害虫制熟后却能成为一味"久服益人"的良药，令人不禁啧啧称奇。

中医学上讲的九香虫，就是兜蝽科昆虫九香虫的干燥全虫，主产于云南、四川、贵州、广西，每年 11 月至次年 3 月前捕捉。把九香虫置适宜容器内，用酒少许将其闷死，取出阴干，或置沸水中烫死，取出，干燥，便可入药。《药性歌括四百味》记载："九香虫温，胃寒宜用，助阳温中，理气止痛。"是说九香虫具有顺气、减轻疼痛、温煦脾胃、扶助阳气等功效。

那是谁发现了，又是怎么发现了臭大姐的功效呢？这里边还有一段故事可讲：很久以前，一支军队经过贵州赤叶河附近时，将士们忽然腹痛连连。恰在此时援粮中断，又使得大家饥肠辘辘，都变得有气无力。眼见大仗当前，军心涣散，领队将军心焦万分。他沿着赤叶河来回踱步，一脚踢到河边的一颗大卵石，卵石一翻，却见一窝窝如胡豆似的虫子从石底飞出。这些虫子初闻臭不可当，被将军挥入水中后，臭味又消失不见。旁边的一位士兵已经饿得眼冒金星，鬼使神差地抓了几只虫子烤着吃了。却没想到，这一吃精神立刻变好了，腹痛也消失了。将军一听当即带领一众将士们尝试此招，发现此虫的确不仅能饱腹还能医治腹痛。于是，这种放着臭屁的虫子能治腹痛的功效便被传开了。

《本草纲目》云其主治："膈脘滞气，脾肾亏损，壮元阳。"九香虫可以用于胃寒胀痛，肝胃气痛，胸膈气滞，腰膝酸痛，肾虚阳痿等病症，内服外用皆可，煎服时取量 3～9 克，可入丸、散。需注意的是，阴虚内热的人慎服。

246. 紫石英

石英是矿石的一种，它的材质非常像玻璃，而且看起来比较漂亮，石英也有很多颜色，入药的主要有白色的和紫色的，其中紫色的叫紫石英。曾经有人将紫石英与女娲补天的传说相结合，认为紫石英是女娲补天时不小心掉落在人间的宝石，虽然这种说法不可信，却也从侧面突出了紫石英的价值。

紫石英味甘，归心，肺，肾经。具镇心安神，温肺暖宫之效。因本品重可镇怯，有镇惊定风之效；温可祛寒，除血海积冷之痼，故为女科要药。《神农本草经》将紫石英列为玉石部上品，首载其功效主治："气味甘，温，无毒。主心腹咳逆邪气，补不足，女子风寒在子宫，绝孕十年无子。"可以看出，当时紫石英主要用于治疗心腹疾病以及宫寒不孕的问题。《药性歌括四百味》中记载："紫石英温，镇心养肝，惊悸怔忡，子宫虚寒。"现在紫石英多用于失眠多梦，心悸易惊，肺虚咳喘，宫寒不孕等。

紫石英这种矿物药从古至今都应用较多，但是现代药理研究方面的报道较少，可见其在药理方面的研究尚有很大空间，现代研究主要认为它能促进卵巢分泌功能以及能起到镇静安神的作用。其镇静安神作用与所含的钙、铁，特别是钙有一定的关系。

紫石英古时以山东泰山产为最好，现代紫石英主产地为浙江、甘肃、山西、江苏、湖北。紫石英的药材来源真伪混杂，优劣难辨，次品伪品混杂于药材市场中，按照药典标准，市场中紫石英的不合格率较高，因此制定出更为科学的质量标准，才能控制其质量。

石英是很硬的石头，入药是怎么吃的呢？相信很多人会有这样的疑问。紫石英主要化学成分为氟化钙，纯品中钙约占51.2%，氟约占48.8%。紫石英一般都是炮制后入药，主要有两种方式：一种是打成小碎块后煎煮；另一种是用火煅，之后再用醋淬，称为醋煅紫石英。经过炮制后，紫石英的有效成分更易煎出。在更早的时代，也有磨成细粉后作散剂配伍使用的记载。

247. 仙鹤草

明代画家谢缙为《松竹白鹤图》所题的诗中，将仙鹤描述为"丹砂作顶耀朝日，白玉为羽明衣裳"。仙鹤因其优雅的体态、朴素的羽色和温和的性情，作为中国传统文化元素一直受到文人雅士的追捧，为仙鹤赋予了各种吉祥寓意。

仙鹤草正如仙鹤其名一般，总使人联想到吉祥一意，是中医大夫特别喜欢的药物之一，一者止血效佳，二者补虚效佳。正如《药性歌括四百味》中所述："仙鹤草涩，收敛补虚，出血可止，劳伤能愈。"仙鹤草常被作为保健的佳品。

仙鹤草因其具有很强的保健功效，一直以来倍受各代帝王的关注。据说当年乾隆皇帝下江南到浙江海宁县微服私访，见到一家药堂上挂有"天下第一家"的牌匾。心想，小小县城的药堂竟然有如此狂妄的口气，于是便走进去想一探究竟。

他看见柜台前有一位老人，便上去问道："贵店以何称'天下第一家'？"老人摇头不语，让乾隆入侧门问自己的父亲。乾隆进门后，见一位肢体健壮的老人正在捣药。乾隆说明了来意，老者指指后门："请先生问我的父亲吧。"乾隆心想，难道这位老者的父亲也健在？他继续跨入后门，果然见一位老人正举笔抄写医书。乾隆惊讶不已，问道："敢问老者高寿？"老人笑答："不敢不敢，我年岁尚轻，刚满九十九。"乾隆感叹："人过七十古来稀。老人家您年近百岁，精神却如此矍铄，实在令人佩服！"老者笑道："家父还在那里吟诗作画呢！"乾隆急忙走进后门厅内，只见一位童颜鹤发的老人正在聚精会神地挥毫泼墨。乾隆赶忙上去寻问老者保养秘诀。老人道："常服仙鹤草煮红枣，迄今已有两个花甲了（一百二十岁）。"乾隆顿悟"天下第一家"的含义原来如此。

在江浙一带，仙鹤草很常见，因其能够补益身体的虚损，所以当地老百姓从田间回来，特别是感觉乏力、精神不振时，总会取仙鹤草 30 克，用水煎煮，再加适量的红糖，喝下以缓解疲惫之感。因此，仙鹤草又叫"脱力草"。

248. 三　七

很久前有兄弟俩，哥哥行医看病、种植药材，弟弟则整日游手好闲，不务正业。有一天，弟弟突然得了七窍出血的急症，哥哥闻讯，急忙到自家地里刨出一株草药给弟弟煎汤服下。弟弟连服几剂后，出血霍然止住，身体逐渐好转。事后他问哥哥用的什么神药，哥哥告诉它是祖传的止血草药。后来弟弟从哥哥那里讨来一些草药小苗，栽在自家园子中，第二年，这棵小苗就已长得枝繁叶茂。

说来也巧，邻村财主家的儿子也发生出血不止的情况，多方服药无效，眼看人就要挺不住了，财主打听到弟弟患过类似的出血病，因为吃了一种草药得以痊愈，便找去弟弟家寻医问药。弟弟听说后，急忙挖出种在自家园子里的那棵草药，仿照哥哥那样给财主的儿子煎汤服用，几剂下肚，财主儿子不但病没治好，还一命呜呼。

财主觉得受到欺骗，加上丧子心痛，一纸诉状告到县衙，弟弟被押入牢中。哥哥得知后急忙前去为弟弟申诉，他告诉县官，错不全在自家弟弟，弟弟用到的确实是止血草药，只是这种草药要长到三到七年药力最强，才能发挥止血功效。

这件事在当地引起轰动，有关这株止血药的故事也就渐传渐广，人们也知道了何时才是采挖这种草药的时间。后来，人们为了记住采摘时间，就给这种草药起名叫三七，意思是生长三至七年的药效最佳。

在《药性歌括四百味》中记载："三七性温，止血行瘀，消肿定痛，内服外敷。"三七别名"参三七""田七""旱三七""盘龙七"（四川地区）"金不换"（江西地区）。性温，味甘、微苦，归肝、肾经，三七功善止血，又善化瘀，具有止血不留瘀、化瘀不伤正之长，可用于出血证的治疗；善活血化瘀而消肿定痛，为治疗跌打损伤、瘀肿疼痛之佳品，被誉为金疮杖疮之圣药，可用于瘀血证的治疗；善消肿止痛、祛瘀生新，为治疗疮痈肿痛之良药，可用于痈疽疮疡的治疗；还可联合其他药物用于治疗不稳定型心绞痛、早产儿脑白质损伤、糖尿病足等疾病。

生活中人们会将三七打粉，搭配丹参粉、西洋参粉，按 1 : 1 : 1 的比例混匀，或按比例单独服用，用于美容、祛斑及预防和治疗高血压、高血脂、心脏病、心绞痛、冠心病、胆固醇等心脑血管疾病。对三七粉的功效，可以概括为"生打熟补"四字。"生"是指生用三七粉；"打"是指生三七的功效是止血活血、散瘀消肿、强心定痛；"熟"是指熟用三七粉；"补"是指熟三七粉的功效是补血理血、补益健身、提高人体免疫力。

但是三七粉服用不可过量，用于日常保健，每天 1～3 克。服用应在医师指导下进行，10 岁以下儿童、孕妇、经期妇女、血虚无瘀者、血热妄行者不宜服用。用三七当日，应忌食蚕豆、鱼类及酸冷食物。

249. 川 芎

生活中，我们见到许多人经常有头痛的症状：来月经前头痛；受了风头痛；血压一高就头痛。有的时候头痛还伴随着其他症状，比如痛经、晕眩、两旁肋骨处胀痛、爱发脾气、不想吃饭……都会影响日常生活，使人烦躁难耐。要想治疗头痛，中药川芎可是"主将"。

川芎的药用部分是伞形科植物川芎的干燥根茎，由于后世医家发现四川出产的川芎质量最佳，故得名川芎。传说，一位老人在打柴的路上听到不远处有人发出痛苦的呻吟，他急忙上前搭救，原来是一个年轻的妇人。妇人前不久难产，两天两夜才产下宝宝，此后一直觉得腹中绞痛。这天在路上走着，腹痛渐渐难以忍受，这才在路边求救。老人听罢，从山上采下川芎，与当归、桃仁、桂心、木香等配在一起研末，嘱咐妇人每天用温酒调和送服。不久，妇人果然康复，对老人感谢不已。

《药性歌括四百味》中谓："川芎辛温，活血通经，除寒行气，散风止痛。"由于在中医学理论中"血得温则行，得寒则凝"，温性的药物有助于活血化瘀，川芎"善走而不守"，可上达头目、下至血海，通行一身上下的气血，故非常善于治气滞血瘀，尤其对气滞血瘀，气血不能上达引起的病症具有非常好的疗效。

川芎所治疗的气滞血瘀主要与心经、肝经相关。因此，可用于气滞血瘀导致的心脏病、心绞痛等，也可像上文的老人一样用于痛经、产后腹痛等。这类气滞血瘀病人的典型表现是情绪不稳定、容易烦躁或抑郁，症状往往随情绪变化而发作，反复日久更加难以治愈。手上的脉摸起来往往像琴弦一样，又紧又硬；舌苔暗红，带有瘀斑或瘀点，且舌下的静脉十分粗大紫暗，皮肤也容易干燥、发紫。对于这样的病人，川芎配伍一些补血的药物往往有很好的疗效，如《傅青主女科》的生化汤和四物汤，就用桃仁、甘草、熟地黄、白芍等药物与当归配伍，活血而不伤阴；冠心Ⅱ号方中配伍丹参、赤芍、红花等，温通心脉。

川芎善于祛风行气止痛，对于偏头痛、三叉神经痛的病人，川芎茶调散（中成药：川芎茶调口服液）是常用的药方。如果是感冒引起头痛，川芎可配伍风寒感冒药或风热感冒药一起散风止痛；如果是风湿关节痛，也可与羌活、独活、防风等一起通经脉、行气血，可口服，也可做成膏药外用。

此外，川芎"散心腹间结气"，对胆囊炎所致腹痛、胃炎反酸胃灼热等症状也有作用。用于跌打损伤等，常与桃仁、红花、栀子、苏木等同用外敷。

250. 月季花

月季花开之时总是给人们带来一种姹紫嫣红的感觉，我们又称其"四季春""四季花""长春花"等。故苏轼在赏月季花时感叹道："牡丹最贵惟春晚，芍药虽繁只夏初，惟有此花开不厌，一年常占四时春。"

月季花常被混淆为玫瑰花，这并不奇怪，他们都是蔷薇科、蔷薇属的植物。常绿或落叶灌木，常具钩状皮刺。我们通过茎上的刺能够较好的将二者区分开来。月季的茎上没有绒毛，分布的尖刺较少，但是尖刺较大，每节大概有3～4个，刺的前端有弯钩。玫瑰的茎上长有绒毛，尖刺较小，花茎上的硬刺密密麻麻，大多是尖刺。月季花的花朵较大，花色多样，玫瑰花的花朵偏小，花色比较少，香气比较浓郁。同时两种花卉同样作为药材，可以直接通过花朵的大小进行区分。月季花的花朵更大更饱满，而玫瑰花的花朵较小。

月季是我们生活中常见的花卉，但月季花并非一开始就被作为药材使用。早在宋代，月季花就作为食物使用。《梦粱录》记载："蔷薇，宝相，月季，小牡丹，粉团，徘徊，贵官家以花片制作饼儿供筵。"此外还将月季做成月季虾仁豆腐，月季花酒，月季花茶等食用。

月季花作为一味中药在《本草纲目》有载。月季花以花入药，全年皆可采收，微开时采摘，阴干或低温干燥即可。据《药性歌括四百味》记载："月季花温，调经宜服，瘰疬可治，又消肿毒。"月季花性温，为活血调经药，临床中适宜治疗月经不调，同时还有活血消痈之功，外敷兼治瘰疬肿毒。中医临床中，月季花常与益母草、当归、丹参、香附等配伍，具有理想的活血理气调经的功效。月季花的调经之功可在日常生活中采用煎泡月季花茶得以实现，如每次用鲜月季花五至七钱，开水泡服即可。

月季的美丽被很多人歌颂，但是它的使用价值仍需更多探索。一花一世界，一药一经典，愿我们的中医学也能像月季花一样四季常春。

251. 自然铜

自然铜虽有"铜"名，但实际为铁，是硫化物类矿物黄铁矿族黄铁矿，主含二硫化铁。它呈黄至棕色，有绿黑色或棕红色的条纹。古代青铜、黄铜都需冶炼而得，但自然铜无须锻造，天然就呈青黄色，并具有金属光泽，像铜一样，因此得名"自然铜"。古人也发现了它与硫化物之间的关系，说它烧起来产生青色的焰火，就像硫黄一样。

自然铜是接骨续筋的良药。北宋著名医学家寇宗奭曾记载，有人偶然遇见了一只折断了翅膀的大雁，对其生出怜惜、爱护之心，于是为它提供食物，并在喂养时掺入自然铜。后来大雁的翅膀痊愈，重新踏上了迁徙的征程。

本药味辛，《药性歌括四百味》记载其"既散瘀血，又善止疼"，据说名医朱丹溪曾用自然铜治愈过一个腰伤瘀血的老人。元代崇尚骑射之风，有位老人年过60仍骑马出行，一天不慎从马背上摔下来。他顿时感到腰痛剧烈，被接回家中后只能平躺，无法翻动身体，更糟糕的是胃口也渐渐变差了。等请到朱丹溪来治疗的时候，老人既困于瘀血、又大伤元气。先治疗跌伤怕身体不能承受，先改善身体情况怕瘀血愈发难除，许多医家面对这种情况左右为难。而朱丹溪洞察出在身体虚弱之时，应以补益为先，于是果断应用大补元气之药，等老人身体渐佳，饭量见长之后，改用自然铜等逐瘀破血之药，1个月之后果然痊愈。

252. 虻 虫

虻虫是虻科昆虫，形如蜜蜂，从卵，幼虫，蛹到成虫，只需20多天就完成一代。雌虻特别喜爱吸牛马驴骡之类的血，所以又称"牛虻""牛猛""牛蚊子"，喜爱阳光，在6—8月之间，于牛马群中特别常见，可及时捕捉，捕捉后晒干微炒使用，便成了一味中药。

虻虫身体中有特别的溶血系统，能够阻止吸食牛马血液时血液凝结，吸食的血液中也有这种溶血物质，所以常选择刚吸食了血液的虻虫来入药。但因虻虫能传播疾病，所以必须煮熟后使用。

中医学认为，虻虫药味苦咸，药性微寒，特别能溶血，入肝经，具有活血化瘀、散结消肿的功效，所以用作活血破血，治疗身体中血液黏、浓、凝、聚的各种病症，还可以用来治疗跌打损伤等疾病。《药性歌括四百味》中记载："虻虫微寒，逐瘀散结，癥瘕蓄血，药性猛烈。"

虻虫单独使用非常少见，多搭配为用，与水蛭搭配是常见的药对。水蛭功缓而持久，虻虫功猛而短暂，两者一潜一飞，可以说是破血中的海军和空军，两者搭配在抗凝血、纤溶、软化血管、维护组织缺血性等层面功效突出。《伤寒论》中第一次应用虻虫，是在抵当汤中，与水蛭、桃仁、大黄同用，治疗伤寒后少腹满硬，小便自利，人如发狂的血证；虻虫搭配桃仁，有协同效应，可化瘀血通脉闭，去瘀生新，医治女性各种各样瘀血痛证兼具大便不通，月经不调等；虻虫配丹皮，清热凉血，破血逐瘀，可医治跌打，瘀血肿疼，兼具发热者。

此外，虻虫有毒，性猛，近现代认为微炒可以减轻其毒副作用，但气血虚弱，身体消瘦的人不可用，月经期间不可用，孕妇不可用。服用虻虫时间也不适合太长，应间歇性服药，以减轻其毒副作用。

253. 土鳖虫

土鳖虫又叫"䗪虫"，是我国十分传统的中药之一。好好的昆虫为什么会叫土鳖这个名字呢？如果说土鳖虫和名字有什么关系的话，那应该离不开它的分布地区和生长环境。土鳖虫主要生活的地区就是带有泥土的墙角或者是柴火堆里，它们甚至还会刨土，成天在土堆里跑来跑去。除了整天和泥土为伴，它们的作息规律也十分奇怪。土鳖虫是典型的昼伏夜出型动物，在白天它们会躲在比较深的泥土里，只有晚上的7—12点才会外出觅食，之后又会消失得无影无踪，简直让人摸不着头脑。

那么平平无奇的土鳖虫究竟对人的身体有什么样的功效呢？其实，土鳖虫对于治疗跌打损伤和接骨止痛方面比较奏效，所以在我国古代农业经济里运用广泛。除此之外，土鳖虫还可以促进乳汁的分泌，不仅可以打通血脉，而且还会有一定的催乳作用。土鳖虫对于身体内部的化瘀止痛也作用显著，还可以治疗肝病，对于肝功能不完善或者是肝硬化的患者来说也是一种良药。

关于土鳖虫的药效，民间流传着一个有趣的传说。相传，古时候，有一家榨油的油坊。油坊里雇了很多人干活，其中有个叫王老大的老头儿是专管烧火的。一天早上，他正在灶下烧火，看到灰堆里爬出几个土鳖虫来，他忙放下火锹去抓，小虫呼的一声爬进灰堆里了。正气恼的时候低头一看，地上还有一只，他又急忙砸下，结果把这只小鳖虫切成了两节。第2天，王老大扫地时，无意中发现昨天那只被切成两节的土鳖虫又活了。再仔细一看，原来这只土鳖虫是自动连接起来的，连切断的痕迹都没有。他再仔细地观察，发现只有雌虫切断了才可以自动连接起来。有一天，王老大的孩子一不小心从很高的山头上摔下来，把腿摔断了。他请了几个医生都没能治好，这下可急坏了。忽然，他想起了土鳖虫，就抓来几只雌的，把它烘干，磨碎拌在香油里敷在儿子的伤处。没过几天，孩子的腿竟好了。从此，土鳖虫可以治瘀血、折伤的故事便在民间传开了，并流传至今。

《药性歌括四百味》中记载："䗪虫咸寒，行瘀通经，破癥消痞，接骨续筋。"其性寒、味咸，具有逐瘀、破积、通络、理伤以及接骨续筋、消肿止痛、下乳通经等功效，是理血伤科要药。

254. 太子参

相传当年有位国君的太子年幼体弱，御医治疗无效，国君担心太子难承大统，心急如焚便全国张榜求药，这时有人进贡一种长约寸余，形是细条状的无名草根，太子服用后身体逐渐康复，众人皆不识此药的名称，有人向国君谏言说："这种药具有补益的作用就像人参一样，它拯救了我们的太子，不如就叫它太子参吧！"太子参因此而得名。

太子参这一名称最早见于清代的《本草从新》，作为人参条目后面的附录，相当于个头较小的人参。《本草纲目拾遗》提及"太子参即辽参之小者。"明确指出太子参就是小的人参，当时的卖参的商家挑选出个头较小的单独售卖，取名为太子参。因此在清代时的太子参就是原为五加科人参的小型参，其性味功效及使用注意均与人参相同。但现在临床中所用太子参和清代时的小人参并不是同一个品种，而是石竹科植物孩儿参的干燥块根。

《药性歌括四百味》记载："太子参凉，补而能清，益气养胃，又可生津。"太子参虽然有补益作用，但补益力量比党参弱，更不能与人参相比。但也正是因为其补益力量温和，太子参味甘而微苦，不温不燥，性偏凉，因此具有清补之功，补气时兼具有生津之能，还可健脾养胃。可以说太子参益气但不燥烈，生津但不助湿，扶正但不恋邪，补虚又不峻猛。因此常治疗气阴不足、耗气津伤而引起的食少倦怠、咳嗽痰少、心悸不眠等病症，在许多不需要峻补的情况下就可以选择太子参来治疗，尤其在久病体弱、慢性疾病及儿科疾病中运用较广。除了入煎剂外，太子参也可通过泡酒、熬粥、泡茶、研末等用法来长期服用以养生防病。

现代研究表明太子参主要含环肽类、苷类、糖类、氨基酸类、磷脂类、挥发油类、脂肪酸类、油脂类、甾醇类和微量元素等化学成分。药理研究发现太子参主要有心肌保护、免疫调节、抗氧化、降血糖、抗应激、抗疲劳、抗肿瘤、抗炎、抗病毒、镇咳等作用。

255. 鸡血藤

鸡血藤，听起来好威风的名字。其实，鸡血藤并不是真的含有鸡血，而是将鸡血藤砍开，因会流出红色的汁，像鸡血一样，所以被称之为"鸡血藤"。而它的功效一如它的名字，亦是与"血"密切相关。

《药性赋》中说：鸡血藤补血气。说到补血药，想必大家更多知道的是阿胶、当归、三七等。相比较而言，鸡血藤亦不逊色。鸡血藤集通补于一身，补而不滞，通而不伤，是补血药中难得的带有活血作用的药物。鸡血藤的横切面像车轮一样，轮状的药善转动。所以它一入体内，就善于流通气血，能让气血走动起来。

鸡血藤以藤茎入药。中药里很多藤类都有祛风除湿、舒筋活络的功效，这跟中医的"取象比类"理论有关。中医学认为藤蔓之类，互相缠绕蔓延，犹如网络，纵横交错，无所不至，就像人身体的经络一样，因此藤类药可通经入络而治病。鸡血藤更是如此，对风湿痹痛、腰膝酸软、筋骨麻木等证，尤为常用。

关于鸡血藤治疗肢体痿弱，筋脉不利的功效，还有一个有趣的故事。据说古时有一后生叫李富，给财主干活，终年劳作，渐渐手足麻木，肢体半瘫，被财主赶出家门。此后便跟随家旁寺里的和尚师父上山采药，以卖药为生，常免费将药给予穷人治病。一天采药很晚，李富便把头和腿架在一棵粗藤上，不知不觉地睡去了。刚一入睡，就梦见一只大公鸡，死死地将他缠绕，使他动弹不得。他企图张嘴呼救，但嘴张开后，无力闭合。这时，庞然大物却向他嘴里喷吐鲜红的血液，李富突然惊醒。他定了定神后，突然觉得全身逐渐轻松。抬头望去，只见藤子被他压断处滴出鲜红的液体，这正是他嘴中的"鲜血"。后来他将这件事原原本本地告诉了老师父，老师父说："你心肠好，得高人点化，你就将这藤子砍回家煮水喝吧。"这后生就每天砍一段藤子回家煮水喝。2个月过去了，李富全身麻木、酸疼的症状竟然全部消退，活动自如。就这样，一传十，十传百，很多类似的病人均被治愈，鸡血藤故此被广泛应用起来。

《药性歌括四百味》言："鸡血藤温，血虚宜用，月经不调，麻木酸痛。"总结来说，鸡血藤苦而不燥，温而不烈，能够通行周身血脉，舒筋活络，调经止痛，同时又兼补血作用。所以各类血虚都可以用。又因它非常平和，基本上放在任何方中，都有帮助之功，而无扰乱之害，尤其对于中老年人非常友好。另外，用鸡血藤泡酒饮用，也是不错的选择。

256. 冬虫夏草

冬虫夏草又名"虫草""夏草冬虫"，它是一种既名贵又奇异且罕见的药材，人们把它和人参、鹿茸共列为三大极佳补品。从地面上看它像一棵草，挖出来它的根却是一条虫。冬虫夏草实际上不是草，而是一种昆虫与寄生真菌的结合体。因为幼虫冬天生活在冻土中，故称冬虫。草是寄生虫子头上的虫草真菌子座，形似草。因子座夏天出土，故称夏草。

冬虫夏草是人们眼中的大补品，具有补肾益肺，止血化痰的功效，能用于治疗阳痿遗精，腰膝酸痛，久咳虚喘，咳嗽咯血，病后体虚易发汗之类的病症。《药性歌括四百味》说虫草"味甘性温，虚劳咳血，阳痿遗精"就是这个意思。它还可以增强体质，抵抗癌细胞，提高免疫功能，也可以用于高血压。

我国是一个擅长发现美食、烹饪美食的国度，价格昂贵且疗效好的虫草的吃法更是五花八门，比如煮水当茶喝、泡酒、熬粥等，但人们最钟爱的还是传统吃法——和各种肉类一起炖汤。相传武则天在晚年的时候，体衰多病咳嗽不止，太医治疗久不见效。御膳房的康厨师就做了滋补身体的"冬虫夏草"炖鸭子呈给武则天，但武则天看见汤里有黑乎乎的似虫非虫的东西，认为康厨师要害她，把康厨师打进了大牢。御膳房的李厨师认为只有用冬虫夏草治好武则天的病，才能还康厨师以清白。后来，李厨师终于想到把虫草塞进鸭子嘴里炖汤的方法，这道菜就叫"虫草全鸭"。武则天觉得这道菜很好吃，吃了1个多月后气色好转，不再咳嗽了。一天武则天邀请监察御史吃"虫草全鸭"，她说自己的身体恢复要得益于这道菜，监察御史尝后觉得味道果然好极了！席间武则天问起如何处理康厨师谋杀一案，这时李厨师斗胆抢了几句话，解释说康厨师的鸭汤里那黑乎乎的东西是冬虫夏草，具有补肺益肾的功能，可以治疗咳嗽，康厨师之所以这样做是为给皇上补身子，然后从鸭子的嘴里取出了黑乎乎的东西。于是武则天吩咐把康厨师放出了大牢，并加以奖赏。

冬虫夏草虽然有很高的药用价值，但并不是所有人都适合使用。因为虫草药性温热，含有雄性激素，所以未成年儿童禁止使用，发热人群禁止使用，容易上火和上火后出现咳嗽、咯血的患者，不适合单独使用。

257. 锁　阳

锁阳是生长在我国甘肃、新疆和内蒙古等西北地区荒漠的一种大名鼎鼎的补益药材。它有极高的营养价值和保健价值，在当地人的心里甚至比稀少的人参还要珍贵，更是流传着"金锁阳，银人参"的说法，享有"沙漠人参"的美誉。

《药性歌括四百味》中记载："锁阳甘温，壮阳补精，润燥通便，强骨养筋。"锁阳具有补肾助阳、益精血、润肠通便的功效，而锁阳的滋补作用和普通补益药略有不同，传统补肾助阳药对于阴气都有一定的损伤和消耗，但是锁阳还可以补阴气、治虚，这可能也是锁阳具有较高保健价值的原因之一。

传说唐贞观年间，名将薛仁贵一路向西征战，被当时的哈密国元帅苏宝同率领的军队困在了甘肃苦峪城。薛仁贵带领将士多次突围，都以失败告终。被困在城中的唐军渐渐地弹尽粮绝，城中的粮草很快不足以维持军队的需求，薛仁贵只好号召大家节衣缩食，靠草根和树皮来维持生命。

薛仁贵从当地人口中得知，沙漠中有一种植物，叫锁阳，不仅可以充饥还可以暖身提神，锁阳外观棕红色，像小红萝卜一样，半截根茎在地面，半截根茎在地下，更神奇的是在锁阳生长的地方，直径一米的范围内，都不结冰，同它的名字一般，能够锁住阳气，是味温热性味强烈的药材。

没有食物，薛仁贵便命人挖锁阳来吃，将士们终于有了食物，更没想到吃了锁阳后，竟精神倍增，浑身充满力量。而城外的敌军粮草也快跟不上了，就这样薛仁贵重整军队，振奋士气，率军全力出击，很快将敌军击败。

薛仁贵回京后还将锁阳带回长安，献给了唐太宗，为了纪念锁阳在这次战争中做出的贡献，唐太宗将苦峪城改名为锁阳城。现在，锁阳在我们的生活保健中也随处可见，锁阳药酒、锁阳汤、锁阳粥等，层出不穷。

到现在甘肃古锁阳城一带还传唱着关于锁阳的民谣，"锁阳，锁阳，既是药，又是粮，病时采它治病，饿时充饥肠"。

258. 胡芦巴

胡芦巴又名"葫芦巴"，是一种豆科植物，其全株都有香气，因此又叫"香草"。胡芦巴性温，味苦，全草都可入药，但主要取用它的成熟种子。在宋代《嘉祐本草》中记载胡芦巴能治疗脏腑虚寒，尤擅治疗肾虚。李时珍在《本草纲目》中认为胡芦巴属于"右肾命门药"，强调了其补肾及补命门的功效，并记述了胡芦巴能祛寒行气，可以治疗小肠气痛等腹痛疾病，而在后世诸多方书中均有用炒胡芦巴来治疗寒湿脚气的记载。《药性歌括四百味》中记载："葫芦巴温，逐冷壮阳，寒疝腹痛，脚气堪尝。"

现代研究表明，葫芦巴中含有丰富的营养成分，如甾体皂苷类、黄酮类、萜类、生物碱类、脂肪及油脂类、氨基酸及蛋白质、矿物质类等。胡芦巴具有多种药理作用，包括降血糖、降血脂、抗氧化、保护心肾、保护胃黏膜、抗肿瘤、镇痛抗炎等。

胡芦巴具有天然的香味，是一种可口的美食，有记载阿拉伯国家的人民在 2000 年前就开始食用胡芦巴。胡芦巴的鲜嫩茎叶有着一股独特的清香味，可凉拌生食，可以炒食、腌制食，也可晒干后食用。当时科学家们发现阿拉伯人虽进食较多脂肪，但糖尿病的发病率却相对较低，就有人提出可能是与阿拉伯人广泛种植胡芦巴并普遍食用胡芦巴有关。为此研究人员做实验，发现胡芦巴的种子和茎叶能够显著降低血糖，并且对人体无副作用。

胡芦巴还是一味重要的脱贫攻坚的经济作物，从事药用植物研究的肖培根院士，为支持西部大开发，从 20 世纪 90 年代起就提议在宁夏大力发展种植胡芦巴。他分析了种植胡芦巴的多种益处，一是生长周期短，作为一年生的草本植物，种下 1 年后农民就可获利；二是胡芦巴较容易种植，容易推广，宁夏的土壤气候条件适合其生长，同时它还可以增加土壤肥力；三是它用途广泛，不仅可做药物使用，还可作调香料，并且其许多有效成分在制药工业、化妆品工业中均有应用。当宁夏开始种植胡芦巴后，几年的时间产量直线上升，现在胡芦巴在宁夏几乎可与枸杞并驾齐驱。

259. 杜　仲

杜仲是一味大家耳熟能详的本草，中药杜仲是杜仲科植物杜仲的树皮，杜仲树皮在切断之后，能够出现类似"藕断丝连"一般"拉丝"的效果，非常神奇。

"杜仲"之名很有意思，它有名有姓听起来很像是人名，而据传说所载，杜仲药名的确来自于一位名叫杜仲的纤夫。

从前，在风景秀丽的洞庭湖畔，货运主要靠小木船运输，船上拉纤的纤夫由于成年累月低头弯腰拉纤，以致积劳成疾，他们十有八九患上了腰痛的顽症。情景如同张仲景见到的伤寒肆虐之惨状，"家家有僵尸之痛，室室有专泣之哀"，杜仲立志解决纤夫痛病这一顽疾，于是上山采药。

一路上艰辛坎坷，所见诸多草药，都不能缓解痛症，但他始终没有放弃，终于有一天，他在山坡上遇到一位采药老翁，杜仲和他讲述了纤夫们的症状后，老翁从药篓中掏出一块可以拉丝的神奇树皮送给他，说此树皮可以实现杜仲多年以来想要治疗痛症的愿望。

杜仲连连道谢，问清"神树"生长的方位后，杜仲拜别了老翁，沿山间险道攀登而去。山间陡峭，悬崖危险，猿猴尚难以攀登，更何况常人。杜仲拼尽全力，从未放弃。终于，他历经千辛万苦，找到了"神树"，采摘树皮过后，他本想要原路返回，奈何精疲力竭，不经意间，失足跌落山下，随后被山水冲入浩浩荡荡的八百里洞庭之中。

洞庭湖的纤夫们找到了杜仲的尸体，他虽然已经故去多日，但他手中仍然紧紧抱着一捆采集的树皮，纤夫们含着泪水，拿到了神树的树皮。果然，大家服用了树皮所制的药后，腰痛全都好了，为了纪念他，人们将其命名为"杜仲"。

《药性歌括四百味》载："杜仲甘温，腰痛脚弱，阳痿尿频，安胎良药。"可见杜仲治疗痛症的疗效是确切的。不仅如此，杜仲补肝肾、强筋骨、安胎的效用也十分明显。现代研究表明，杜仲对于早期高血压也有很好的疗效。

杜仲舍身济世，虽然早已离我们而去，但是他的名字和精神却随着中药杜仲永远流传。

260. 沙苑子

有一味药物既透露出浓郁的地域色彩，又与一个历史典故有关，那就是沙苑子。

沙苑位于陕西关中平原东部，是典型的河岸沙丘地貌。由于长期过度放牧、垦殖，导致沙苑地区不适合耕植，唐代以后逐渐退化为"其沙随风流徙，不可根植"之地。但这却给耐干旱、恶潮湿的沙苑子提供了良好的生长环境。

相传唐玄宗之女永乐公主自幼多病，后因安史之乱逃出宫中，流落到沙苑一带被人收养。期间常服蒺藜子不辍，3年后病患全无，肤白貌美。安史之乱平息后，永乐公主回到宫中，向皇兄唐肃宗献上此茶，唐肃宗服用1个月后神清气爽，耳聪目明，精神倍增。为此，唐肃宗下令沙苑一带广种蒺藜子，并将其作为养生保健的贡品，赐名"沙苑子"。

《药性歌括四百味》中记载："沙苑子温，补肾固精，养肝明目，并治尿频。"沙苑子性味甘温，功偏补、涩，能治尿频，养肝明目，益肾固精。在充满风沙的环境中生长，沙苑子不仅为自己赢得了宝贵而独特的生存空间，也为周围的植物创造了养分与资源。其独特的生长环境赋予了沙苑子补养固涩、阴阳双补的功用特点，正如《本经逢原》所言："得漠北之气，性降而补，益肾，治腰痛，为泄精虚劳要药。"从地名到药名，从深扎土壤到补益肝肾，从耐旱抗寒到阴阳双补，从保土固沙到固肾护精，一味沙苑子向我们展现出地理环境对中药功效不可置疑的影响力，流露出农耕文化与中药文化的互通相依。

沙苑子名称在宋、明前期本草中多为"白蒺藜"，易与蒺藜名称混淆而较为混乱，随着本草医术的不断补充和完善，沙苑子名称在明后期、清代本草中多为"沙苑蒺藜"，自在清《临证指南医案》中首称为"沙苑子"起，就一直沿用至今，此外，"潼蒺藜"常被作为沙苑子的别名流传至今。

沙苑子茶具补益肾精的功效，用于肾虚腰痛、腰膝酸软等疾病。做法：先将沙苑子捣碎，按 4∶1 比例与绿茶一同放入茶杯内，用沸水冲泡，15 分钟后即可饮用。

261. 白　前

白前的命名，相传与华佗有关。

华佗少时在外游历四方，足迹遍及河南、安徽等地。这年虽已入秋，仍然雨水充沛。某天天色已晚，而雨不停歇，实在不宜继续赶路，他只好投宿到了一个名叫白家庄的地方。庄子不大，客栈也很简朴，好在门外不远处就是溪滩，景色别有一番风味。

老板非常热情。华佗正准备歇下，没想到听见了一阵撕心裂肺的咳嗽声，即使混杂在雨声里，依然十分清晰。老板叹气道，这是后屋那家的孩子，近日连咳带喘，总也不见好。附近既无郎中，也没药铺，简直让人担心把嗓子给咳坏了，还请他见谅。

华佗决定去看看。这家大人应了门，愁眉苦脸地回到孩子床边，说："小小年纪，也不知道哪里生出这些痰来。"华佗一摸孩子脉象不虚，仍是个实证，于是道："有一味药，可治疗此病。"

大家按照华佗的描述去找：约不及腰高，叶子形似柳叶，根茎细长柱形，分节明显，稍有弯曲，节处簇生着纤细弯曲的根。好一番周折，终于在河边半入水的地方找到这味药。家人把它的根茎和根洗净煎水给孩子喂下，不一会果见好转。

孩子的家人去找华佗再次道谢，客栈老板说他见雨过天晴，一早就再次踏上了旅程。由于走得匆忙，并未留下这药的名称，庄子里大家一合计，既然药是在白老板门前的溪滩上发现的，那就叫"白前"吧！这药就这么一直流传了下来，"水杨柳""溪瓢羹"一类的名称反而没那么常用了。

龚廷贤在《药性歌括四百味》总结白前为"微温，降气下痰，咳嗽喘满，服之皆安"，有降气、消痰、止咳的功效，用于肺气壅实、咳嗽痰多、胸满喘急的治疗。白前性微温而不燥热，既能降气又能祛痰止咳，是治疗肺之咳喘的要药。但须注意的是阴虚火旺、肺肾气虚咳嗽者慎服。

262. 蛤　壳

《医说》中记载了这么一则故事，用来论述蛤壳的功效。

宋徽宗有位妃子，终日里咳嗽得厉害，面部浮肿胀大好似圆盘，夜夜无法入睡。好在，此时宋徽宗对她正在宠爱的当口，摆驾其处时发现了此事，于是急召医官李防御来治。然而，换了好几个方子，始终不曾见效。

数日之后，宋徽宗下了最后通牒："你自己去内东门司立字据，如果3天之内见不到疗效，自己就应当被杀掉。"李防御确实再没有什么好方法，立字据时仿佛已经看到死期，回到家里与妻子对坐而泣。忽然，听到街上有人叫卖咳嗽药："咳嗽药！一帖只要一文钱，服下今晚好安眠！"这说得完全就是那位妃子的症状，他赶紧买了十帖回来，三帖并作一帖，先自己试了试药，没觉得有什么不舒服，于是按此剂量减半，请那位妃子服用2次试上一试。

当晚，妃子的咳嗽止住了。第2天，连面部的浮肿也消失了。宋徽宗龙颜大展，好好赏赐了李防御一番。劫后余生，他庆幸不已，又想到宋徽宗定要传他问话，万一答不上来，仍是死路一条，于是重金请那游医传方。原来此药配伍十分简明，只需蛤壳拌上少许青黛即可，乃是从其军行伍时从主帅处得知。

蛤壳又名"海蛤壳"，味咸，粉末接近白色，《药性歌括四百味》记载其能"软坚散结，清肺化痰，利尿止血"。与青黛混匀，可呈现漂亮的浅碧色，即为鼎鼎有名的"黛蛤散"，古书记载用淡齑水加几滴麻油调服。

263. 禹余粮

禹余粮，这味药要先从名称开始体会。提起禹，大家最先想到的可能就是我国最英明的帝王之一大禹和他治水的故事。关于禹余粮这个药名的来源，还真的和他有关。

相传大禹治水身先士卒，常废寝忘食地并到处奔波。他的妻子见他因劳累过度而日渐消瘦，又听说他最近大便溏泄，常常脱肛，极为心疼。一天夜里，大禹又捎信说要开夜工而不能回家，禹妻赶忙采来一些强筋健骨、收敛止泻的药草，做了一篮糖馒头，亲自送到工地去给他当夜点。当她沿着溪水向岭上走去时，忽然隐隐约约地看见山冈上有一只巨兽在拱山。那只巨兽力大无穷，只听得一声巨响，大山竟然被拱倒了一角。她被惊吓得跌倒在地，篮中的馒头大半都滚下了山冈。原来那巨兽就是大禹的化身，这时，他听到妻子的惊叫声，摇身一变，恢复大禹原来的身形，上前把妻子扶起来。再找那只篮子，里面只剩下四五个馒头了。大禹边吃边笑道："这些馒头已够我饱餐三顿了，倒掉的那些馒头就算作我的余粮吧！"大禹治水成功以后，山冈上仍留下许多馒头状的泥石块。人们都说这是大禹的余粮变的，于是取名叫"禹余粮"。

关于禹余粮名字传说有很多不同的版本，但都是讲大禹治水成功后，余下的粮食变成了这味药材。尽管"禹余粮"有着非常美好的传说，但它终究不是可供食用的粮食，而是一味矿物类药材。

上面的故事也暗示了禹余粮的作用可以治疗大便溏泄、脱肛。在《药性歌括四百味》中记载："禹余粮平，止泻止血，固涩下焦，泻痢最宜。"禹余粮收敛固涩的药效非常好，很多矿物类药材都善于收敛固涩，比如赤石脂与禹余粮功效相似，这两味药都常用来治疗久泻久痢。《伤寒论》中赤石脂禹余粮汤两药同用，可以用来治疗下利不止，滑脱不禁，脉沉细无力。

目前临床上蒙脱石散是用于治疗腹泻的常用药物，价格非常便宜且具有良好的止泻作用。从中医学角度看蒙脱石也属于矿物类药材，用于止泻与赤石脂、禹余粮有异曲同工之妙。当然大家在服用药物的时候还是要遵医嘱，不要私自盲目用药以免带来一些不良后果。

264. 浮小麦

浮小麦，顾名思义，就是浮起来的小麦。通俗一点，就是瘪麦子，颗粒不饱满，质量不好的麦子。那这质量不好的麦子，又有什么独特的功效呢？

就是这"劣质"的麦子，在临床上起到了意想不到的作用。浮小麦功效的发现还有一个小故事。有一位医生新购进一批小麦，却发现这些小麦形状瘦小，颗粒并不饱满，便问伙计："这些小麦是何人送来？"伙计回答："是城南张大户送来的。"就在继续要追问的时候，来了一位急症病人，那病人的丈夫说："我媳妇最近精神异常，胡言乱语，非常躁动，打砸东西，晚上睡觉也不好，非常痛苦，大夫您一定要救治她啊。"医生诊断之后说道："不必惊恐，此乃妇女脏躁症也。"说完，就开了甘麦大枣汤，用以治疗妇人精神神志躁狂。开方抓药之后，病人的丈夫又补充道"近日夜间经常汗出。"医生说："嗯，先治急症再说，至于夜间出汗下次再行医治。"这里的夜间出汗，中医称之为盗汗。

五天后，那妇人病愈，前来拜谢医生。他问："今天再来治晚上出汗的症状？"那妇人笑道："已一并痊愈了。"现在成了医生不解了，明明没有治疗盗汗，怎么症状反而好了呢？难道是医圣仲景的方子本身就可以治疗盗汗吗？有疑问，便付诸临床。他就有意识地用甘麦大枣汤治疗盗汗，结果收效甚微。百思不得其解的时候，张大户又来送麦子了，伙计和他吵了起来："别以为不是吃的就啥质量的也要，你这麦子都瘪成啥样了，不要不要。"张大户："地里收成不好，这些粮食卖不出去，放到水里都会浮起来，只能看看药店要不要了，不然我们也实在没办法啊！"医生这时走了过来，想起上次治那妇人也是用的他的麦子，便索性全收下了，并用毛笔标注三个字，浮小麦。从此之后，医生就开始用浮小麦治疗汗出的病症，果然疗效甚佳。

《药性歌括四百味》中记载："小麦甘凉，除烦养心，浮麦止汗，兼治骨蒸。"前半句即仲景甘麦大枣汤中小麦的用法，后半句即补充的用浮小麦治疗阴虚盗汗的功效。我们在使用浮小麦时，必须进行正确的辨证，知道汗出的病机，有针对性地进行治疗，才能发挥其最大的作用。

265. 南瓜子

我们大家应该都吃过南瓜，但是大家不知注意过没有，其实南瓜里面有瓤，再里面就是它的种子——南瓜子。南瓜子炒了之后就和瓜子一样，可以当作零食吃。但是，南瓜子和瓜子比，还不一样，它全身是宝，还可以有药用价值。南瓜的药用价值还有一个故事。

日本一个叫山本名和的内分泌科医生，在一次宴会上一位朋友故意问他："当今世界上最难治的内分泌疾病是哪种？"山本答："糖尿病。"朋友见其中计，笑道："哈，我到过北海道的夕张，那里简直没有糖尿病病人，若君到夕张挂牌营业，就要失业啊！"

山本得到这个消息，专程到夕张进行了调查，结果的确如此。山地居民爱吃南瓜，不论富人穷人，都大量地以南瓜做饭做菜食用。是不是南瓜的作用呢？为证实自己的想法，山本大夫做了临床实验，他选择了一定数量的病人，每人每天食鲜嫩南瓜100～500克，1个月后他惊喜地发现，所有受试者血糖均有不同程度的降低，病情好转，少数人竟奇迹般地痊愈了！于是，土生土长的南瓜，在日本顿时身价百倍，全日本兴起了一股南瓜热。

其实，南瓜不仅能治糖尿病，在我国民间还早已用来治疗多种疾病。古医书《本草纲目》对它早有记载：南瓜，又名番瓜、倭瓜、饭瓜，原产热带，传入中国较早，学名中国南瓜。它的种子更是有多种功效，《药性歌括四百味》中记载："南瓜子温，杀虫无毒，血吸绦蛔，大剂吞服。"南瓜子炒熟吃，香甜适口，是群众喜爱的小食品。南瓜子又是一种高效、无毒、安全的广谱驱虫药，对绦虫、血吸虫、蛔虫、蛲虫都有驱杀作用。药理实验证实，南瓜子榨出液，在 45 分钟内可杀死绦虫。

另外，南瓜藤可治胃痛。用法：南瓜蔸部藤一把，水煎浓汁一碗，于疼痛剧烈时一次服下，有缓急止痛之效。南瓜的花和嫩叶柄，做菜食，是又甜又脆别具风味的菜肴。若再加点羊肝和猪肝，对夜盲症有特效。

全身都是宝的南瓜，你做好准备去一一尝试了吗？

266. 铅　丹

唐宋八大家之一苏辙少时有疾，落下病根，不禁风寒。元祐四年（1089 年）的冬天，他奉命出使辽国，作为庆贺辽道宗耶律洪记的生辰史，以维系北宋与辽国的关系，避免两国战乱。念及北宋被辽国侵占的疆域，苏辙心情十分低落，给家人写信。

苏轼收到来信，旋即回诗四首，表达对弟弟的支持和赞誉，鼓励他打起精神继续前行。农历十一月二十六日，是日大风，苏辙来到以温泉著称的神水馆。受到家人支持和鼓舞的苏辙此时心境已大不相同，于傍晚提笔写下"莫倚皂貂欺朔雪，更催灵火煮铅丹"的诗句。诗中提及的铅丹药性微寒，且为世人广知，孙思邈在《千金翼方》在补五劳七伤虚损方中特别叮嘱服药时禁食"生冷铅丹瓜果"等物。苏辙的这一说法，充分反映了其内心的激昂与坚定：我虽本体弱，但如今傲视北境风雪，甚至需要服用铅丹来平复滚烫的心胸。

铅丹是由铅在土硫黄与硝石的作用下冶炼而成的产物，为四氧化三铅的俗称。南唐高道谭景升曾记载有服用铅丹代替进食的修炼之道。不巧的是，铅丹中毒的早期症状正是恶心呕吐、食欲不振、腹胀或便秘。很难说服丹后辟谷的效果，究竟从何而来。

铅丹是一种应用历史较为悠久的矿物质药，龚廷贤谨慎地将铅丹的疗效总结为"解毒生肌，疮疡溃烂，外敷颇宜"，并未提及内服治疗之事。铅丹现代应用并不广泛。民间有一验方，以铅丹、轻粉、铜绿等制成药膏，局部少量地应用于治疗收口慢、易复发的臁疮，即现在所说的生于小腿的慢性溃疡。

267. 炉甘石

我国人民坐拥八大菜系，美食地图遍布全境，对于自然界中的新事物能否入口已经形成了与生俱来的执念，数千年里传下了许多以味道命名的事物。例如，古人仿照藤上结了一个大果的造型造出了"瓜"这个字，有一天发现一种瓜吃起来特别苦，就直截了当地称之为"苦瓜"。而路边阳光充足的地方有一种嚼起来很甜的草，就必须领受"甘草"这个名号。

奇怪的是，石头大多没什么味道，但有一种石头也是用味道来命名，听起来还非常美味，称之为"甘石"，也就是生活中常用的炉甘石洗剂的主要原料之一——炉甘石。

这"甘"，自然不是指它表面舔起来酸酸甜甜，而是指在中药的"酸苦甘辛咸"五味中，隶属"甘"味。甘味具有补益、和中、缓急的功效，《药性歌括四百味》记载炉甘石能够"生肌敛疮，燥湿解毒"。

其名称中的"炉"字，则来源于炉甘石这种矿石冶炼的特点。炉甘石实际上是碳酸锌的原矿石。黄铜正是将铜与炉甘石等一起冶炼获得的。

李时珍对炉甘石十分推崇，声称"九天三清俱尊之曰炉先生"，且其"受金银之气"，是"金银之苗"，将炉甘石在金属冶炼中的应用归结为炉甘石"点化"了这些矿石，力证炉甘石的珍贵。《本草纲目》中记载，炉甘石与冰片同用点眼，能够治疗一切目中的疾病，并举了目暗昏花、诸般翳膜等种种应用炉甘石治疗眼疾的例子。龚廷贤有云："炉甘石平，去翳明目。"

268. 大风子

大风子，主产于越南、柬埔寨、泰国、马来西亚、缅甸、印度等东南亚地区，我国海南、云南、广西、台湾等地亦有分布。

大风子，别名"大枫子""麻风子"。为什么又叫麻风子呢？因为它为前人专治麻风病之要药。对于麻风这种疾病，我们都不陌生，它是一种非常严重的传染性疾病。大风子树的提取物——大风子油，是当时治疗麻风病的特效药，但是注射后，因其黏稠，病人感到非常疼。对于大风子油的提取做出关键贡献的是美国著名化学家爱丽丝·鲍尔。据说，1930年暹罗王国（现泰国）国王为感谢夏威夷大学治疗他们国家麻风病人做出的贡献，曾赠送给夏威夷大学一棵大风子树。她从大风子油里提取出大风子油酸乙酯，大大减轻了病人的痛苦。但是，迄今为止，知道鲍尔的人并不多。她在能够发表研究成果之前就去世了，当时夏威夷大学的校长甚至试图声称这项研究是他的，后来，鲍尔的前导师公开表示，鲍尔应该因拯救麻风病人的生命而获得荣誉。直到21世纪，她的成就才被充分认可，夏威夷大学正式宣布承认她的研究贡献，并将2月29日定为"爱丽丝鲍尔日"。

据说，唐代医家孙思邈曾治疗过多达600名麻风患者，他为了向来自印度的僧人学习医学知识，甚至将患有麻风病的僧人接到自己家中居住，边给他治疗，边向他学习。最终，治好了60名左右的麻风病人，主要应用的药物就有大风子。

《药性歌括四百味》中记载："大风子热，善治麻风，疥疮梅毒，燥湿杀虫。"简要记载了大风子祛风燥湿，攻毒杀虫的功效，在临床中用于麻风以及疥疮梅毒等疾病。需注意的是，大风子有毒，内服宜慎，不可过量或持续服用，以免中毒。

269. 重　楼

有一种草药，名字是从它们的长相而来。七片叶子，轮生在茎干之上，最上面冒出一朵花。花也挺特别，花瓣分为两轮，外面一轮花瓣却没有个花瓣样，长得跟叶子几乎没有什么太大的差别，很有意思。于是人们赋予它一个形象且富有诗意的名字"七叶一枝花"，又名"重楼"，或者"蚤休"。

重楼喜欢在凉爽，阴湿，水分适度的环境中生长，惧怕霜冻和阳光，主要分布在我国的贵州、云南、西藏、四川等地。野生的重楼是极为珍贵的中药材，主要的药用部分是根茎。重楼最先被发现的功效，就是治疗毒蛇咬伤，此药尤其受到赶山的朋友们所喜爱。它还具有很强的清热解毒之功，能够治疗带状疱疹、湿疹、皮肤瘙痒等皮肤疾病，对腮腺炎、扁桃体炎、乳腺炎等炎症也有较好的消炎杀菌作用，常将其研磨调醋敷于患处。另外，重楼还可息风止痉，煎汤内服可治疗惊风抽搐、高热痉挛、神昏等症。因为它的疗效很好，民间有很多关于它的谚语，如：七叶一枝花，深山是我家，痈疽如遇者，一似手拈拿；七叶一枝花，百病一把抓；是疮不是疮，重楼解毒汤等。

重楼药用历史悠久，关于它，还有一则神话故事。传说在浙江天目山区住着一个青年叫沈见山，他孤身一人，靠上山砍柴为生。一天，他在砍柴时，不慎被蛇咬伤，很快就昏迷在地，不省人事。这时天上的七仙女正好下凡看到了昏倒的沈见山，便动了恻隐同情之心，纷纷取出罗帕盖在他的伤口四周。正巧王母娘娘这时也驾祥云到此，随手拔下头上的碧玉簪，放在 7 块罗帕的中央。没过多久，沈见山渐渐苏醒过来，罗帕和碧玉簪一起落在了地上，即刻变成了 7 片翠叶托着一朵金花的野草。他发现原来是野草救了自己的蛇伤。下山后，他将自己被蛇咬伤后获救的奇特经过讲给村民，并带村民上山认药。故而每遇有蛇咬伤患者，都采挖此药，并获神效。当大家好奇地询问药草的名字时，沈见山想了想说："就叫七叶一枝花。"

《药性歌括四百味》记载："蚤休微寒，清热解毒，痈疽蛇伤，惊痫发搐。"它被视为治蛇毒、疗痈疽的圣药，在民间广泛使用。蚤休可以内服外用，但是因为其有小毒，所以用量不可过大，最好在中医师的指导下服用。

270. 马钱子

"马钱子、马钱子，马前食之马后死。"寥寥数语，就展现了马钱子的巨大"威力"。马钱子以其毒性而闻名，但作为中药材使用，却可以治疗疾病、救人性命。

马钱子又名"番木鳖",是植物马钱晒干后的种子,形状像个圆圆的纽扣,一面是隆起的,一面则是凹着的,摸上去还有可能感觉到一层密密的茸毛。马钱子虽然有剧毒,但是它亦有舒筋活血通络之功,可用于治疗咽喉肿痛、麻木瘫痪、疽痈溃疡、跌打损伤。马钱子还可祛风除湿,可治疗风湿顽痹。《药性歌括四百味》记载:"番木鳖寒,消肿通络,喉痹痈疡,瘫痪麻木。"足以证明,马钱子之所以在中医药应用上近千年不衰,是因为它那显著的治疗效果,可谓是"毒药猛剂起沉疴"。

中了马钱子毒是一件极其痛苦的事情,南唐后主李煜就是该药的受害者。"春花秋月何时了?往事知多少。"这首《虞美人》千古流传,但李煜也就是因为这首词而丧命。李后主吟诗作赋游刃有余,治理朝政却一塌糊涂。等到赵宋大军兵临城下,李煜也就只有投降。被宋太宗赵光义软禁在开封的李煜心情自是与前大不相同,所作皆为怀恋家乡故土、感叹时光的诗文,这一做法同样引起了宋太宗的不满。最后的导火线就是那首李煜所写的《虞美人》,当宋太宗看到这首词后,认为这一首《虞美人》寄托了李煜对故国怀念的情感。于是宋太宗认为,李煜并不是在醉生梦死,而是在隐忍,妄图有朝一日东山再起。于是,宋太宗便下令将马钱子下到李煜要吃的酒菜中,毒杀李煜。李煜中毒后全身抽搐,头部与足部相接而死,也因为死状似牵机,马钱子也被人叫作"牵机毒",成为史上皇宫里皇上赐毒的首选。

而现代科学研究也表明马钱子确实是一味带有毒性的中药材,并且马钱子的毒性还很大。即使是经过中医药师的炮制,也只能是降低马钱子毒性,并不能消除毒性。在《中华人民共和国国药典》中对其用量做出明确规定,如果是直接内服马钱子,就需要把用量控制在 0.3~0.6 克,并且必须保证内服的马钱子是经过严格炮制的。因此,马钱子,必须要在医师的指导下使用,万不可自行服用。

中医经典科普读本

趣解《药性歌括四百味》药食同源卷

《药性歌括四百味》为明代医家龚廷贤所撰，在医药界流传颇广，影响很大，是一部深受读者欢迎的中医阐释性读物。该书以四言韵语文体，介绍了四百余味常用中药的功效和应用。

本书摘取《药性歌括四百味》书中381味常用中药，分为药食同源卷和非药食同源卷，包含药食同源药物111味、非药食同源药物270味，覆盖了植物、动物、矿物、菌类等多种自然界药物。编者以原著为依托，通过药物故事、文化典故、名人轶事等形式，从药名、药性、药物功效、药物形态等多角度，突出每味中药的典型特点，部分中药增加了日常保健使用方法和注意事项。

本书内容简单有趣，语言通俗易懂，力求简单明了地介绍中药，提高大众对中药文化的兴趣，助力中医药文化科普宣传。

《医学三字经》科普解读

本书撷选了清代著名医家陈修园先生《医学三字经》中的部分常见病，如中风、暑症、咳嗽、眩晕、泄泻、消渴、心腹疼痛等，以及小儿常见病和妇科经、带、胎、产的相关疾病，结合西医对相应症状的可能诊断，分析相应的脑血管意外、中暑、肺系感染、高血压和耳源性头晕、胃肠道感染、糖尿病、心肌梗死等疾病的中医认识。著者以通俗易懂的语言，从中西医两方面进行了介绍，既讲述了西医相关疾病的常规治疗，又重点分析了这些常见病的中医辨识、治疗，并增加生活预防的小技巧，力图让大众能充分理解，并有助于日常生活健康，恢复中医为人类健康服务的生活属性。中医就是一种健康生活的学问，希望本书能给大家带来自然且健康的生活。

中医经典
科普读本

趣说千古流"方"

编者在广泛调查和收集当代校园学生常见疾病的基础上，以古今记载的常用方剂为依托，对常用方剂的组成、功效、主治、方解、临床应用和方歌等内容进行了系统整合，以故事对话的形式进行编写，以期让方剂阐释更加生动、形象、简单、实用。

全书共分为十三类常见病症，涉及感冒发热、咳嗽咯痰、头痛牙痛、胃痛胃胀、腹痛泄泻、腰酸腿痛、二便不利、疮疡痒疹、气血亏虚、夏季中暑、月经不调、失眠健忘、抑郁焦虑的常用方剂，不仅专注于方剂专业知识的传播，同时也蕴含了大医精诚、医者仁心的中医药文化价值理念。本书内容简明扼要，故事生动形象，联系临床，注重实用，可作为中医、中西医临床专业医学生学习方剂时的辅助资料，亦可作为中医药爱好者学习中医方药知识的参考读物。

承先启后《温疫论》

著者以吴又可《温疫论》贯通中医药历史，阐释了中医药的优秀与突出贡献。《温疫论》充分吸收了《黄帝内经》《伤寒杂病论》等经典医著的学术经验，深刻启迪了清代的温病学。《温疫论》创立了"异气学说"，提出邪自口鼻而入、邪伏膜原、邪出膜原、疫有九传等传播途径，体现了吴又可的科学预见、临床路径、诊疗方案，以突出的学术成就立于抗击疫情的理论前沿，用丰富的学术内涵影响着未来。全书共20讲，条理清晰，内容非富，对妇女儿童、兼夹疟痢、外感转杂病、真假虚实、阴阳交错、误治补救等复杂情况，都有详细的理论讲解和案例分析，值得广大中医师及中医爱好者研习、参考。